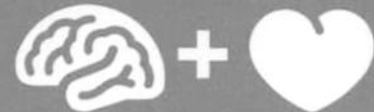

BRAIN MENTAL

HOW TO IMPROVE YOUR
BRAIN AND MENTAL HEALTH

延長健康壽命的

腦心理強化大全

ブレイン メンタル 強化大全

精神科醫師
樺澤紫苑

賴郁婷◎譯

前言

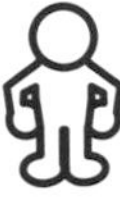

COVID-19 的流行在全世界造成許多感染者和犧牲者，更在經濟方面帶來無可估計的損失和打擊。

日本人似乎從來不曾像現在這般對「不生病」這件事如此關心。這恐怕是有史以來的頭一遭。

想擁有「健康」就必須具備正確的資訊和情報，並且主動認真地為預防疾病採取積極行動。這樣的時代，已經到來。

「健康」的意義無可取代，而維持「健康的生活習慣」，除了「不生病」以外，也意味著必須「提升大腦效能」。

平時睡眠時間不到 6 個小時的人，大腦的效能會降低至形同熬夜一整晚的程度。可是非常遺憾的是，日本約有半數的青壯年上班族都是過著這樣的生活。

「工作沒辦法在一定時間內完成」、「工作上經常出包」、「在公司裡一直不受到肯定」……這些想必都是許多人共通的煩惱。

這些並不是你的能力不足，而是在睡眠不足、缺乏運動等「不良生活習慣」的影響下，導致你只能發揮出原本一半的能力，如此而已。

透過調整生活習慣，不僅「大腦效能」會變好，「工作效率」也會大幅提升。

改善生活習慣可以說是最有效的工作技巧，只要短短一週的時間，就能感受到變化。

非但如此，藉由調整生活習慣，高血壓、糖尿病、癌症、心血管疾病等生活習慣病，甚至是憂鬱症和失智症等精神疾病的罹患風險，也會大幅降低。

本書有兩個目的。

一是幫助各位「提升大腦效能，不論在工作或念書都能變得更能幹」。

另一個目的是幫助大家「預防生理疾病和精神疾病，擁有不生病的長壽人生」。

前者只要實踐本書介紹的內容，一個星期就能看見效果。後者雖然很難看見效果，不過只要持續養成良好的睡眠及運動習慣，應該就能感受到「心情變好」、「身體狀況變好」等實際的改善。

有益健康的生活習慣包括「睡眠」、「運動」、「飲食」、「戒菸」、「飲酒適量」、「消除壓力」等六大項。

其中關於「睡眠」、「飲酒適量」、「消除壓力」，是身為精神科醫師的我的專業領域。同樣的，如果從「尼古丁成癮」和「菸癮」的角度來說，戒菸也能算是精神科的範疇。至於近年來研究不斷有進展的「大腦和運動的關係」，更是精神科的領域。

「飲食」雖然不是精神科醫師的專長，不過我自己長年以來一直不斷在嘗試各種食品和營養補給品，也研讀了非常多這方面的相關論文。

我的 YouTube 頻道擁有 20 多萬的訂閱人數，裡頭題供了數百支關於「睡眠」和「運動」的影片，我也從 2014 年開始製作上傳心理和身體健康及預防相關的影片，累計至今已多達 2500 支以上。從這一點來看，我可以說是全日本最多產的精神科醫師 YouTuber。

一直以來我不斷針對「有益心理健康的生活習慣」向大家強調其重要性並分享具體作法，如今，我把這些過去分享過的龐大內容，加上最新的科學研究，整理出一套簡潔明瞭、可說是「健康生活習慣」的最終指南。也就是這本書。

精神疾病的預防與治療，跟「睡眠」、「運動」、「飲食」、「戒菸」、「飲酒適量」、「消除壓力」等六大方面的生活習慣習習相關。

另一方面，「高血壓」、「糖尿病」、「癌症」等七大生活習慣病的預防，同樣也必須從「睡眠」、「運動」、「飲食」、「戒菸」、「飲酒適量」和「消除壓力」等六大方面開始著手。

換言之，「預防精神疾病」和「預防生活習慣病」的方法完全相同。

大腦是身體的指揮中心，主掌著人體的自律神經系統和荷爾蒙系統、體溫、食慾、生理節奏等。因此，有益大腦健康的生活習慣，當然就是有益身體全身的生活習慣。

「與病毒共處的時代」意味著生活中時時刻刻伴隨著感染的風險，以及對健康的擔憂。

在這樣的時代下，藉由改善生活習慣，可以使免疫力提升，消除感染的擔憂。大腦也會變得更加活絡，工作效率大幅提升。我希望大家都能透過這種方法，讓心理和身體發揮最佳效能，以遠離精神疾病和生活習慣病的「最佳」狀態，活出有意義的人生。

這本《延長健康壽命的腦心理強化大全》就是基於這樣的出發點所整理出來的一本書，也是接下來的時代中，每個人都必備的「健康戰略辭典」。

身為精神科醫師，我非常希望這本書能夠為「大眾的健康」貢獻一份力量，幫助大家發揮身心理的最佳效能，以充滿活力的狀態度過這個「與病毒共處的時代」。

精神科醫師　樺澤紫苑

CONTENTS

CHAPTER2 運動 EXERCISE

CHAPTER3 晨間散步

MORNING WALK

CHAPTER4 生活習慣 LIFESTYLE

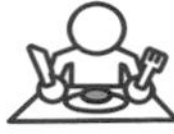

CHAPTER5 休息 REST

HOW TO IMPROVE YOUR
BRAIN AND MENTAL HEALTH

BRAIN+ MENTAL

序

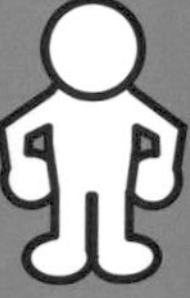

基礎知識
RULES

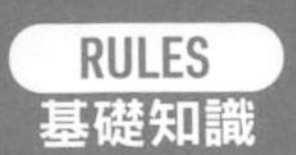

憂鬱症和任何疾病都能在「潛伏階段」做到預防

各位現在健康嗎？

大部分的人應該都會回答「健康」吧。

那麼，在大家的健康檢查報告中，血液檢查的數值全都正常嗎？肝功能、膽固醇、血糖等數字都在正常範圍內、沒有特別高嗎？只要其中幾項的數字異常，就不能算是「完全健康」。

不過話說回來，「健康」的定義又是什麼呢？大家都以為「沒有生病」就是健康，事實上，用「健康」和「生病」這種二選一的方式來判斷自己的健康狀態，是很危險的一件事。

原本健康的人，某一天突然生病，例如突然罹患高血壓或糖尿病等。這種事情不可能會發生。

一定是持續好幾年「血壓偏高」或「血糖偏高」，可是卻放任不管，導致情況逐漸惡化，最後才演變成高血壓和糖尿病。高血壓和糖尿病一旦惡化到必須接受藥物治療，就很難再恢復原本健康的狀態。

精神疾病和憂鬱症也是一樣，大多數的情況都是持續好幾個星期，甚至是好幾個月一直處於提不起勁、工作經常出包、身體狀況不好等「憂鬱症前兆」或「輕度憂鬱」的狀態，最後才演變成「憂鬱症」。

大部分的精神疾病和生活習慣病都有這種**介於「健康」和「生病」之間的「潛伏階段」**。

「潛伏階段」和「生病」最大的差異在於，「潛伏階段」是可逆的，**可是「生病」是「不可逆的」，或者「很難治癒」**。

如果處於「潛伏階段」，只要徹底改善生活習慣，仍然可以在短時間內恢復到「健康」的狀態。可是，一旦惡化成「生病」，例如「失智」、「高血壓」、「糖尿病」等，可能就難以治癒，也就是「治不好」。

不論是精神疾病或生理疾病，如果能在「潛伏階段」及早發現、妥善應對，就能避免惡化成疾病（不可逆的狀態）。這就是「預防疾病」的基本概念。

在潛伏階段，醫生一定都會建議要「多運動」、「注意飲食」、「減少壓力」。可是幾乎沒有人能夠確實做到這些，並且在一年內從「潛伏階段」恢復到「健康」狀態。

「潛伏階段」的人之所以會把這些「多運動」、「注意飲食」、「減少壓力」等醫生的建議當耳邊風，其實是因為他們不曉得具體來說該怎麼做。

因此，這本書的內容就是針對「睡眠」、「運動」、「飲食」、「戒菸」、「飲酒適量」、「消除壓力」等預防疾病的六大生活習慣，詳細告訴大家「該怎麼做」（TO DO）。

大家只要照著去實踐，就能預防疾病找上門。

在「潛伏階段」採取應對就能預防疾病

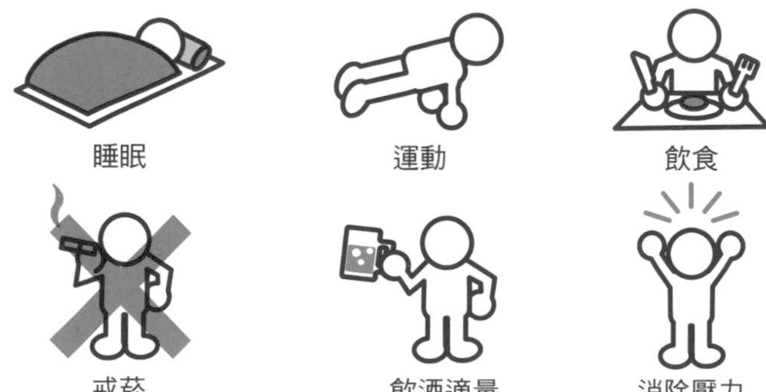

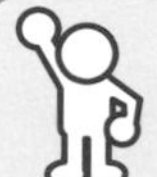

「身體不舒服」不能放任不處理。
趁著「潛伏階段」及早採取行動。

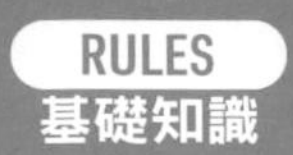

以「最佳狀態」為目標，提升 2 倍效率

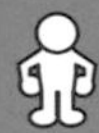

覺得自己「很健康」的人，你覺得自己現在處於充滿精力和體力的「最佳狀態」嗎？我想應該很少人敢說「我每天都處於最佳狀態」吧。

甚至有人應該是下班回到家就累得像條狗，或者是累積了一整個禮拜的疲勞，週末一放假就睡到快中午才起床。

這種狀態不算健康、也不算生病。只不過，這當中從「疲憊」，到「充滿活力」、「處於最佳狀態」等，包含了各式各樣不同的狀態。

擺脫「疲憊狀態」，朝著充滿精力和體力的「最佳狀態」努力。提高工作表現，有效率地達到高品質的工作成果，獲得公司肯定。同時保有體力和餘力度過充實的個人生活。

同樣都是生活，何不以這種「最佳狀態」的人生為目標呢？

英文有個說法叫做「well-being」。

根據世界衛生組織憲章：「健康是身體、心理及社會達到完全安適的狀態（well-being），而不僅是沒有疾病或身體虛弱而已。」

比「沒有生病的狀態」更好的狀態，就叫做「well-being」。有些人會將「well-being」翻譯為「幸福感」，不過我習慣用更好理解的「最佳狀態」來表現。

用「最佳狀態」來形容**無論生理和心理都處於良好狀態，人際關係和社交生活也相當充實**，不正是最適合的說法嗎？

這本書的出發點是身為精神科醫師的我「希望提醒大家做好精神疾病和生活習慣病的預防」，目的不是為了追求「不生病」這種消極的健康，而是期盼大家可以更進一步把目標放在無論是精力、體力、人際關係等各方面都豐富充實的「well-being」，也就是「最佳狀態」。

方法就是靠「睡眠」、「運動」、「飲食」、「戒菸」、「飲酒適量」和「消除壓力」。

簡單來說就是 6 個改善生活習慣的方法。

睡眠不足或缺乏運動等生活習慣不好的人，等於只發揮了身體原本一半不到的能力。

如果能在工作品質和速度上發揮現在兩倍的能力，會變成怎樣呢？當然就是工作能力大幅提升！

我在《最高學以致用法》和《最高學習法》兩本著作中跟大家分享了發揮最佳工作效率的「工作技巧」和「工作知識」。可是，睡眠不足或缺乏運動的人，就算擁有厲害的「工作技巧」，也只能得到一半的成果，實在非常可惜。

各位在照著書本上教的知識和方法去做之前，一定要先執行本書的「改善生活習慣的方法」，才有辦法提升工作能力。

換言之，這本《延長健康壽命的腦心理強化大全》就是「發揮身體最佳效率的習慣大全」。

如果再搭配《最高學以致用法》和《最高學習法》一起執行，相信一定能徹底改善、提升你的工作能力。

以身體和心理的「最佳狀態」為目標

改善、預防 ← 睡眠、運動、飲食等

睡眠不足、缺乏運動、生活不正常 → 惡化

調整、調節

well-being
最佳狀態

預防

健康

潛在階段

治療、治病

生病

狀態良好 ↔ 狀態不好

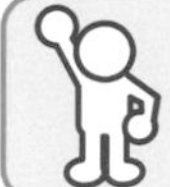

比起任何技巧，
不如先強化「改善生活習慣的能力」。

HOW TO IMPROVE YOUR
BRAIN AND MENTAL HEALTH

BRAIN+
MENTAL

CHAPTER1

睡眠
SLEEP

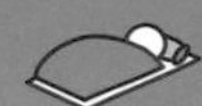

SLEEP

睡眠

⌛ 章節總整理

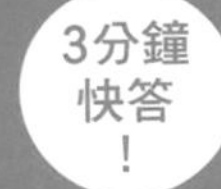

3分鐘快答！

「CHAPTER 1 睡眠」都在說些什麼？

這部分的對話內容是某位身體處於微疲憊狀態的讀者問我的一些問題，可以幫助各位「快速」瞭解接下來各個章節所要探討的主題。

又結束忙碌的一週了。每天熬夜加班，幸好最重要的簡報總算順利結束，沒有搞砸。不過最近總覺得愈來愈累，休息了還是一樣……大概是年紀的關係吧，畢竟都 35 歲了。

每天加班，真是辛苦你了。看你的樣子好像真的很累，晚上都**有好好睡覺嗎**？

醫生你放心啦，我每天都有睡覺。像昨天，我用手機追劇看了一集之後，2 點左右就睡了，今天早上 7 點起床，大概睡了 5 個小時吧。不過我這個人本來就睡得比較少，是個短時睡眠者。

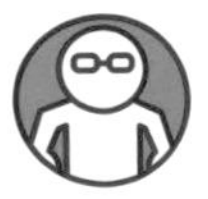

短時睡眠者是指身體擁有某個突變的特殊基因，平均十萬人才不到四個人有這種基因。**如果是一般人，一天睡不到 6 個小時，那肯定就是睡眠不足了。**

是這樣嗎？可是我身體很健康耶，健康檢查報告也沒有什麼要特別注意的，工作也都很正常啊！睡眠不足具體來說會造成什麼影響嗎？

簡單來說就是會**讓人短命**。

短命？！

工作效率也會變得很差，而且還會變胖。

等、等、等一下！短命跟變胖，這些跟睡覺沒有關係吧？！

關係可大了！根據睡眠研究最知名的美國賓州大學的研究，一天睡不到 6 個小時的人，死亡率比睡滿 6 小時的人高出 5 倍之多。

5 倍！怎麼會差這麼多？

因為罹患癌症、腦中風、心肌梗塞等**疾病的機率全部都提高**了呀，而這些疾病都具有死亡風險。不只如此，睡眠不足也會導致大部分的**腦功能變差**，包括專注力、注意力、判斷力，情緒控制能力等。甚至有研究證實，連續十天每天睡不到 6 個小時，大腦的認知功能會降低到跟熬夜 24 個小時沒有睡覺一樣。

所以意思是說，我每天都是用等同徹夜未眠的狀態在工作嗎……

不只如此，睡眠不足也隱藏著好幾個肥胖的原因。例如清醒活動的時間如果太長，身體就會開始想辦法儲存能量，食慾荷爾蒙「飢餓素」的分泌也會增加。研究發現，如果長期處於睡眠不足的狀態，發胖的機率會比一般高出 4 倍。

看來我太小看睡覺這件事了，我以為犧牲睡眠時間可以換來更好的工作成果，人生也會變得更充實……

我在二十幾歲的時候也跟你一樣，犧牲睡眠拚命工作，不過在 28 歲那一年，有一天外出時耳朵突然一陣劇痛。那時候我在旭川的醫院工作，以為是天氣太冷的關係，所以不以為意，沒想到一星期後聽聲音開始出現回音，讓我沒辦法聽清楚患者在說什麼，最後甚至出現暈眩的症狀。後來才知道這是**壓力過大引發突發性耳聾**，吃了藥、調整睡眠，再加上禁酒，一個星期左右症狀就消失了。可是，如果當時我放任不處理，可能會就這樣一輩子耳聾、再也好不了了。這件事讓我**開始注意到自己的「健康」，心裡也萌生了一個想法，希望讓更多人知道不生病的生活方式，也就是建立「預防」的觀念**。

醫生以前也像我一樣嗎？那麼，理想的睡眠時間應該是多久呢？

根據加州大學等的研究，**每天睡 7 個小時的死亡率最低**。睡太久也會造成死亡率上升，最好不要超過 7 個小時。不過，睡眠除了「時間長短」以外，「品質」也很重要。你會賴床嗎？

呃……其實我每天都爬不起來，都是靠鬧鐘的貪睡功能才勉強起床的。

以你的狀況來說，一方面也是因為睡眠時間不夠的關係。早上如果起不來，或是醒來之後身體還是有疲倦感，很可能就表示你的睡眠品質並不好。

睡眠品質不好的主要原因是**睡前接觸太多「藍光」，或是「喝酒、吃東西」、從事電玩或看電影等「容易興奮的娛樂活動」**。你也是這樣嗎？

好像是欸……我每天晚上其實都已經很累了，可是還是睡不著，所以睡前會習慣滑手機或追劇、看點 YouTube 之類的。加上下班回到家已經很晚了，晚餐吃得比較晚，有時候還會喝個兩三罐啤酒。

接觸藍光會讓身體以為「現在還是白天」，加上如果看一些有趣的電影或戲劇什麼的，會使得交感神經處於優位，反而更睡不著。

酒精則是導致睡眠障礙的最大主因。至於吃東西，吃完如果馬上睡覺，身體無法分泌具消除疲勞作用的生長激素，而且消化器官也還在運作，身體根本沒辦法休息，等於失去睡眠的意義。喝完酒或吃完東西，至少要間隔 2 個小時之後才能上床睡覺。

是這樣啊。可是，如果睡前不能滑手機，也不能喝酒，那要做什麼才好？

睡前 2 個小時是「放鬆的黃金時間」。可以陪陪家人或寵物，或是看書，也可以寫「3 行正能量日記」，就是簡單記錄當天發生的開心或快樂的事情。

對了！我聽朋友說他會吃一些助眠劑，我是不是也該買來吃吃看呢？

與其依賴那些不知道有沒有效果的藥物，不如先調整你的生活習慣吧。

總結

- ☑ 每天的睡眠時間不滿6個小時即為「睡眠不足」。
- ☑ 睡眠不足會導致「壽命減短」、「腦功能變差」、「肥胖」。
- ☑ 死亡率最低的是「每天睡7個小時」的人。
- ☑ 妨礙睡眠的原因包括睡前滑手機、看電視、喝酒、吃東西。
- ☑ 睡前2小時是放鬆的黃金時間。

SLEEP
睡眠
01

4 成的日本人都有睡眠不足的問題

日本人睡眠不足的問題相當嚴重。

根據經濟合作暨發展組織（OECD）所做的平均睡眠時間調查（2019 年），日本的睡眠時間是 OECD 全部 30 個國家中的最後一名。也就是說，日本是全世界睡眠時間最短的國家，比世界平均少了 61 分鐘。

日本厚生勞動省的調查發現（「2018 年國民健康與營養調查」），睡眠時間不滿 6 個小時的人，男性有 36.1%，女性 39.6%。如果再進一步針對性別和年齡層做分析，30 ～ 59 歲的男性和 40 ～ 59 歲的女性就佔了超過 4 成。

另一方面，睡 7 個小時以上的男性只有 29.5%，女性也只有 25.7%。換言之，大約 4 成的日本人都有睡眠不足的問題，等於每 3 ～ 4 個人當中只有 1 人擁有健康的睡眠。

同份調查中「最近一個月內都不曾好好睡覺的人」的比例為 21.7%，意思就是說，日本人每 5 個人就有 1 人有睡眠方面的問題。

失眠問題會隨著年齡愈來愈嚴重，60 歲以上大約 3 個人就有 1 人有睡眠問題。日本國立保健醫療科學院的調查也發現，日本人每 14 個人就有 1 人有服用安眠藥的習慣。由此可知，大多數的日本人都必須重新檢視自己的睡眠並且進行改善。

睡眠不足和睡眠障礙有什麼不一樣呢？另外，最近常聽到的「睡眠負

日本人睡眠不足的情況全世界排名第一

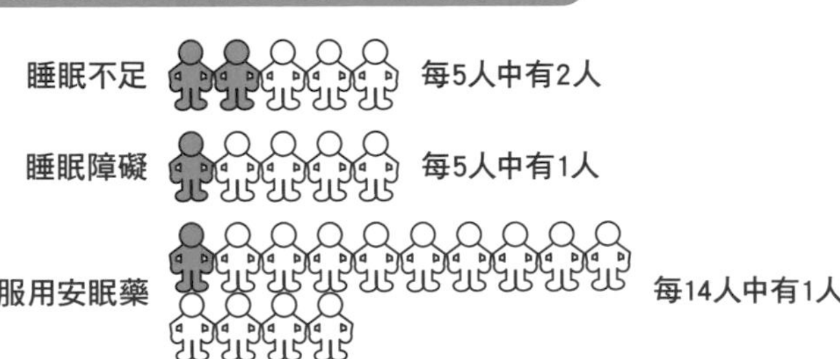

債」，指的又是什麼？

沒辦法睡滿必要睡眠時間的人，就叫做「睡眠不足」。至於幾個小時以下才算「睡眠不足」，關於這一點雖然各派說法不同，不過大部分的睡眠研究都是拿「6 小時以下」和以上來做區分和比較，發現「6 小時以下」會對健康造成嚴重傷害，因此，在這裡我就把**「睡眠不足」定義為「睡眠時間不滿 6 個小時」**。

相反地，如果睡了 8 個小時，但是「睡眠品質」不好、疲勞沒有完全消除，這種情況也算睡眠不足。也就是說，無論是在「量（時間）」或「質」各方面，睡得不夠就是睡眠不足。

「睡眠負債」指的則是長期的睡眠不足像負債一樣不斷累積增加，可能對身心造成負面影響的狀態。疲勞、認知功能變差等情況變成常態，導致專注力不足，生產力也變差。只要短短一個星期連續睡眠不足，就會累積成「睡眠負債」，這時就算利用週末兩天好好睡飽，也無法抵消「睡眠負債」。負債長期累積下來，罹患生活習慣病的風險也會跟著大幅增加。

至於**「睡眠障礙」指的是「想睡卻睡不著」**，包括難入睡、中途醒來、早醒、淺眠、日夜節律睡眠障礙等。這類型的人白天會出現強烈的睡意，以至於影響到工作或學業和生活。

各位如果符合睡眠不足或睡眠負債、睡眠障礙其中之一，務必要照著本書接下來介紹的「改善睡眠」的方法去做，以追求品質良好的健康睡眠為目標。

睡眠不足和睡眠障礙的差異

睡眠不足	睡眠時間不滿6小時。大多數情況是很想睡，可是沒有時間睡。
睡眠障礙	想睡卻睡不著。會導致白天想睡覺、工作效率變差。
睡眠負債	長期睡眠不足，導致長時間認知功能變差、對健康帶來負面影響的狀態。

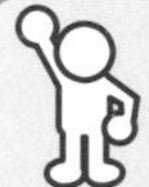

全世界最不愛睡覺的就是日本人。
睡眠時間每天不滿 6 小時即為「睡眠不足」。

SLEEP
睡眠
02

睡眠不足會縮短你的「壽命」

睡眠不足的後果①

睡眠不足有害健康。這一點大家應該多少都知道。

可是，具體來說睡太少會對健康造成什麼影響呢？以下就是睡眠不足會引發的 4 大嚴重後果：

①生病，壽命減少
②工作效率明顯變差
③肥胖
④失智症

首先是「①生病，壽命減少」。關於睡眠不足會增加多少罹病風險，我整理了一份簡單的列表給大家參考。

這個數字雖然各派研究多少有些許差異，不過可以確定的是，睡眠時間不滿 6 個小時的人，罹癌風險是一般人的 6 倍，腦中風 4 倍，心肌梗塞 3 倍，糖尿病 3 倍，高血壓 2 倍，感冒 5.2 倍，失智症 5 倍，憂鬱症 5.8 倍，自殺 4.3 倍。甚至有某項研究認為死亡率是一般人的 5.6 倍。

「罹癌風險是一般人的 6 倍」，這句話代表什麼意思呢？日本人每 2 人中就有 1 人會罹癌，每 3 人就有 1 人會因癌症死亡。這麼高的罹病風險的 6 倍，是不是很驚人呢？

睡眠不足對健康的危害極大

疾病	風險	範圍
癌症	6 倍	1.6～6 倍
腦中風	4 倍	
心肌梗塞	3 倍	
糖尿病	3 倍	2.2～3 倍
高血壓	2 倍	1.3～2 倍
感冒	5.2 倍	2.5～5.2 倍
失智症	5 倍	2.9～5 倍
憂鬱症	5.8 倍	2.5～5.8 倍
自殺	4.3 倍	1.9～4.3 倍

※摘錄自代表性研究。
數據引用自多篇論文的結果。

睡眠不足會提高幾乎所有生活習慣病的風險，罹患憂鬱症或失智症等精神疾病的機率也會增加。反過來說就是，充足的睡眠能夠有效預防大部分的生活習慣病和精神疾病。

具體而言，減少睡眠時間會造成體內被稱為「壽命回數票」的「端粒」（telomere）變短。端粒存在於染色體末端，細胞每分裂一次，端粒就會縮短一些。一旦端粒消耗殆盡，細胞便無法再進行分裂。換言之，端粒和壽命長短有很密切的關係。

諾貝爾生理學或醫學獎得主伊莉莎白．布雷克本（Elizabeth Blackburn）等人的研究發現，每天睡 5 ～ 6 個小時的年長者，體內的端粒都顯得較短。每天睡 7 個小時的年長者，體內端粒的長度幾乎等同於一般中年人，甚至是更長。

既然端粒和壽命長短有密切關係，所以根據上述研究，我們也可以說「睡眠不足」會造成壽命減短，「充足的睡眠」則有助於延長壽命。

睡眠不足會一點一滴地漸漸傷害細胞和內臟器官，到了 45 ～ 50 歲以後，這些長年累積下來的損傷便會以糖尿病、高血壓、心肌梗塞、腦中風、癌症等「生活習慣病」的形式一口氣表現出來。

最糟糕的情況甚至可能在 40、50 幾歲就過勞死或猝死，因為過勞死和睡眠不足也有很密切的關係。

換言之，年輕時積欠的「睡眠負債」，到了 20 年後就會由死神前來索討。如果想避免這種情況，最好的辦法就是現在立刻開始「改善睡眠」。

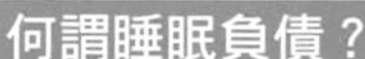

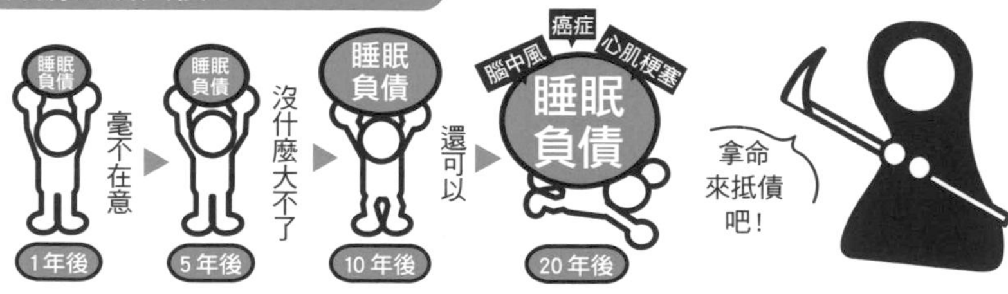

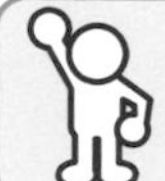

別小看「睡眠負債」。
死神的目標可是你 20 年後的「命」！

工作效率明顯變差

睡眠不足的後果②

睡得太少會造成大腦的工作效率明顯變差，以影響程度來說，連續 14 天每天只睡 6 個小時，大腦的認知功能會衰退到跟熬夜 48 小時一樣的程度。另一項研究也得到類似的結果：連續 10 天每天只睡 6 個小時，大腦的認知功能會衰退到相當於熬夜 24 小時。

具體來說，這就像喝完 1 ～ 2 杯日本清酒之後「微醺狀態」時的認知程度。

換句話說，長期睡眠時間只有 6 個小時的人，**相當於是用「每天徹夜工作」或「邊喝酒邊工作」的效率**在面對每天的工作。

研究已經證實，睡眠不足會**使得幾乎所有的大腦功能都呈現衰退**，包括專注力、注意力、判斷力、執行功能、短期記憶、工作記憶、計算能力、數學能力、邏輯推理能力、心情、情緒等。

具體來說大腦的工作效率會下降多少呢？

美國密西根大學的研究讓受試者熬夜一整晚沒有睡覺，隔天早上再進行專注力測驗，結果發現粗心犯錯的機率高出 3 倍。

睡眠時間與專注力的關係

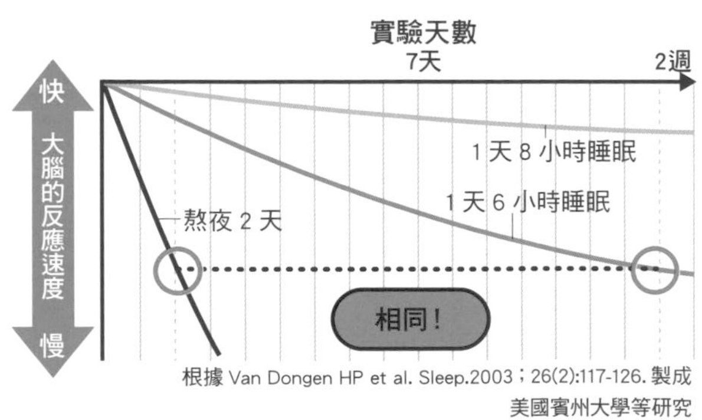

根據 Van Dongen HP et al. Sleep.2003；26(2):117-126. 製成
美國賓州大學等研究

另外，根據某項刊載在醫學權威雜誌《刺胳針》（*The Lancet*）中的研究，睡眠不足的醫生相較於睡眠充足的醫生，完成工作的時間多了 14%，犯錯機率也提高了 20% 以上。

「工作時間多 14%」的意思是，原本 8 個小時能完成的工作，結果花了 9 個小時又 7 分鐘才完成，等於每天必須多花 1 個小時來工作。多花的這 1 個小時，應該用來睡覺才對。「睡 6 個小時，工作 9 個小時」，和「睡 7 個小時，工作 8 個小時」，你比較喜歡哪一個呢？

睡眠不足的人，每天都是用原本 8 ～ 9 成的能力在做事，所以不管再怎麼認真努力，事情還是做不完，還會經常因為出包犯錯而被罵，動不動就覺得累，情緒不穩定，人際關係也愈來愈差……

只要多睡一點，這些工作和人際關係的煩惱便能迎刃而解，這難道不是件很棒的事嗎？

工作煩惱與睡眠時間的關係

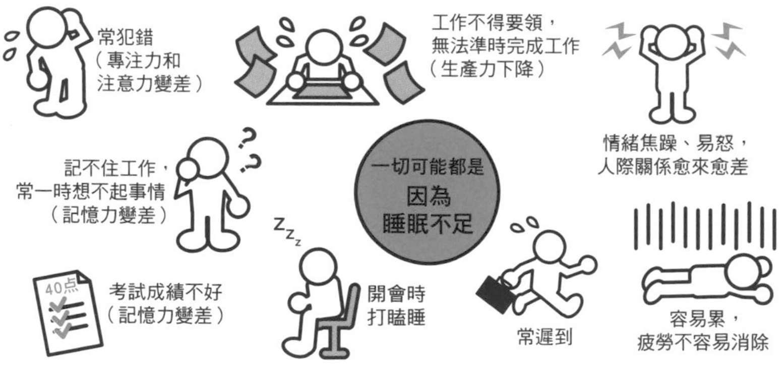
常犯錯
（專注力和
注意力變差）
工作不得要領，
無法準時完成工作
（生產力下降）
情緒焦躁、易怒，
人際關係愈來愈差
記不住工作，
常一時想不起事情
（記憶力變差）
一切可能都是
因為
睡眠不足
40点
考試成績不好
（記憶力變差）
Zzz
開會時
打瞌睡
常遲到
容易累，
疲勞不容易消除

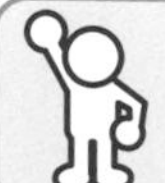

「睡覺」是最有效的工作技巧。
不管任何工作，先睡飽再說。

暴飲暴食，肥胖機率增加 4 倍

睡眠不足的後果③

各位如果曾經減重失敗，其實不是因為你的意志力太薄弱，而是睡眠不足的關係。不僅如此，肥胖也是因為睡眠不足所造成。以下就讓我引用科學根據來為大家解說睡眠和肥胖的關係吧。

①睡眠不足導致肥胖機率高出 4 倍

根據美國哥倫比亞大學的研究，假設睡眠時間 7 個小時的肥胖人口比例為「1」，睡 5 個小時的比例會增加 50%，睡 4 個小時會增加 73%。

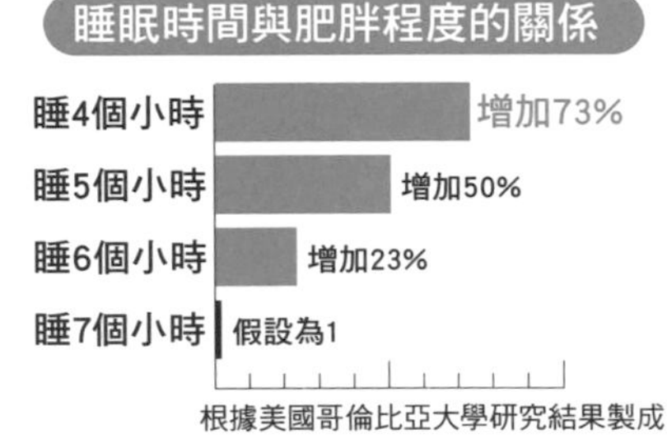

根據美國哥倫比亞大學研究結果製成

其他研究的結果也得到更嚴峻的數字，例如瑞士蘇黎世大學花了 13 年的時間追蹤約 500 名 27 歲的男女，發現睡眠時間不滿 5 個小時的人，一年內 BMI 增加的比例是睡眠時間 6 ～ 7 小時以下者的 4 倍。也就是說肥胖率是一般人的 4 倍。

實際上，睡眠不足的人比起一般人，BMI 平均高出了 4.2，可見睡眠不足就是肥胖的原因之一。

②睡眠不足導致食慾異常大增

人一旦睡眠不足，體內促進食慾的荷爾蒙——飢餓素會增加分泌，相對地抑制食慾的荷爾蒙——瘦體素會減少分泌。這種荷爾蒙的變化相當於「食慾提升了 25%」。

根據美國賓州大學的研究，睡眠時間 8 小時的組別和徹夜未眠的組別兩方比較之下，後者比較偏好高熱量、高脂肪的食物，每天攝取的總卡路里也比較高。

由此可知，睡眠不足會導致食慾大增，讓人更想吃甜食、拉麵等醣質和脂質類的食物。

③睡眠不足讓人無法控制食慾

美國加州大學柏克萊分校曾經進行一項大腦影像的研究，發現睡眠不足的大腦「負責做出合理決定的部分」（前額葉皮質和腦島皮質）的活動偏低，相反地，跟「『想吃東西』的衝動有關的部位」（杏仁核）的活動則會變得更活躍。

也就是說，一旦睡眠不足，「想吃東西！」的衝動會變得更強烈，「忍耐不吃」的控制力會相對變弱。

④睡眠不足導致一天多攝取 385 大卡的熱量

英國倫敦大學針對「睡眠和食慾」相關的 11 項研究（約 500 人的數據結果）進行分析後發現，睡眠時間不滿 6 個小時的人，「每天會多攝取約 385 大卡的熱量」。

以運動來說，385 大卡必須慢跑約 30 分鐘，或是健走約 1 個小時才能完全消耗完。可是，只要每天睡滿 7 個小時，就能得到相同的減重效果。

睡眠與食慾的關係

睡眠時間
8小時
↓
5小時
增加
14%
減少
15.5%
增加
25%
促進食慾
荷爾蒙
飢餓素
抑制食慾
荷爾蒙
瘦體素
食慾
1碗白飯
385kcal
想消耗
這些熱量
健走
1小時
慢跑
30 分鐘
睡眠不足會引發食欲大增

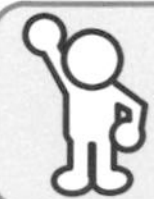

想瘦最好的方法就是「每天睡滿 7 小時」。

先沖洗掉大腦的老廢物質，才能享受人生

近年來常聽到「人生百年時代」的說法，如果能夠享受人生直到百歲，當然是再幸福不過的事了。

不過，就算真的活到一百歲，恐怕也是「失智老人」，因為百歲以上的年長者有 9 成都有失智症（包括輕度認知功能障礙）。

日本已經正式進入高齡化社會，如果失智症人口按照這個比例不斷增加，日本的醫療和照護體系一定會崩壞，因為 80 歲以上每 5 人就有 1 人以上會罹患失智症，超過 90 歲更是每 3 人即有 1 人。

能夠有效預防失智症的方法有兩個，分別是「睡眠」和「運動」。

各年齡層失智症罹患率

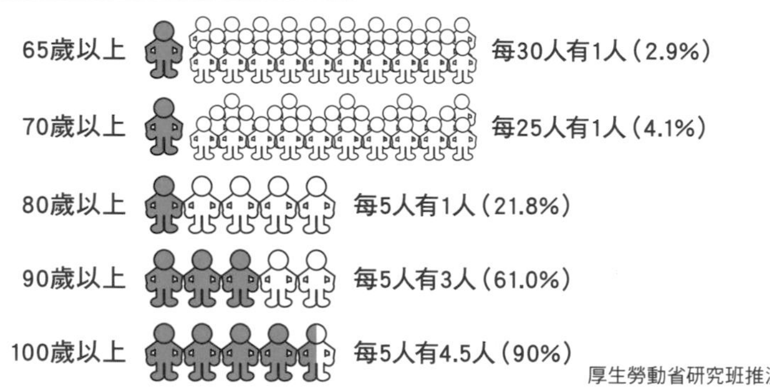

厚生勞動省研究班推測

目前科學家普遍認為阿茲海默症的發病原因是一種叫做「β 類澱粉蛋白」（amyloid beta，以下簡稱 Aβ）的物質。Aβ 會在大腦中堆積形成「老人斑」（senile plaques），神經毒性強的 Aβ 一旦堆積太多，腦神經細胞便會開始死亡，導致出現記憶障礙等症狀，最後演變成阿茲海默症。

人類的大腦有所謂的「清除」系統，負責每天清除腦中的老廢物質。晚上睡覺時，大腦的神經膠質細胞會縮小 60%，為大腦製作出空間，讓腦脊髓液順著這些空間一口氣將腦中的老廢物質清除乾淨，清除效率比白天高出 10 倍之多。

這就像是每天用噴射水流清洗大腦一樣，這套清除系統就叫做「膠淋巴系統」（glymphatic system），是結合「glial」（神經膠質細胞）和「lymph」（淋巴系統）的說法。

也就是說，只要好好睡覺，Aβ 就能每天被清除乾淨。而且這套清除系統會隨著「深層睡眠」變得愈活躍。

保持每天睡滿 7 個小時以上，而且是品質良好的深層睡眠，大腦就不會堆積 Aβ，也就能預防阿茲海默症。相反地，睡得愈少，Aβ 就愈容易堆積。換言之，睡眠不足會加快阿茲海默症的發生。

事實上，不知道自己有睡眠障礙的人，阿茲海默症的發病率比一般人高出 4 ～ 5 倍。

根據美國國家衛生院的研究，40 歲的健康男女如果 30 個小時不睡覺，大腦的 PET（正子電腦斷層掃描）顯示海馬迴、海馬旁迴、視丘等三個部位都會出現 Aβ 堆積。這個研究結果相當驚人，因為它意味著就算是 40 歲的青壯年，只要「熬夜一整天」不睡覺，大腦就會開始堆積 Aβ。

我絕對不想走上失智這條路，所以每天都會睡滿 7 個小時，而且是睡眠品質良好的深層睡眠。

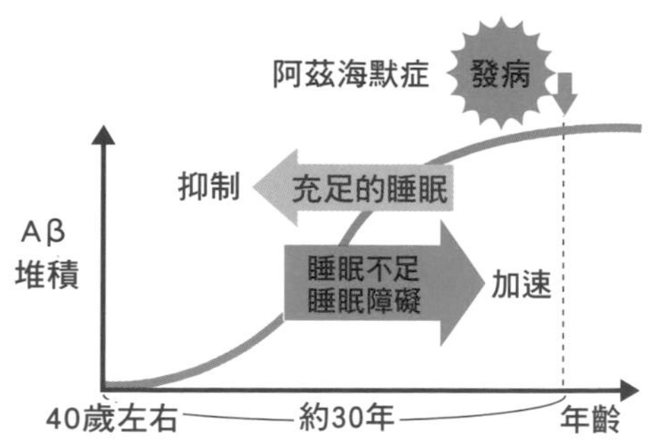

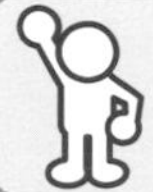

你是想變成失智，
還是要好好睡覺？

SLEEP
睡眠
06

人體必需的睡眠時間

◎最理想的睡眠時間是多久？

關於理想的睡眠時間，我們就直接從結論來說吧。

答案是「7 個小時以上的優質睡眠」。如果達不到，最少也要睡滿 6 個小時。

說到睡眠，大家第一個會問到的問題就是：「到底要睡多久才行？」這也是最重要的問題。

這方面的研究和數據非常多，也沒有一個「一定非要」睡多久的定義，而且這跟「睡眠深度」也有關係，沒有辦法單就「量」（時間）來討論，再加上個人差異的影響也很大。所以這是個很難回答的問題，各派研究的意見不一。

綜合所有數據來判斷，人體必需的睡眠時間應該是「7 個小時以上」。「6 個小時以下」即為睡眠不足，罹病風險會大幅提升，專注力也會變差，嚴重影響到工作效率。

因此，至少也要睡滿「6 個小時」。如果希望「擁有健康」、「工作效率好」，請務必要睡滿「7 個小時以上」。

全世界關於睡眠的研究非常多，大部分都是以「睡眠時間 6 個小時以下」和「睡眠時間 6 個小時以上」來做比較。換言之，一般研究都將「睡眠時間 6 個小時以下」定義為「睡眠不足」。

以 6 個小時作為分界，如果未達這個時間，生病的機率就會增加。那麼，最理想的睡眠時間應該是多久呢？

根據加州大學針對睡眠時間和死亡率所做的調查研究顯示，平均睡眠時間 7 個小時（6 個半小時～ 7 個半小時）的人，死亡率最低。比這個時間長或短，死亡率都會增加。因此簡單來說，睡眠時間和死亡率的關係是呈現 V 字形。

日本的研究也得到相近的結論，也就是睡眠時間約 7 個小時的人，死亡率最低。

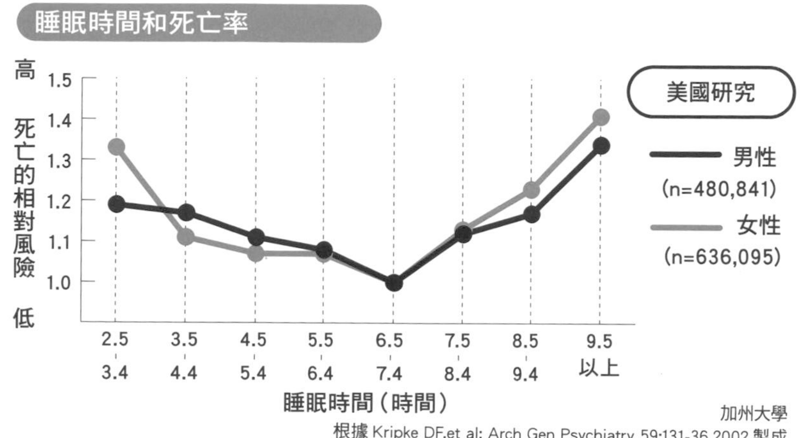

◎睡太久有害健康？！

雖說睡眠有益健康，不過睡太久同樣也有害健康。尤其是年長者，睡得愈久，相對白天的活動時間（運動時間）就會變少，很容易會造成運動量不足。

從方才提到的「睡眠時間和死亡率」圖表可以發現，平均睡 8 個小時的人，死亡率比平均睡 6 個小時的人高出許多。如果光從這個數據來看，也許我們可以說「每天平均睡 8 個小時有害健康」，不過這裡最好要更謹慎判斷才行。

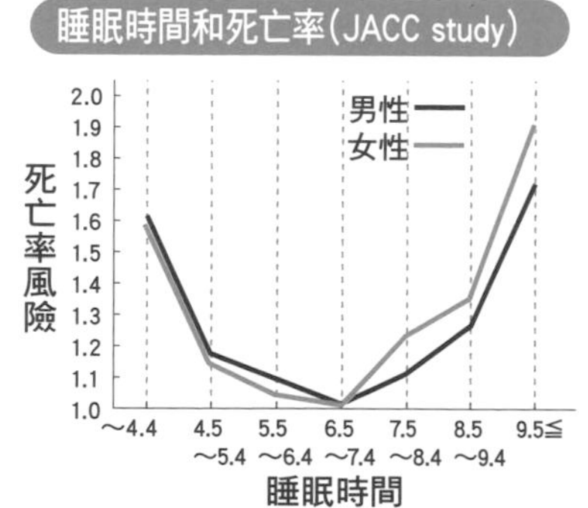

這也是許多研究睡眠的專家學者們都會談論到的問題。這些研究中也包含了年長者，其中當然也有病人。身體狀況不好的病人，睡眠時間理所當然會比較長，因此不可否認的，這些人的確有可能拉高死亡率的數字。

史丹佛大學做過一項研究，讓 8 名健康的年輕人只有在想睡的時候才睡，結果發現，受試者一開始幾乎都能睡上 13 個小時，可是漸漸地睡眠時間愈來愈短，到了 3 週之後固定都只睡 8.2 個小時。從這個研究可以推測，人體必需的睡眠時間大約就在 8.2 個小時（8 小時 12 分鐘）上下。

另一個實驗強制要求籃球選手每天睡 9 個小時以上，結果發現比起睡 7 個小時，投籃的命中率等運動能力都有明顯的進步。可見 8 ～ 9 小時的睡眠時間能夠有效提升專注力和身體能力。

另外，在慶應義塾大學醫學部百壽綜合研究中心所進行的一項以人瑞（百歲以上的年長者）為對象的研究也顯示，人瑞的平均睡眠時間男性為 8.9 個小時，女性為 9.1 個小時，時間都相當長。

「JAWBONE」公司研發了一款叫做「UP」的應用程式，能透過智慧穿戴追蹤日常睡眠、運動、飲食等生活數據。「JAWBONE」在分析該程式數十萬名使用者的數據之後發現，感覺最「舒服」的睡眠時間是 8 ～ 9 個半小時。

日本厚生勞動省公布的「2014 創造健康睡眠指針」中也寫道：「即便有因人而異的差別，不過人體必需的睡眠時間應以 6 小時以上至 8 小時以下為理想。」

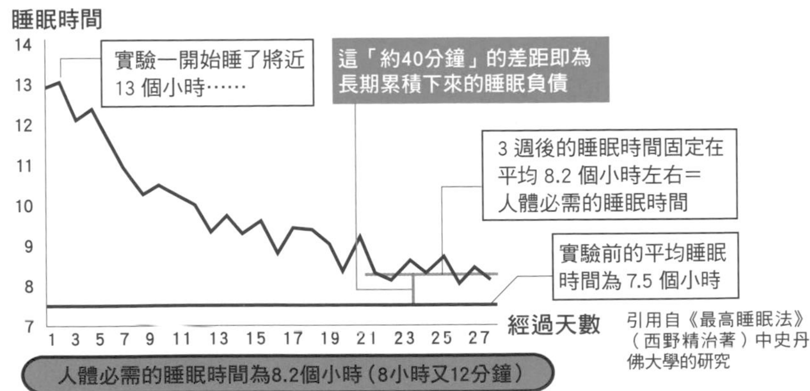

引用自《最高睡眠法》（西野精治著）中史丹佛大學的研究

美國疾病管制暨預防中心（CDC）所建議的每日睡眠時間是 7 ～ 9 小時。美國國家睡眠基金會（National Sleep Foundation）的建議時間同樣也是 7 ～ 9 小時。

綜合以上這些數據可以知道，「每天平均睡 8 小時有害健康」的說法並不正確。我個人認為「7 ～ 8 小時的睡眠時間對健康有益」，目前也正在努力調整自己的睡眠時間，以達到每天 8 小時的目標。

不管怎麼說，**睡眠時間都應該從「質」和「量」雙方面來思考。**假如睡 6 個小時就自然醒來，而且感覺神清氣爽，大可就直接起床。相反地，太累的時候就算睡 9 個小時以上也沒有關係。

最舒服的睡眠時間

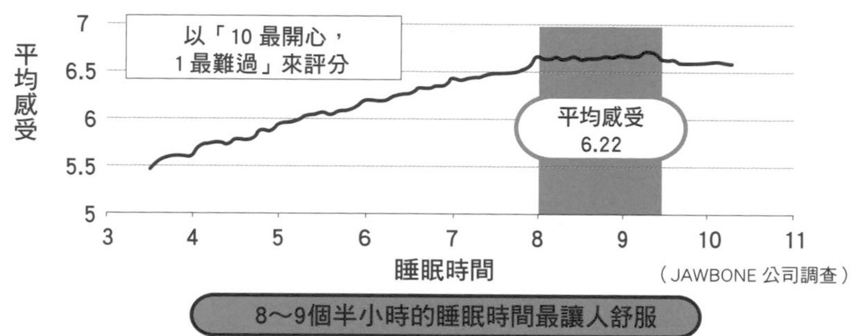

8～9個半小時的睡眠時間最讓人舒服

睡多久才算理想？

不滿 6 小時	睡眠不足	罹病風險高 工作效率明顯變差	
7～8 小時	必需睡眠時間	健康的睡眠時間	
8 小時	目標睡眠時間	發揮大腦的最佳效率	

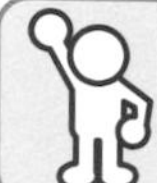

想要發揮大腦的最佳效率，一定要睡滿 7 個小時。

SLEEP 睡眠 07

睡眠品質和時間，哪一個重要？

睡眠品質和時間，哪一個重要呢？

貪心的我會說，答案很簡單，「品質和時間兩個都重要」。

睡得熟，睡得久。這樣才能充分享受睡眠的「健康好處」和「提升工作效率的好處」。

如果想改善睡眠品質和時間，應該先從哪一項著手開始呢？

答案是「品質」。應該先從「睡眠品質」開始進行調整和改善。

改善睡眠品質和時間，追求「完美睡眠」

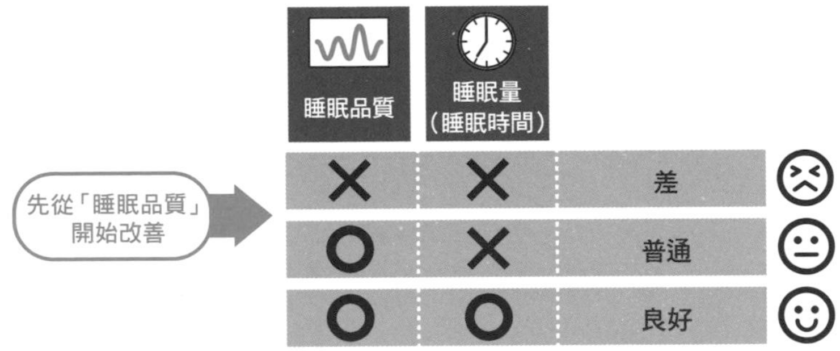

睡眠品質	睡眠量（睡眠時間）	
✕	✕	差
○	✕	普通
○	○	良好

正值中壯年期的日本上班族當中，有將近半數的人每天睡不到 6 個小時。除了工作時數過長以外，還忙著「娛樂」、「進修」和「家事」。面對生活如此忙碌的人，我通常會建議「先從睡眠品質開始調整」，拉長睡眠時間可以等到之後再進行也沒關係。

調整「睡眠品質」之後，不管是白天的專注力、記憶力和工作效率等，都會有明顯改善，這時候你就會瞭解「睡眠的厲害之處」。

至於「5 個小時的優質睡眠」能否抵消已經存在的「健康危害」和「工作效率低」呢？答案是不可能。這裡的「改善睡眠品質」，充其量只能盡量減少負面影響的繼續增加。

另外，就算是原本每天睡滿 7 個小時以上的人，也有必要提高睡眠「品質」。

相同的睡眠時間，睡眠品質愈好，白天的效率就會大幅提升。不論是「睡眠時間不滿 6 個小時的人」、「睡眠時間 7 個小時以上的人」、「淺眠的人」或「（自認為）能夠熟睡的人」，每個人都必須針對「睡眠品質」進行改善。

我每天的睡眠時間大約 7.5 至 8 個小時，即便如此，還是會一直嘗試各種方法來「進一步改善睡眠品質」。「改善睡眠品質」＝「提升工作效率」，而這是一條沒有終點的路。

關於睡眠，最終目標應該是「維持 7 個小時以上的優質睡眠」。大家就先以「優質睡眠」為目標開始努力吧。

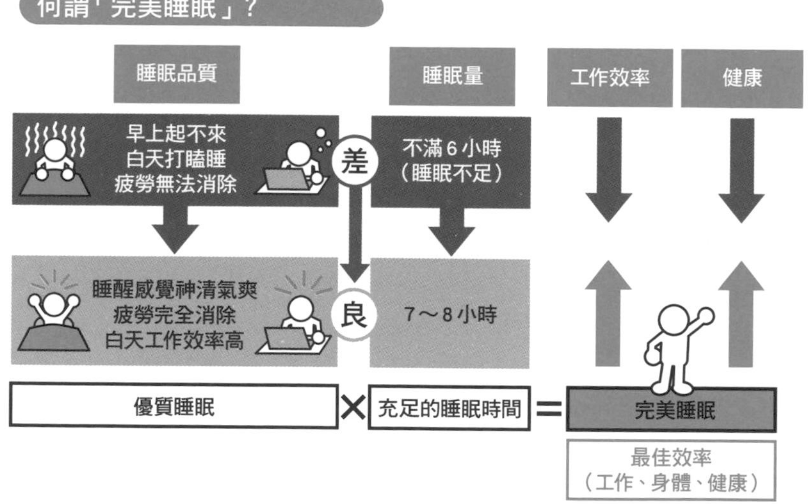

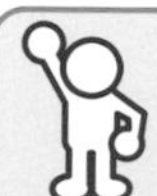

提高睡眠品質，
就是提升工作效率。

SLEEP
睡眠
08

睡眠品質的判定方法

改善睡眠品質是每個人都必須要做的一件事。

你知道自己現在的「睡眠品質」是好是壞嗎？

睡眠品質要怎麼判定呢？

以下是「睡眠品質 4 大問」，各位可以想想看自己的答案是什麼。

①早上起床的感覺

這是個攸關「睡眠品質」和「睡眠時間」的問題：你每天都睡得好嗎？還是睡得不好？睡得好不好，可以從「早上起來的感覺」來判別。

如果早上起床覺得「很舒服」，就是「睡得好」；如果起床後覺得「很累」，就是「睡不好」。

早上醒來感覺神清氣爽、精神飽滿，有「今天也要努力加油！」的欲望，表示一整晚「睡得很好」。

相反地，早上起不來、一直想賴床，起床之後整個人昏沉沉的。如果有這種「想睡覺」、「想賴床」、「起床很痛苦」的感覺，就代表你是個「睡不好」的人。

②是否容易入睡

入睡時間也是用來判斷「睡眠品質」很重要的一個因素。

睡眠品質 4 大問

1	早上起床的感覺	舒服	普通	很累
2	是否容易入睡	10 分鐘以內	10 ～ 30 分鐘	30 分鐘以上
3	是否會「中途醒來」	0 次	1 ～ 2 次	3 次以上
4	白天的睡意	完全沒有	偶爾	經常
	結論	良好	普通	差

從上床到睡著的時間，稱為「入睡時間」（sleep onset latency；SOL）。「入睡時間」在 10 分鐘以內算健康，10 分鐘以上即表示你是個「不容易入睡的人」，30 分鐘以上就算是「入睡困難」。

③是否會「中途醒來」

睡著之後到起床之間醒來，稱為「中途醒來」。「中途醒來」次數為「0」，表示睡眠品質良好。醒來的次數愈多，睡眠品質就愈差。

④白天的睡意

「白天的睡意」是判斷睡眠的量和品質是否達到標準的重要指標。如果「白天有睡意」，就可以說是「睡眠不足」，代表睡眠時間，或是品質，或是兩者都沒有達到標準。

以上 4 項只要符合其中一項，就表示你的睡眠品質有問題，有很多需要改進的地方，請務必照著接下來介紹的睡眠改善方法來徹底執行。

從「早上起床的感覺」來判斷睡眠品質

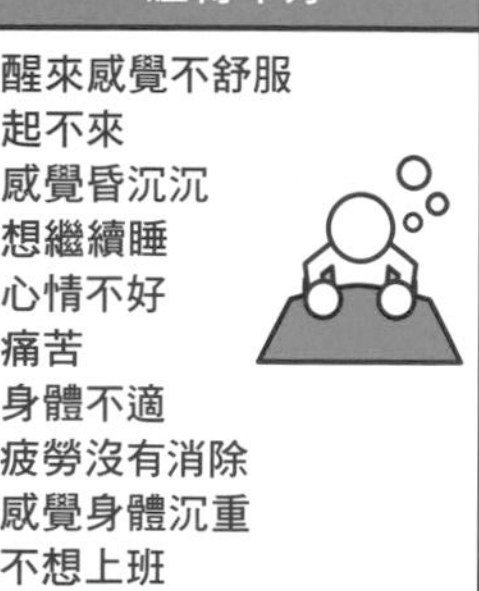

睡得好	睡得不好
醒來感覺很舒服	醒來感覺不舒服
不會賴床	起不來
感覺神清氣爽	感覺昏沉沉
活力充沛！	想繼續睡
心情很好！	心情不好
身體狀況很好	痛苦
完全恢復	身體不適
疲勞完全消除	疲勞沒有消除
感覺身體輕盈	感覺身體沉重
今天也要加油！	不想上班

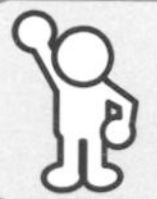

你今天早上起床的感覺如何呢？
快把每天起床的感覺記錄下來吧。

SLEEP
睡眠
09

客觀判斷睡眠品質的方法

如果要避免主觀，想客觀判斷自己的「睡眠品質」，最好的方法就是透過手機的「睡眠 App」，常見的包括有「Sleep Meister」、「JUKUSUI」等。

◎睡眠 App 為什麼可以測得睡眠品質？

睡眠 App 分為兩種，一種是利用「身體動作」來檢測睡眠狀態，一種則是利用「聲音」。

非快速動眼期（深層睡眠）又分為 1 ～ 4 共 4 個睡眠階段，階段 4 睡得最沉。在階段 3 和 4 的時候，身體肌肉會呈現鬆弛、放鬆的狀態，幾乎不會翻身。睡眠 App 就是利用「淺眠階段時身體動作（翻身）較多，熟睡時則幾乎沒有身體動作」的原理來進行判斷。

◎睡眠 App 的準確度有多高？

睡眠 App 畢竟不是專業醫療器材，所以準確度不會太高，不過大致上可以正確測得「深層睡眠的時間長短」、「中途是否有醒來」等。

重點不在絕對值，而是要看相對值。只要拿當天的數據跟前一天或過去的數據相比較，就能得到參考價值非常高的結果。

講求準確度的人，比起睡眠 App，建議可以使用智能手錶或是智慧穿戴的活動量計算功能。這些裝置就像手錶一樣戴在手上，所以能夠正確感應身體動作，而且也會透過心跳變化等數據來測得更準確的睡眠品質。

◎看得見生活習慣的改善效果

使用睡眠 App **務必要詳實記錄「喝酒」、「運動」、「喝咖啡」等「生活習慣」**。這類的 App 大部分都有提供這方面的記錄功能。只要持續記錄幾個星期，就能得到許多關於自己的生活習慣的情報。

像是「喝酒當晚會睡不好」、「運動當晚能睡得很熟」等，全部都能看得一清二楚。這就是睡眠 App 最大的好處。

◎改善睡眠變得更有趣了

睡眠 App 會將每晚的睡眠狀態以圖表呈現，或是藉由數據把「入睡時間」、「睡眠效率」等轉換成「清楚的情報」，這些都會讓人更有興趣和動力「改善睡眠」。

不只如此，有些睡眠 App 還會替睡眠「打分數」，把「改善睡眠」變成像打電玩一樣有趣。

◎使用睡眠 App 的注意事項

很多睡眠 App 在使用時都是放在枕頭邊或是枕頭下方，因此睡前記得將手機調成「飛航模式」。雖然目前科學證據還無法完全證實電磁波對健康有危害，不過已經有研究認為，把手機放在枕頭邊就是造成失眠的原因，最好不要將手機帶到寢室。

睡眠圖表範例

睡得好	睡得不好（喝酒之後）
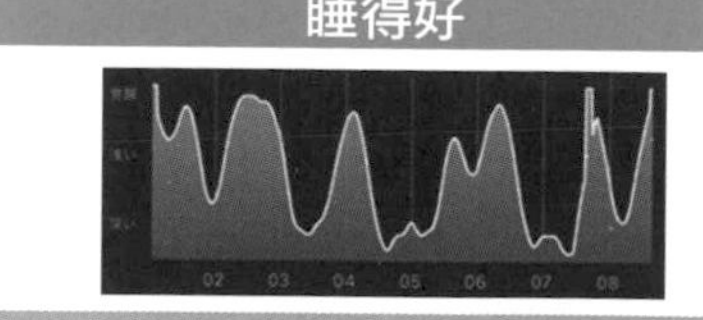	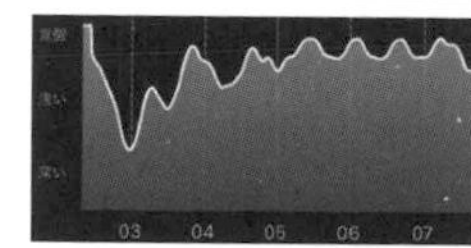
有4～5個深谷	深谷很少（幾乎沒有）
入睡時間短	後半段睡得很淺
中途沒有醒來	中途醒來好幾次

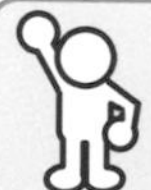

睡眠 App 能把睡眠狀況做客觀的「可視化」。快下載來試用看看吧。

SLEEP 睡眠 10

最強睡眠改造計畫

從這一節開始，接下來的內容就要為大家詳細解說改善睡眠的具體方法。

首先，為了讓大家對改善睡眠的整體方向有更清楚的瞭解，我為大家整理了一個「最強睡眠改造計畫」。

各位只要做兩件事就好，一是「**調整生活習慣**」，二是「**白天盡情活動，晚上好好放鬆**」。

①調整生活習慣

睡眠不足或是有睡眠障礙的人，**如果想要改善睡眠狀況，最重要的一件事就是「調整生活習慣」**。說得更具體一點就是戒掉「**有礙睡眠的生活習慣**」，養成「**有利睡眠的生活習慣**」，就是這麼簡單而已。

「有礙睡眠的生活習慣」包括睡前 2 個小時內接觸藍光（手機、電玩、電腦、電視）、強光、喝酒、吃東西、從事容易興奮的娛樂活動（電玩、電視、電影）等。睡前 2 個小時應該放鬆、悠閒地度過，避免上述的這些活動。

相反地，所謂「有利睡眠的生活習慣」，指的就是睡前泡澡、聊天、看書等。

確實調整好生活習慣之後，晚上自然能夠一覺到天亮，白天的工作效率當然也會跟著大幅提升。失眠的人不僅症狀能獲得改善，連安眠藥也可以不必再吃了。

②白天盡情活動，晚上好好放鬆

有些人可能「調整了生活習慣，卻還是睡不好」。這類型的人，問題很可能就出在早上或白天的活動方式，像是早上睡到快中午才起床，或是整天幾乎都待在室內，太陽曬得不夠、缺乏運動等。這種情況常見於年長者和精神病患。

白天應該盡情地動，藉此提高活動、運動、白天的主要神經——「交感神經」的作用；晚上把重點擺在「放輕鬆」和「悠閒」，讓身體切換成放鬆、休息、紓壓、夜晚的主要神經——「副交感神經」作用，讓自己順利進入深層睡眠，將一整天的疲勞徹底消除，隔天才有辦法精力充沛地活動。

「晨間散步」具有增加血清素分泌、重啟生理時鐘、切換交感神經的作用，是開啟一整天的最佳活動。

一般提到改善睡眠，大家通常只會注意到調整「晚上」的生活習慣，事實上還要搭配「早上」（晨間散步）和「白天」（運動）的活動，透過三方面的一併調整，才有辦法改善睡眠狀況。

關於「運動」和「晨間散步」的內容，接下來分別會在第 2 章和第 3 章詳細說明。

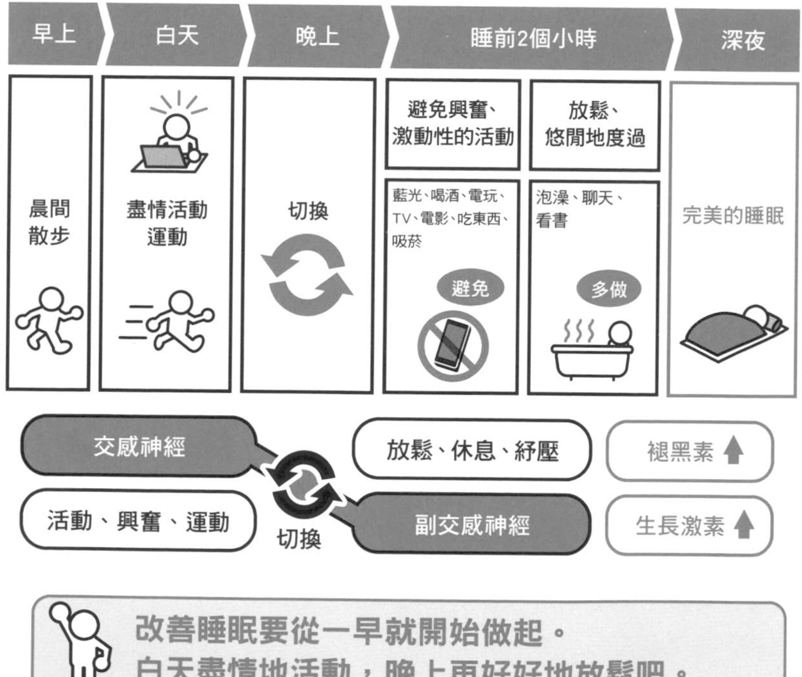

SLEEP
睡眠
11

有礙睡眠的前 5 大壞習慣

無論想要提升睡眠品質、讓身體和大腦能發揮最佳效率，還是想要改善「睡不著」的睡眠障礙，都應該要先做的一件事情就是：徹底改掉「有礙睡眠的生活習慣」。

睡不著的原因簡單來說，是因為睡前「2 個小時內」的某些有礙睡眠的生活習慣。想讓自己睡著，必須先讓大腦「放鬆」才行，在大腦還處於「興奮」的狀態下就寢，當然不可能睡得著。

接下來就為大家介紹有礙睡眠的前 5 大壞習慣。如果想要改善睡眠狀況，這些就是你「現在就應該戒掉的壞習慣」。

【第 2 名：喝酒】

「喝酒可以助眠」是完全錯誤的觀念。

日本久留米大學研究發現，失眠的人有 8 成都會利用酒精來助眠。也就是說，絕大多數的人都以為「睡前喝酒可以助眠」，或者「睡不著的時候，只要喝點酒就能睡著」。

酒精雖然能夠讓人比較快睡著，不過相對地會影響後半段的睡眠和快速動眼期，使人更容易中途醒來，或是一大早天還沒亮就清醒，導致整體的睡眠時間反而變短。

大家應該都有這種經驗，聚餐喝酒的隔天早上，天還沒亮人就醒了，這是因為酒精的藥理作用正是「縮短睡眠時間」和「使人早醒」。另外，酒精的利尿效果也會使得睡眠時「中途醒來」的次數增加。

喝酒對睡眠的影響非常大，每天喝酒的人，幾乎都有失眠的症狀。睡前喝酒對正在接受失眠治療的人來說，更是有百害而無一利，只會讓失眠症狀更加惡化，最後變成習慣仰賴安眠藥才能入睡。

喝酒也是長期睡眠障礙最大的「隱形」殺手。之所以說「隱形」，是因為患者通常不會告訴醫生自己有每天喝酒的習慣。

現在正在為失眠所苦的人，或是有服用安眠藥習慣的人，請務必戒掉喝酒的習慣。

很多患者都是在戒掉酒精之後，失眠的症狀立刻迎刃而解，不僅不再需要服用安眠藥，而且還能一覺到天亮。

各位如果「無法熟睡」或是「睡眠不足」，記得在睡前 2 小時內千萬不要喝酒。喝酒會嚴重影響睡眠品質，因此晚上喝完酒之後，至少要間隔 2 個小時再上床睡覺（可以的話最好間隔 3 ～ 4 個小時），如此才能把影響降到最低。

這個時候記得要多補充水分，因為水能加速酒精的代謝。等到酒精代謝得差不多之後再上床睡覺，也能多少減輕對睡眠的負面影響。

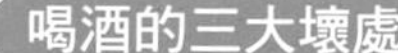

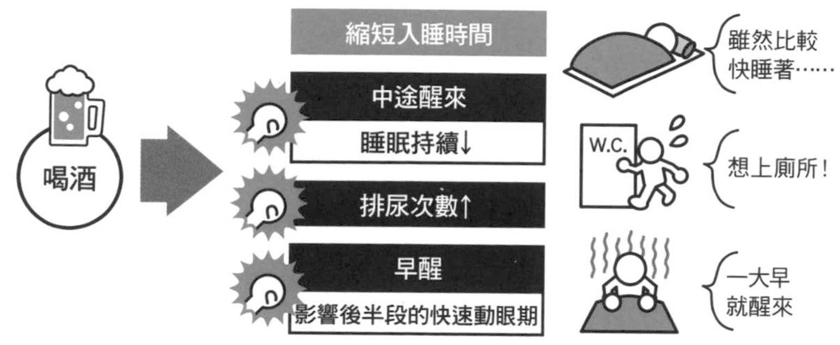

各種睡眠狀況的飲酒建議

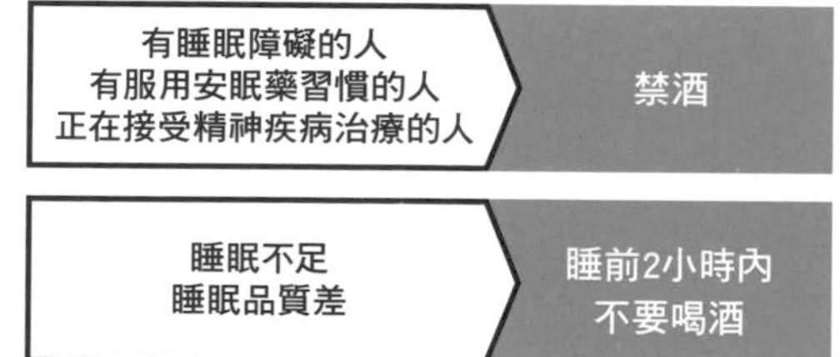

【第 3 名：容易興奮的娛樂活動】

容易興奮的娛樂活動包括打電玩、看電影、追劇、看有趣的漫畫、小說等。

打電玩就算玩到深夜 2、3 點也不會想睡覺，這是因為大腦會不停分泌興奮物質腎上腺素的緣故。

腎上腺素分泌會使交感神經處於優位，讓人心跳加速、血壓上升，處於「興奮」狀態。這正好是跟睡眠完全相反的「精神亢奮的清醒狀態」，因為睡眠需要的是身體處於副交感神經優位的「放鬆」狀態。

除此之外，打電玩、看電視、用電腦看電影或追劇等，這類暴露在藍光下的行為，也會影響到睡眠物質褪黑素的分泌。換言之，打電玩、看電視等視覺性的興奮娛樂，會造成腎上腺素增加，且褪黑素分泌減少，如此雙重作用之下，進而影響到睡眠。

電玩、電影、追劇、漫畫等，這些都是會讓人開心的活動，所以停不下來，不知不覺演變成睡眠障礙的原因。這可能也是年輕人睡眠不足和睡眠障礙的主要原因。

睡前從事興奮娛樂的兩大壞處

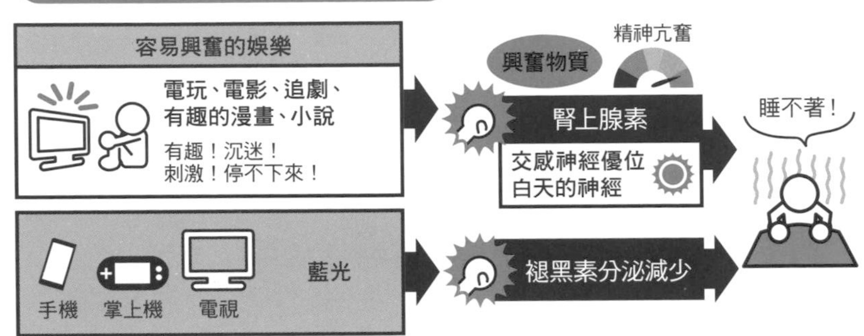

【第 4 名：吃東西】

睡前 2 個小時內「吃東西」會讓睡眠品質變差，因為這會導致身體無法分泌生長激素。

睡前吃東西雖然不是造成失眠的主要原因，卻是「睡不熟」、「睡完還是感覺很累」等影響睡眠品質的原因。

生長激素具有「提高血糖」的作用，一旦體內血糖過高，生長激素便會減少分泌。睡得香甜的優質睡眠，是指睡覺時生長激素大量分泌。睡覺時生長激素如果不分泌，

睡前吃東西的三大壞處

吃東西
血糖↑
生長
激素↓
睡覺時持續消化
熱量直接
儲存體內
睡眠品質↓
消除疲勞效果↓
肥胖的原因
感覺還是好累
怎麼變
胖了?

身體消除疲勞的效率就會明顯變差，等於沒有睡覺一樣。

而且，睡前吃東西所攝取的熱量不會消耗，而是直接儲存在體內，形成肥胖。可見這種行為根本只有壞處、沒有任何好處。

晚餐至少要跟睡眠間隔 2 個小時，而且不要吃宵夜。可以的話，最好睡前 3 ～ 4 個小時之前就不要再吃東西了。

吃東西的最晚期限，應該是睡前 2 個小時之前。

【第 5 名：吸菸】

說到影響睡眠的壞習慣，當然少不了「吸菸」。

其實吸菸本來是「有礙睡眠壞習慣」的第 1 名，但由於這對不吸菸的人來說沒有切身關係，所以我根據其他標準，將它列為第 5 名。

癮君子的失眠比例，比不吸菸的人高出 4 ～ 5 倍，入睡時間平均也拉長了約 15 分鐘。如果是因為吸菸造成睡眠障礙的情況，除非戒菸，否則症狀不會好轉，結果可能演變成長期需要服用安眠藥才睡得著。

各位如果真心想要「改善睡眠狀況」，首先第一步就是要「戒菸」。

香菸中的尼古丁會促使腎上腺素分泌，使人感到興奮，大腦格外清醒。這時候身體的交感神經處於優位，感覺精神亢奮。尤其「睡前一根菸」更是萬萬不可，效果等於在睡前喝咖啡。

不管是睡眠品質差的人、有睡眠障礙的人，或是有精神疾病的人，想要提升睡眠品質、發揮大腦和身體的最佳效率，唯一的辦法就是「戒菸」。

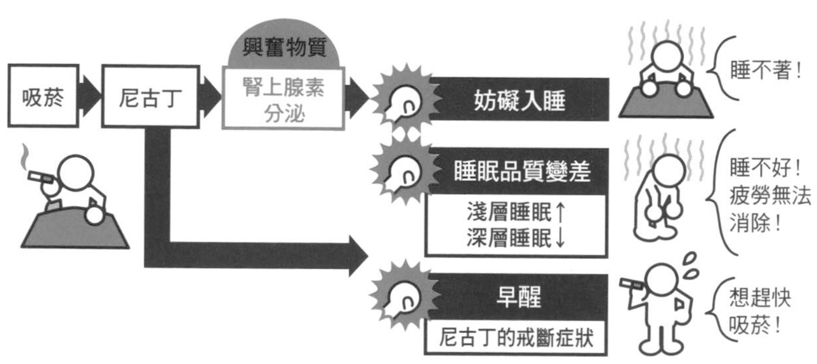

喝酒、看電視的最晚期限，
是睡前的 2 個小時之前。

SLEEP 睡眠 12

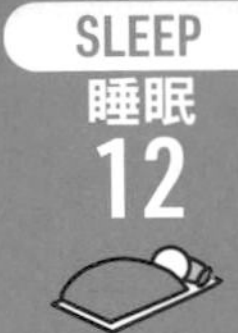

有礙睡眠的壞習慣第 1 名

藍光和強光

影響睡眠最嚴重的習慣，是「藍光和強光」。對隨時手機不離手的現代人來說，這也許是睡眠品質變差的最大原因。

「藍光」是手機、平板、電腦、電玩機、日光燈等所發出來的藍色光線，波長介於 380 至 500 奈米之間。

藍光之所以會影響睡眠，是因為它的波長是屬於晴天、白天的波長。相反地，一般燈泡的紅光則是屬於「夕陽」的波長。

人在接觸到夕陽的紅色光線時，大腦和身體自然會知道「接下來要天黑了」，於是開始分泌睡眠物質褪黑素，慢慢停止全身的活動，準備進入睡眠。

如果在太陽下山之後接觸到藍光，會讓大腦誤以為「現在是白天！」，因此處於「清醒」的狀態，睡眠物質褪黑素的分泌也會減少。

可是，在手機、電腦、電玩、電視普及，甚至成為生活必需品的現代，要人晚上完全不使用手機或電腦，似乎是不可能的事。

史丹佛大學的西野精治教授認為，「睡前盯著手機的小螢幕看，並不會讓人完全睡不著」，「比起照度的問題，接觸時間也是影響的關鍵」。

意思就是說，睡前「無止境地」眼睛盯著手機、電玩、電腦或電視等一直看，會嚴重影響睡眠。每個人晚上多少都會滑手機或看電視，不過「使用時間愈長」，就會影響到褪黑素的分泌。

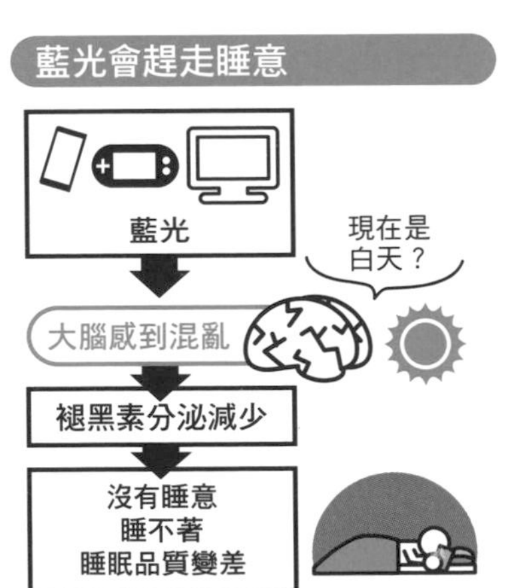

◎避免接觸強光

除了「藍光」之外，晚上的「強光」和「明亮光線」，或是超過 500 lux 的光線等，都會使得褪黑素的分泌變少。

舉例來說，假設在燈火通明的辦公室加班到凌晨 12 點才下班，1 點回到家就馬上上床睡覺，這時候人不可能睡得著。另外，像是在回家的路上如果在燈光明亮的超商待太久，一樣也會影響睡眠。

◎褪黑素的神奇功效

睡眠物質褪黑素除了讓人產生「睡意」、睡得更熟、幫助身體消除疲勞之外，還能增強免疫力（預防疾病）、抗氧化（抗老）、促進新陳代謝（美肌）、抗癌（活化 NK 細胞）等，可說是全方位的健康荷爾蒙，「長生不老的靈藥」。

褪黑素分泌需要血清素作為材料，因此，白天盡量增加血清素分泌就變得格外重要。

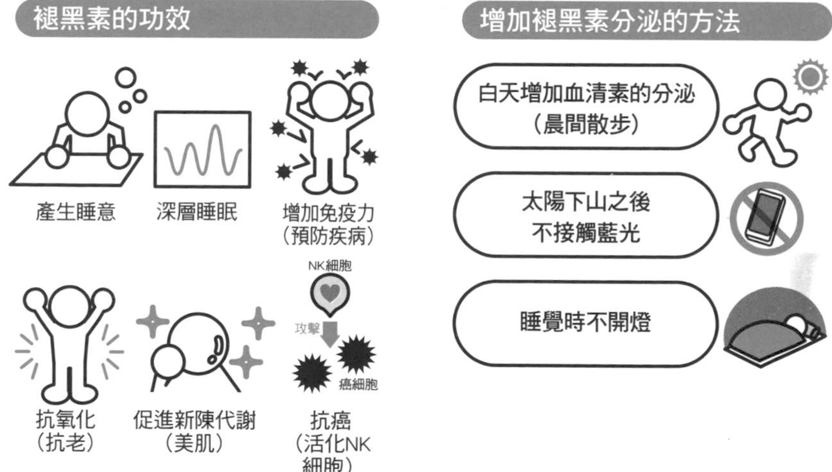

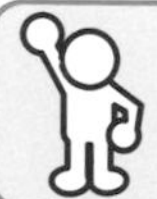

如果無法抗拒滑手機或打電玩，
睡覺時就別把東西帶進房間。

SLEEP
睡眠
13

睡前勿過度使用手機

睡前滑手機會影響睡眠，其中部分原因是因為受到「藍光」的影響，除此之外，心理方面的影響也很大，包括使用手機造成的精神亢奮，或是「隨時想檢查訊息」的成癮心理等。

基於這些原因，在睡前及睡眠環境上，最好盡量遠離手機，才是有益睡眠的作法。

◎睡前減少使用手機的方法

①睡前半小時內最多使用 5 分鐘

改善睡眠最好的方法，就是「睡前 2 個小時都不要滑手機」。只不過，對手機重度使用者來說，突然要他完全不滑手機，恐怕很困難，因此我的建議是「在睡前半小時內最多使用 5 分鐘」。

上床睡覺之前檢查一下 LINE 的訊息，針對一些重要訊息做回覆，然後就關掉手機電源。如果只是這些動作，5 分鐘應該綽綽有餘了。

②關掉手機電源

關掉手機電源很重要，因為如果沒有這麼做，就無法克制想看手機的衝動。另外，「訊息通知」之類的鈴聲如果沒有關掉，當然也不可能睡得多熟。

③不把手機帶進房間

想要追求「優質睡眠」，就不要把手機帶進房間，因為只要手機在身邊，就會忍不住想拿起來看。此外，雖然科學尚未完全證實，不過已經有研究顯示，手機的電磁波可能也是妨礙睡眠的原因之一。

④不在黑暗中使用手機

最糟糕的習慣是睡前在燈光昏暗的房間裡，眼睛盯著明亮的手機螢幕看。這個舉動會使得大腦因為受到藍光的刺激而瞬間「清醒」。

戒睡前手機的 4 大守則

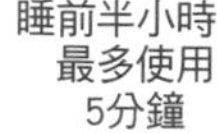

睡前半小時內
最多使用
5分鐘

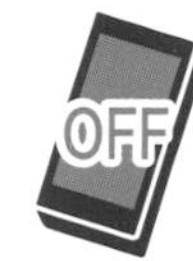

關掉電源

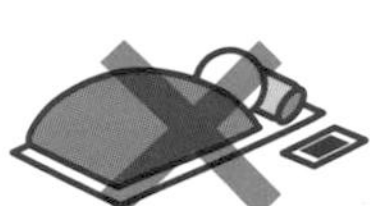

不把手機帶進房間

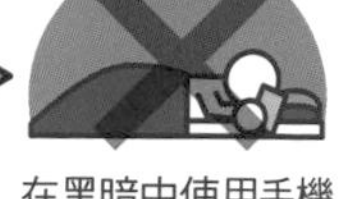

在黑暗中使用手機

如果睡前一定要使用手機或電腦，建議可以善用以下幾樣工具來多少降低一些藍光的刺激。

①透過抗藍光的應用程式將螢幕切換成「夜間模式」
②在手機和電腦螢幕上貼上抗藍光保護貼
③戴上抗藍光鏡片或墨鏡

關於藍光的影響，雖然有人「容易受藍光刺激」，也有人「不容易受藍光刺激」，不過，一些「容易受藍光刺激的人」都表示，只要睡前 2 個小時內盡量不滑手機，睡眠品質都能獲得改善，包括「不再失眠」、「能夠熟睡」等。

由此可見，如果想改善睡眠，避免藍光是不得不做的一件事。

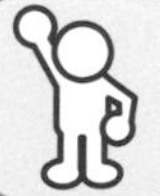

現在就將手邊的手機
設定好抗藍光功能吧。

SLEEP
睡眠
14

打造最佳睡眠環境

睡前 2 個小時所待的環境，以及房間的溫度等，都會影響到睡眠。既然如此，怎樣才算是最佳的睡眠環境呢？

①燈光採用微暗的黃光

睡前如果一直接觸太明亮的日光燈，會讓睡眠品質變差。日光燈的光線屬於藍光，燈泡或 LED 的黃光比較接近夕陽的波長。

睡前 2 個小時應該待在黃光的環境下，避免接觸日光燈。可以的話，最好把客廳的燈光也改成黃光，現在市面上也買得到跟傳統日光燈管一樣的直管型 LED 燈管（黃光）。

此外，就算是「黃光」，但是只要超過 500 lux，一樣會影響褪黑素分泌，因此最好採用間接照明，將房間的燈光調成「微暗」，才能幫助入眠。

日光燈不只是藍光（波長）的問題會影響睡眠，跟照度太高也有關係。最理想的作法是睡前所待的環境燈光要採用微暗的黃光。

②寢室要「全暗」

褪黑素不喜歡光，晚上睡覺如果開著小燈泡，或是隔著窗簾透進微微光線等，即使只是這樣的微弱光線，都會使得睡眠物質褪黑素的分泌減少。假使寢室沒辦法全暗，最好改用「遮光窗簾」。

褪黑素分泌減少是造成睡眠品質變差的原因，包括沒有睡意、睡不熟等。

有些人在完全漆黑的環境下會感到害怕、不安，或是擔心半夜摸黑上廁所太危險等。如果是這樣，可以選擇使用腳燈，光線

有助睡眠的睡前環境

日光燈
LED燈泡
黃光
間接照明
房間太亮
微暗
香氛蠟燭

不會直接照到眼睛，影響也就不大。

③室溫保持「微涼爽」

想要睡得舒適，室內的溫度也是一大重點。夏天最好保持在 25 ～ 26 度，冬天則是 18 ～ 19 度。18 ～ 19 度聽起來雖然感覺很冷，不過想要進入深層睡眠，必須使身體的「深層體溫下降」，所以保持室內溫度低，睡眠品質才會好。「保持溫暖才能睡得舒服」是錯誤的觀念，很多人睡覺時室溫都維持在 20 ～ 23 度左右，事實上如果再稍微調降個幾度，睡眠品質說不定會更好。

④挑選適合的寢具和睡衣

挑選適合自己的寢具和睡衣，也可以讓人睡得更沉、更舒服。

不過，以優先順序來說，應該先徹底執行 42 頁提到的「最強睡眠改造計畫」。睡前習慣一直滑手機的人，就算是睡頂級床墊，也不可能睡得好。至於在枕頭的高度方面，可以用毛巾捲起來墊著，調整適合自己的高度。

如果生活習慣已經徹底改善，接著想再進一步追求更好的睡眠品質，這時候不妨就可以從寢具和睡衣的挑選來著手。

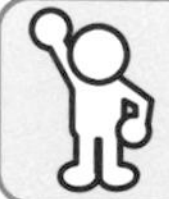

想要睡得舒服、睡得香甜，
「全暗」、「涼爽」兩大關鍵重點缺一不可。

SLEEP 睡眠 15

喝咖啡最晚不要超過下午 2 點

大部分的人應該都知道「喝咖啡會睡不好」，可是到底喝咖啡要在幾點之前呢？

根據最新的研究，「喝咖啡最晚不要超過下午 2 點」。2 點之後喝咖啡就可能會影響睡眠。

咖啡因在人體內的半衰期大約是 4 ～ 6 個小時，換句話說，喝完咖啡就算經過了 5 個小時，還是有一半的咖啡因殘留在體內，可見咖啡因的代謝意外地非常耗時。

不僅如此，每個人身體代謝咖啡因的速度差距非常大，實際的半衰期從 2 個小時到 10 個小時都有，落差極大，而且年紀愈大，代謝能力也會變差。

有些人會說「我對咖啡因免疫，就算晚上喝咖啡也不會睡不著」。真的是這樣嗎？美國韋恩州立大學的研究顯示，讓受試者睡前攝取咖啡因，根據測定器所測量的結果，睡眠時間會減少 1 個小時，但是在受試者的睡眠日記裡卻看不到這樣的紀錄。

也就是說，即便攝取咖啡因導致睡眠時間變短了，可是自己卻很難察覺到這一點。咖啡因不只會「讓人睡不著」，也會影響「睡眠品質」，所以就算自以為對咖啡因免疫，也應該避免晚上攝取咖啡因。

除了咖啡和紅茶之外，烏龍茶和可樂等飲料也都含有咖啡因。一杯咖啡（150 毫升）含有「90 毫克」的咖啡因，而一罐烏龍茶（340 毫升）的咖啡因含量約有「68 毫克」，只要喝上兩罐，咖啡因的攝取量就超過一杯咖啡了。一罐可樂（350 毫升）的咖啡因含量雖然只有「大約 34 毫克」，不過像是在宴會等飲料喝到飽的場合，大部分的人通常都不會只喝一杯，所以一定要多加留意。

至於能量飲料的部分，細瓶裝（185 毫升）的咖啡因含量和一杯咖啡差不多。但是，如果是 350 或 500 毫升的容量，咖啡因含量就相當於好幾杯咖啡。

相信很多人在工作疲憊的時候，都會喝能量飲料，不過這麼一來，晚上下班回到家之後反而會睡不著，睡眠覺醒節律也會被打亂，甚至血糖還會急速上升，經常喝的話，糖尿病的風險也會跟著變高。

就算是「低咖啡因」的咖啡，有些還是含有微量的咖啡因，都不適合晚上喝。

咖啡因的代謝速度會因人而異，有睡眠障礙或失眠、服用安眠藥、無法熟睡的人，喝咖啡最好要嚴守「最晚不要超過下午 2 點」的原則。

攝取咖啡因的注意事項

喝咖啡最好在早上（有強烈的清醒作用）

最晚不要超過下午2點

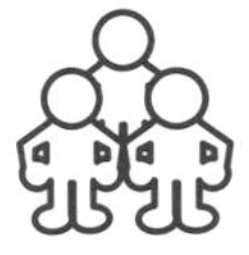
咖啡因的代謝速度有極大的個人差異

有人天生就對咖啡因特別敏感

即便「對咖啡因免疫」，也不要晚上喝

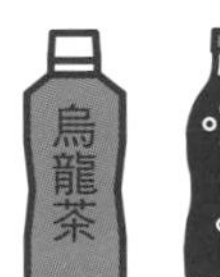

部分飲料中也含有咖啡因

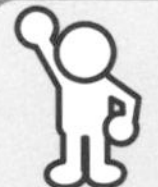
找出自己喜歡的香草茶，或是無咖啡因的飲料吧。

SLEEP
睡眠
16

幫助睡眠的兩大生活習慣

擁有優質睡眠方法，是減少「有礙睡眠的生活習慣」，增加「可幫助睡眠的生活習慣」。

在這裡就直截了當地告訴大家兩個「幫助睡眠的最佳生活習慣」。

【助眠好習慣第 1 名：泡澡】

史丹佛大學在睡眠方面的研究全世界有目共睹，其中西野精治教授曾提出一項結論指出，「泡澡」是讓自己晚上熟睡最好的方法，所以他建議可以在「睡前 90 分鐘泡澡」。

「睡前 90 分鐘泡澡」的意思是指，泡完澡距離上床睡覺，必須間隔 90 分鐘。也就是說，如果凌晨 12 點要上床睡覺，最晚 10 點半就要泡完澡。

想要進入深層睡眠，必須讓身體的「深層體溫下降」。深層體溫和皮膚溫度之間的溫差變小，「睡意」會愈強烈。

泡完澡之後，人體的深層體溫會因為汽化熱開始慢慢下降，經過 90 分鐘後達到低溫狀態，讓人快速進入深層睡眠，生長激素也會開始大量分泌，達到最佳睡眠。

泡澡的溫度要控制在 40 度左右，泡澡的時間約 15 分鐘。如果想泡熱一點，例如 42 度，請把間隔時間拉長到睡前 2 個小時前完成，因為需要更多時間讓體溫下降。

如果在睡前 2 個小時內泡澡，會因為交感神經處於優位而造成失眠。假使真的沒有時間、很難「在睡前 90 分鐘泡澡」，可以試著降低水溫，或是改採淋浴的方式就好。

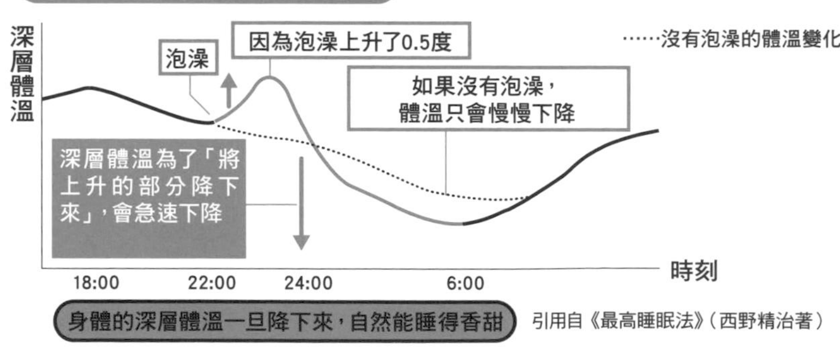
泡澡能幫助睡眠的原因
深層體溫
泡澡
因為泡澡上升了0.5度
……沒有泡澡的體溫變化
如果沒有泡澡，
體溫只會慢慢下降
深層體溫為了「將上升的部分降下來」，會急速下降
18:00
22:00
24:00
6:00
時刻
身體的深層體溫一旦降下來，自然能睡得香甜
引用自《最高睡眠法》（西野精治著）

【助眠好習慣第 2 名：運動】

奧勒岡州立大學的研究顯示，每週運動 150 分鐘，可以改善 65% 的睡眠品質，白天的睡意會減少 65%，白天的疲勞感和專注力也能獲得 45% 的改善。換句話說，每天大約運動 20 分鐘（快走也行），睡眠品質就能大幅改善。

生長激素分泌對於熟睡、進入深層睡眠、消除疲勞來說都相當重要，只要「每週進行 2 次以上中強度的運動，每次約 45 ～ 60 分鐘」，就能使生長激素大量分泌（關於增加生長激素分泌的運動，請參照 100 頁的內容）。

那麼，一天當中，哪個時段運動的助眠效果最好呢？

阿帕拉契州立大學的實驗團隊將受試者分為早上 7 點、中午 1 點和晚上 7 點三組不同的運動時間，針對各組睡眠模式的差異進行研究。結果發現，早上 7 點運動的組別睡得最久，而且睡得沉，關係到身體恢復的「非快速動眼的深層睡眠」甚至最多增加了約 75%。由此可知，**幫助睡眠的最佳運動時間是在早上**。

運動會使體溫上升，身體的深層體溫下降需要一段時間，所以睡前 2 個小時內最好不要做激烈運動。

運動給睡眠帶來的效果，實際體驗過的人都會非常清楚，只要有運動，晚上就能睡得香甜，隔天早上的精神也會很好。甚至高強度的運動每週只要 1 次，就能感受到睡眠獲得改善。

運動能幫助睡眠的原因

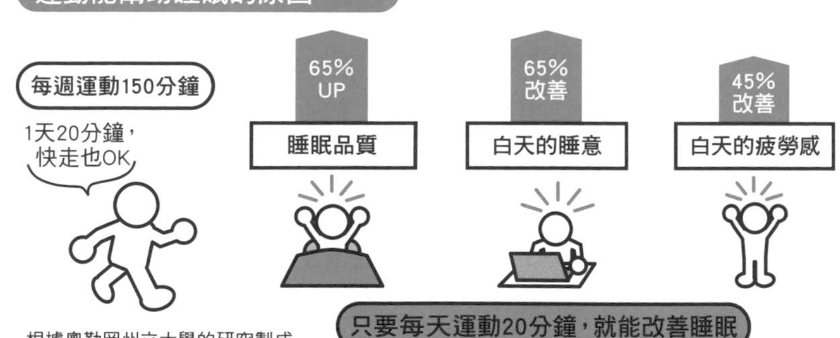

根據奧勒岡州立大學的研究製成

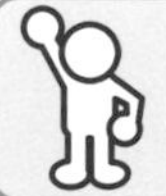

養成每天快走 20 分鐘、
睡前 90 分鐘完成泡澡的習慣吧。

SLEEP
睡眠
17

睡前保持心情放鬆

說到「睡前 2 個小時要保持心情放鬆」，但是對於許多平常已經習慣滑手機、看電視等從事視覺性和興奮娛樂的人來說，根本不知道自己能做些什麼。以下的內容就為大家介紹幾個可以在「睡前 2 個小時」進行的放鬆活動。

①泡澡

「泡澡」是最能幫助睡眠的生活習慣，也是放鬆心情最好的作法。記得要嚴守「睡前 90 分鐘完成泡澡」的原則。

②聊天

夫妻或親子之間的聊天，或是跟小孩或寵物一起玩，都有幫助睡眠的效果。聊天和肌膚接觸會促進催產素的分泌，催產素具有強烈的放鬆效果，能讓心跳變慢，副交感神經處於優位，讓身體自然而然進入睡前的準備狀態。

③看書

科學研究證實，看書的放鬆效果非常好，而且能幫助睡眠，尤其稍微艱澀的內容會讓人產生睡意。要特別留意的是，別挑選一些會想繼續看下去的小說和漫畫，小心反而看到欲罷不能、停不下來。

④聽音樂或 BGM 純音樂

古典樂等紓壓音樂，或是「海浪聲」之類的環境音樂，都具有放鬆的效果。相反地，節奏太強烈的曲子或是音量太大，反而會有反效果。

⑤點香氛蠟燭

最近掀起了一股「壁爐」、「焚火」的熱潮。在幽暗的環境中看著「紅色火光」，會促進褪黑素的分泌，使身體做好睡眠的準備。

⑥按摩

泡完澡之後坐在按摩椅上放鬆一下，也是個不錯的作法。透過放鬆肌肉，血液循環會更順暢，疲勞物質也更容易排出體外，肌肉一整天下來累積的疲勞也能獲得消除。

⑦點芳香精油

也可以藉由芳香精油來放鬆，特別是薰衣草和洋甘菊的香氣，放鬆效果非常好，還能幫助睡眠。

⑧冥想、正念練習

有研究論文指出，冥想和正念練習能夠幫助可快入睡、改善睡眠品質。

⑨伸展、柔軟操

透過放鬆肌肉，會讓人更容易入睡。

⑩寫日記

可以在睡前寫「3 行正能量日記」（詳細內容請參照 248 頁），讓自己帶著正向的心情入睡。

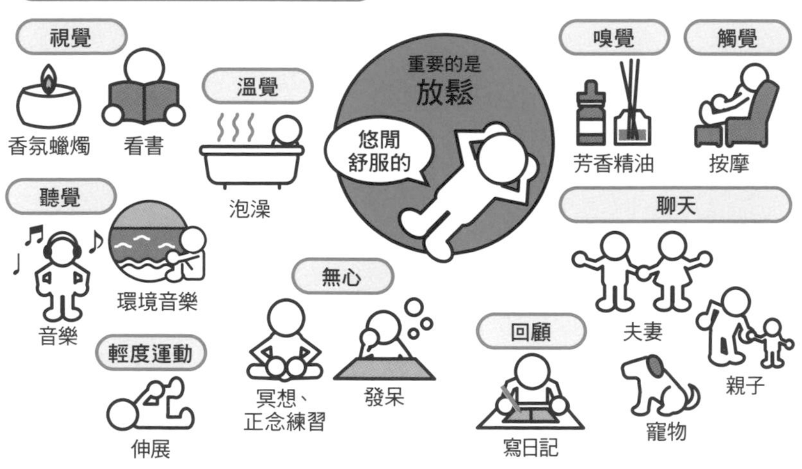

睡前 2 個小時的放鬆活動
視覺
香氛蠟燭
看書
溫覺
泡澡
重要的是
放鬆
悠閒
舒服的
嗅覺
觸覺
芳香精油
按摩
聽覺
音樂
環境音樂
輕度運動
伸展
無心
冥想、
正念練習
發呆
回顧
寫日記
聊天
夫妻
親子
寵物

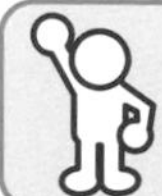

建立一套屬於自己的「睡前儀式」吧。

SLEEP
睡眠
18

只要多睡 1 個小時，就能變身超人

忙碌的人更應該做的一件事情是，「**花一個星期的時間，嘗試讓自己每天多睡 1 個小時。**」

如果要各位從現在開始，「持續每天」都必須多睡 1 個小時，大家一定會覺得辦不到，所以不必每天都這麼做，只要「一個星期」就好，試著比平常提早 1 個小時上床睡覺，讓每天的睡眠時間增加 1 個小時。

大家可以減少滑手機或看電視、打電玩的休閒時間，或是下班之後的家事先偷懶一個星期不做。只要一個星期就好，這應該不難吧？

每天的睡眠時間不滿 6 個小時的人，專注力、注意力、判斷力、記憶力等大腦功能會明顯低下，認知功能和作業能力只剩下跟「徹底未眠」一樣的程度。有人也許不相信，不過有研究指出，「**認知功能退化的人，不會察覺自己的認知能力出了問題。**」

人通常不會發現自己因為長期睡眠不足導致工作效率變差。工作做不完，所以必須加班，經常加班又導致不得不犧牲每天的睡眠時間，就這樣變成惡性循環。

再加上疲勞和壓力不斷累積，每件事情都做不好，生活變得進退兩難。其實這一切都是因為「睡眠不足」。

睡眠不足的惡性循環

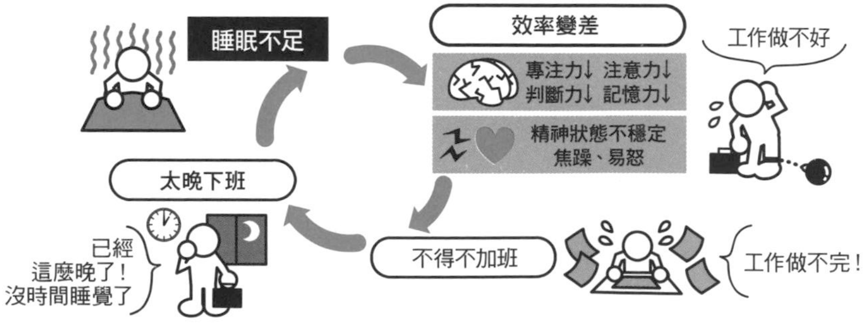

睡眠不足

效率變差

專注力↓ 注意力↓
判斷力↓ 記憶力↓

精神狀態不穩定
焦躁、易怒

工作做不好

不得不加班

工作做不完！

太晚下班

已經
這麼晚了！
沒時間睡覺了

只要每天增加 1 個小時的睡眠時間，大腦功能就會得到明顯的改善。工作表現變好，生產力也跟著提升。犯錯機率減少，做事情有效率，工作能提早完成，自然就能確保睡眠時間不再被犧牲。

睡眠不足就像被銬上「腳鐐」，如果能解開這沉重的腳鐐，工作效率當然會截然不同。這種「**每天確實睡飽的感覺竟是如此美好！**」的體驗，一定會成為你積極「改善睡眠」的一大推手。

我寫過好幾本跟工作術有關的書，我可以肯定地告訴大家，「**每天多睡 1 個小時」就是最簡單、也最能看見成效的最強工作術。**

每天多睡 1 個小時的好處

睡眠時間 5小時	睡眠時間 6小時	睡眠時間 7小時
好累、提不起勁	精神好，工作有進展	睡覺萬歲！ 最佳狀態
	工作力↑	工作力↑↑
專注力↓ 注意力↓ 判斷力↓ 記憶力↓	專注力↑ 生產力↑ 判斷力↑ 記憶力↑ 學習能力↑ 創造力↑	專注力↑↑ 生產力↑↑ 判斷力↑↑ 記憶力↑↑ 學習能力↑↑ 創造力↑↑
精神狀態不穩定 焦躁、易怒	精神狀態穩定 自在、冷靜	精神狀態穩定 自在、冷靜
累趴的員工	能幹的員工	超級員工 只是發揮出自己全部的能力

(增加1小時 → 增加1小時)

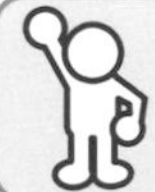

挑戰每天多睡 1 個小時，效果比任何工作技巧都來得更好。

SLEEP
睡眠
19

放假補眠有礙健康

很遺憾的是，利用放假補眠，對睡眠負債來說完全沒有抵消的作用，只會打亂睡眠覺醒節律，害得自己星期一早上爬不起來。從健康的角度來看，反而只有負面效果。

美國華特里德陸軍研究所（Walter Reed Army Institute of Research）的研究證實，平日睡眠不足所造成的注意力低下，即使花 3 天的時間、每天睡 8 個小時，也無法使注意力恢復到原本的程度。

如果是這樣，睡眠負債到底要花幾天的時間才能還清呢？在前面 34 頁提到的史丹佛大學的研究中，研究人員讓 8 名每天平均睡眠 7.5 個小時的健康受試者睡到自然醒，經過 3 週的時間，每個人的睡眠時間固定約為 8.2 個小時。意思就是說，光是 0.7 個小時的睡眠負債，就要花上 3 週的時間才能還清。

平時積欠的睡眠負債，不是輕易就能還清，更別說想利用週末 2 天的時間來償還，根本是不可能的事。

舉個例子來說，「平日每天睡 5 個小時，早上 6 點起床的人」，如果週末 2 天都睡到 11 點才起床，會發生什麼事呢？

原本已經固定「早上 6 點起床」的生理時鐘，睡眠時間的中位數會因此往後延長 3 小時。這種現象稱為「社會性時差」（social jet lag）。

由於星期一早上還是得 6 點起床，所以這之間就產生了 3 個小時的時差。也就是說，雖然是早上 6 點起床，可是身體感覺卻像是凌晨 3 點硬被拉起來一樣「痛苦、不舒服」。

星期一早上總是爬不起來的人，可能會以為自己的痛苦是來自於「又要工作一個禮拜了……」等心理因素。事實上，最主要原因是因為**「生理時鐘紊亂」等生理因素**，所以才會覺得「早上起床很痛苦」。

調整社會性時差需要花上好幾天的時間，可能到星期三或星期四才能恢復正常，可是過沒幾天到了週末又再度被打亂，就這樣生理時鐘一整年都處於紊亂的狀態。

社會性時差會打亂身體原本的睡眠覺醒節律，導致工作效率變差，各種疾病的風險提高，給健康帶來非常大的影響。

如果不想打亂生理時鐘，就必須把週末和平常起床的時間差距控制在「2 個小時」以內。例如平常如果是 6 點起床，週末最晚只能睡到 8 點，這麼一來就能將生理時鐘的差距控制在最小範圍內，到了星期一也就不會有「早上起床好痛苦」的感覺了。

不熬夜，放假時不要睡太久，每天固定時間就寢，固定時間起床，讓「生理時鐘」保持固定的節律，這樣不僅身體狀況能獲得改善，大腦也能發揮最佳效率。

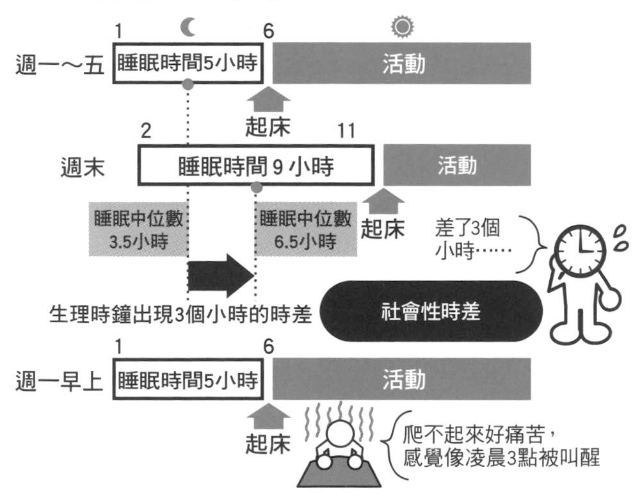

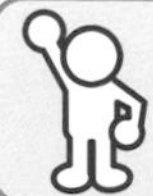

補眠等於給自己的生理時鐘製造時差。
放假最多只能多睡 2 個小時。

發揮最強記憶力的睡眠術

為什麼人在晚上睡覺的時候會作夢？

關於這一點有各種說法，其中一個比較具說服力的說法是，大腦其實是透過「作夢」來整理記憶並牢記。

要把白天記住的事情轉換成記憶牢記在大腦，需要 6 個小時以上的睡眠時間才能辦得到。

哈佛大學的史蒂葛德博士（Robert Stickgold）以學生為對象做了一項實驗，他用電腦螢幕不斷播放各種圖片，要學生在看到的當下立刻說出答案。接著，他將學生分為「睡覺組」和「熬夜組」，連續 7 天追蹤記錄各組的測驗結果，發現「熬夜組」的學生成績完全沒有進步；相反地，「睡覺組」的學生則有明顯的進步。如果再進一步分成「睡 6 個小時」和「睡 8 個小時」，結果顯示睡 8 個小時的學生的成績優於另一組。

於是他提出一個結論：「在學習新知識或新技能時，剛學會的當天晚上，一定要睡滿 6 個小時以上，大腦才有辦法牢記。」

其他研究也得到類似的結論，深層睡眠時間愈長（睡眠品質好）的人，更容易記住學會的東西。換言之，如果想提升記憶力和運動能力，方法就是確保 6 個小時以上的睡眠時間，因為睡眠品質愈好，記憶力也會很好。

6 小時以上的睡眠時間能幫助學習記憶

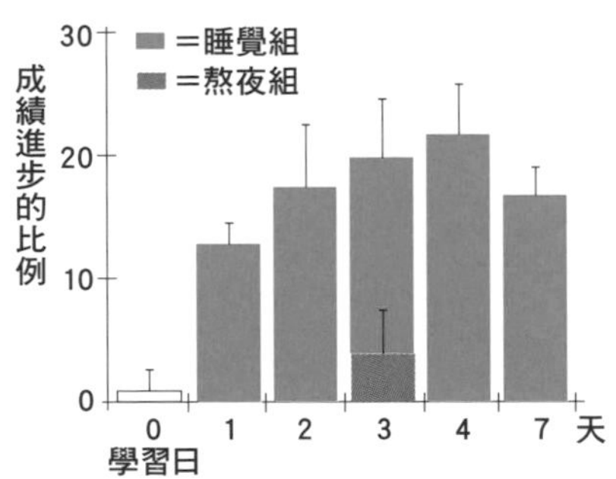

【方法】在第0天利用Visual Skill Test訓練受試者，當天將受試者分成熬夜組及確實睡飽覺的組別，連續7天記錄兩組的成績變化。

【結果】熬夜組的成績完全沒有進步。睡覺組的成績明顯有進步，而且7天後仍持續進步中。

根據哈佛大學研究製成

相信很多人在考試前都會熬夜念書，可是「熬夜」是最糟糕的念書方法，因為如果想要記住什麼東西，比起「一直清醒」，中間穿插「睡覺」反而能幫助記憶，考試成績也會比較好。熬夜不只記不住東西，還會導致大腦效率大幅下降。

在一項以操作複雜武器的軍人為對象的研究中，受試者一個晚上不睡覺，整體的認知能力會下降約 30%，連帶地操作能力（運動能力）也會變差。如果兩個晚上不睡覺，認知能力下降的幅度甚至高達 60%。

換言之，在「睡眠不足」的狀態下考試，等於用「大腦最差的狀態」去應考，不只之前辛苦記下來的內容完全想不起來，還會不停粗心犯錯。就算是再好的實力，也只能發揮出 7 成……

所以切記，考試前一天千萬別犧牲睡眠念書，反而應該要確實睡飽才對。

比起熬夜念書，睡飽更能得到好成績

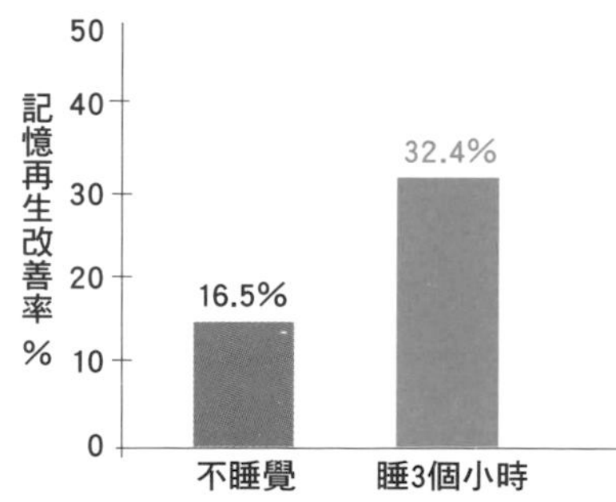

【方法】先讓受試者默背單字，3小時後再進行測驗。將受試者分為在這3個小時內「什麼都不做」（不睡覺）和「睡3個小時」兩組，比較其測驗結果。

【結果】「睡3個小時」的組別比「不睡覺」的組別，記憶再生改善率高出約1倍。

根據德國班堡大學研究製成

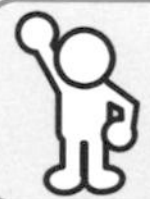

只靠睡覺就能提升記憶力，
不管應付考試或念書，睡覺就是最好的方法。

20 分鐘就能讓大腦煥然一新！小睡片刻的神奇效果

平日睡眠不足的人，不妨可以善用「小睡片刻」的功效。小睡片刻雖然無法彌補平常的睡眠不足，但是對於「專注力變差」等大腦效率的問題，卻能發揮改善的效果，甚至還能減少睡眠不足對健康造成的危害。

根據美國 NASA 的研究，小睡 26 分鐘，工作效率能提升 34%，注意力也能提升 54%。

在美國，像是 Google 和 Nike 等愈來愈多企業，都紛紛在辦公室增設員工休息室，或是稱為「Nap Pod」的睡眠裝置。

那麼，要睡多久才有效呢？關於小睡片刻的研究非常多，一般認為**睡個 20 ～ 30 分鐘，效果最好**。

一旦超過 30 分鐘，反效果就會慢慢增加，如果超過 1 小時，不論對大腦的效率或健康，都會帶來負面影響。

這是因為一旦睡超過 1 小時，大腦就會進入深層睡眠，醒來之後沒辦法馬上恢復正常的效率和表現。再者，白天小睡超過 1 小時，也會影響到晚上的睡眠。

有研究發現，每天小睡 30 分鐘以下，阿茲海默症的發病風險會降低 1/5。可是，1 小時以上的小睡，反而會使得發病風險增加 2 倍。

小睡片刻的好處

Zzz
小睡個
20～30分鐘

專注力↑
生產力↑

趕走睡意

下午的
工作效率↑

預防疾病的效果

失智症發病風險
減少1/5
憂鬱症風險↓

死亡率37%↓
心臟病風險64%↓
糖尿病風險↓

男性上班族如果每週白天小睡 3 次、每次 30 分鐘，死亡率可以降低 37%，心臟病的死亡率也會降低 64%。

在糖尿病方面也有類似的效果，研究發現每天白天小睡 30 分鐘左右的人，罹患糖尿病的風險比較低。相反地，小睡 1 小時以上的人，糖尿病的發病風險反而增加了 45%。

總結來說，**每天白天小睡約 30 分鐘，可消除疲勞，預防失智症、心臟病和糖尿病，從身體健康的觀點來看，是個非常好的習慣**。但是，超過 1 小時的白天小睡，對健康就不是件好事。

以下整理了一些小睡片刻的重點方法，提供給大家參考。

①時間不超過 30 分鐘

20 ～ 30 分鐘的效果最好，注意不要超過 60 分鐘。

②小睡之前先攝取咖啡因

白天小睡之前先喝咖啡或綠茶等含有咖啡因的飲料，經過約 30 分鐘之後，咖啡因的效果會開始作用，讓人更容易自然醒來。

③可以的話躺下來睡

最好的方式是躺下來睡，如果沒辦法，可以利用活動躺椅，角度約為 60 度。盡量讓身體放鬆，消除疲勞的效果會更好。

④下午 3 點過後別再小睡

下午 3 點之後如果再小睡片刻，會影響到晚上的睡眠，反而會有反效果。

⑤中午花 30 分鐘吃飯，30 分鐘小睡片刻

中午休息時間如果有 60 分鐘，其中 30 分鐘用來吃飯，剩下的時間小睡片刻，這樣正好能把時間控制在 20 ～ 30 分鐘左右。

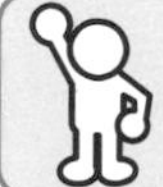

把午休的一半時間用來小睡片刻，
提升下午的工作效率。

10 分鐘快速擊退強烈睡意

各位也有這種經驗嗎？開車開到一半，突然很想睡覺，不管嚼口香糖還是喝咖啡都一樣，完全沒辦法趕走睡意。其實，有個方法可以在短短 10 分鐘就快速擊退強烈睡意。

這個方法就是，**馬上靠邊停車，休息 10 分鐘**。就近找個地方停好車，閉上眼睛，或是趴下來睡 10 分鐘，休息過後會感覺到剛才的強烈睡意神奇地全都消失了。

人的大腦有固定的清醒節律，最清醒的狀態可以持續約 90 分鐘，接著會進入大約 20 分鐘的低迷狀態，然後又會變清醒。**這種 90 分鐘＋ 20 分鐘的週期，稱為「超晝夜節律」（ultradian rhythm）**，一天當中會反覆出現好幾次。

強烈睡意通常會出現在超晝夜節律的谷底附近（復原反應），也就是說，「強烈睡意只會持續約 20 分鐘」。

人在清醒度最低的時候，注意力和專注力會降到最低，這時候如果遇到突發狀況，根本無法即時做出反應，所以發生車禍的機率非常高。最好的作法，應該是馬上停下車來休息。如果勉強繼續開車，發生車禍也是意料中的事。

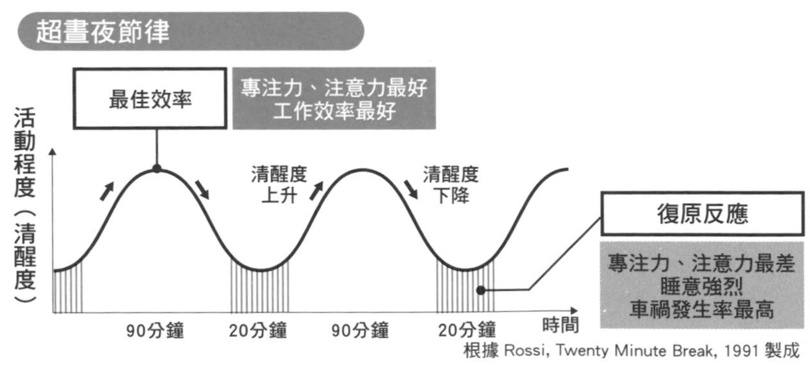

根據 Rossi, Twenty Minute Break, 1991 製成

超晝夜節律是生物必然會發生的一種身體作用，就算用盡意志力想克服，也克服不了。最好的方法就是不做無謂的抵抗，直接休息。

這種睡眠和清醒的節律，無論白天工作或是念書，都會一直不斷反覆出現。相信大家應該都有類似的經驗，工作約 90 分鐘之後，「效率就會開始變差」，這時候只要稍作休息，「工作效率又會變好」。

從腦科學的角度來看，「專心 90 分鐘，接著休息 15 ～ 20 分鐘」，也是非常合乎大腦運作的一種模式。

「好累」、「好想睡」、「撐不住了」，這些感覺代表的是身體目前的狀態處於超晝夜節律的谷底，這時候必須讓身體休息一下，「接下來的 90 分鐘」才能發揮最佳效率。

就像衝浪一樣，只要掌握大腦的「效率波動」，自然能發揮最好的工作表現。

超晝夜節律工作術

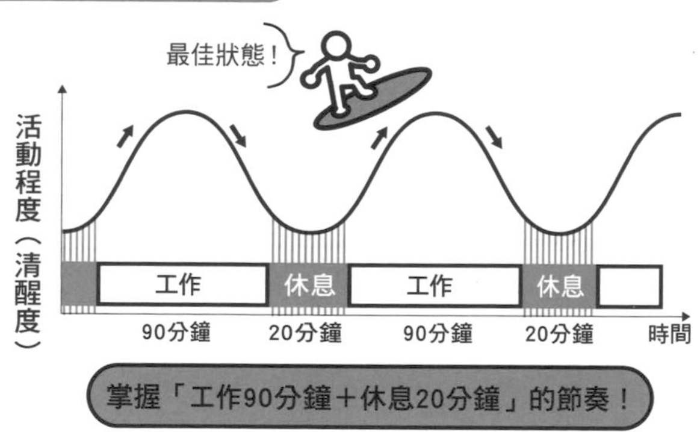

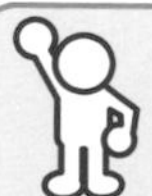

每專心 90 分鐘就稍作休息，
隨著大腦效率的波動調整狀態。

SLEEP 睡眠 23

「熬夜」一次就會造成基因產生變化

常聽人說「熬夜會導致腦細胞死亡」，真的是這樣嗎？

有研究發現，連續 5 天對白老鼠進行睡眠剝奪，老鼠的腦下垂體中葉和分泌多巴胺有關的細胞會開始死亡。其他研究也發現，睡眠剝奪長達 72 小時的白老鼠，大腦海馬迴幾乎不會再產生新的腦神經細胞。

不僅如此，長期睡眠不足也會導致壓力荷爾蒙皮質醇開始分泌。皮質醇長期大量分泌會破壞海馬迴的神經細胞，使得海馬迴的神經細胞死亡。

這些雖然不是人體實驗，不過透過這些動物實驗，科學家證實了「長期熬夜會導致腦細胞死亡」、「對腦細胞造成嚴重傷害」。

「不過就是熬夜一次，沒什麼關係」。各位是否也是這麼想的呢？可是，許多研究報告已經證實，就算「只是熬夜一次」，也會給大腦、身體、基因帶來各種傷害。

【阿茲海默症的風險增加】

- 只要熬夜一晚，Aβ 類澱粉蛋白（引發阿茲海默症的物質）會開始堆積在大腦。
- 只要熬夜一晚，Tau 蛋白（高神經毒性的蛋白質）濃度會增加 50%。

【糖尿病、肥胖的風險增加】

- 只要熬夜一晚，時鐘基因便會受損，葡萄糖耐量降低（糖尿病風險提高）。
- 只要熬夜一晚，身體會加速脂肪的增加和肌肉的減少。

在本章的一開始已經詳細為大家說明過長期睡眠不足對大腦和身體造成的傷害，除了這些以外，近來的研究也發現，只要「熬夜」一次，「就連基因方面也會出現變化」，包括加速阿茲海默症的發病，或是肥胖和糖尿病的情況變得惡化等。

當然，長期睡眠不足的影響非常大，英國薩里大學的研究指出，連續一週睡眠不足，對身體的發炎症狀、免疫功能、壓力反應等相關的 711 個基因，都會造成影響。人類的基因約有 2 萬 3 千個，711 的數目相當於人體總基因的 3.1%。

這些基因方面的變化，是否能靠幾天的充足睡眠來彌補，又或者會留下長期後遺症，關於這一點科學家目前都還不清楚，不過研究也指出，長期下來可能會持續造成影響。

很多人都以為「不過就是熬夜一次」，對健康不會有什麼傷害。事實上，睡眠不足確實會導致基因出現變化、損害細胞、A β 類澱粉蛋白堆積等影響。也就是說，睡眠不足會對大腦造成器質性的傷害。

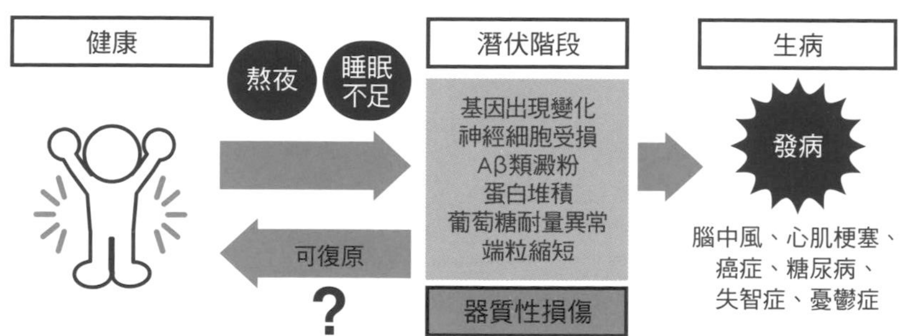

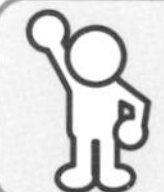

只要一個晚上不睡覺，
你的大腦就會受到傷害。

SLEEP
睡眠
24

值大夜班對健康的危害

醫療人員、警衛保全、客服人員等從事輪班制、必須值夜班的人相當多。根據某項調查，日本約有 1200 萬人從事輪班制的工作。換言之，日本人每 10 人就有 1 人工作需要值大夜班。

事實上，值大夜班會引發腹瀉和食慾不振等消化道症狀，值完大夜班之後也會出現睡眠障礙、睡眠覺醒節律失調、疲勞累積等各種身體不適的症狀。

長期值大夜班也會對性荷爾蒙造成影響，以男性來說，前列腺癌的風險增加了 3.5 倍，女性罹患乳癌的風險也增加了 2.6 倍之多。

整體癌症的風險增加 1.5 倍，腦中風、心肌梗塞等疾病的風險增加 2 倍，其他高血壓、糖尿病、高血脂症等多種生活習慣病的風險也會相對提高。

如果持續 10 年以上，罹患癌症的風險等對健康的危害，更是會一口氣大幅增加。因此，就算各位現在的工作需要值大夜班，也請盡量避免長期處於這樣的工作型態。

以下是幾個預防值大夜班造成健康危害的方法。

（1）將生理時鐘調整成早班的模式

如果每個星期必須值 1 ～ 2 次大夜班，平常最好還是要以早班的生理時鐘來生活。

（2）善用小睡片刻的效果

值大夜班的時候如果可以小睡片刻，不妨就多加善用。睡個 30 分鐘左右，就能趕走睡意，注意力等各方面能力也能獲得提升。如果能

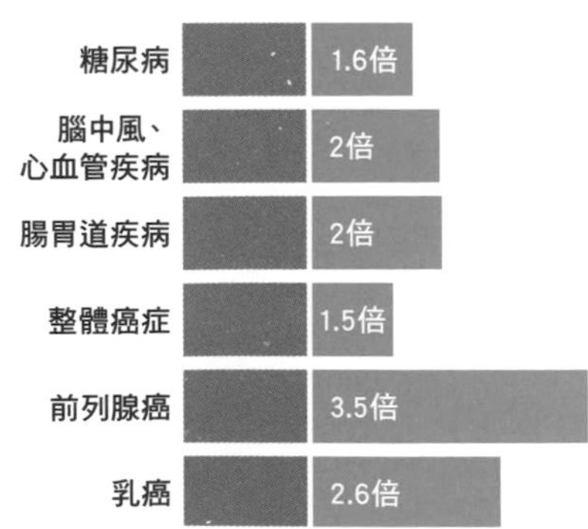

睡上 2 個小時，以睡眠週期約 90 分鐘來看，消除疲勞的效果可以說非常好。睡覺的時候可以戴上「眼罩」來遮蔽光線，幫助更快入睡。

（3）注意陽光

眼睛一旦接觸到早晨的陽光，大腦就會變得清醒、睡意全消，回到家反而睡不著。這時候可以利用戴墨鏡或遮光窗簾來避免接觸陽光。

（4）重視每一次的睡眠

確保睡眠的品質和時間以消除疲勞，這一點非常重要。在值大夜班以外的日子確實「運動」，也是個不錯的方法。白天從事高強度的運動能促進生長激素分泌，晚上睡得更香甜，疲勞也能獲得消除。

（5）避免值大夜班

有些人也許是因為夜班津貼等金錢方面的理由而自願值大夜班，但是如果從健康的角度來看，值大夜班是百害而無一利，所以還是別再自願值大夜班了。

雖然這麼說，不過我想還是有人是不得不這麼做。年紀愈大，值大夜班對身體造成的負擔也會愈大，更難調整睡眠覺醒節率。建議還是要想辦法脫離大夜班的生活，例如改做不必值大夜班的工作，或是轉調到不必值大夜班的部門等。

然而，現實情況是，如果都沒有人值大夜班，整個社會將無法運作。只不過，在這裡還是希望大家瞭解值大夜班對健康的危害，長期下來很可能會搞壞身體。

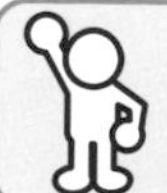

為了「薪水高」而自願值大夜班，等於是在「賣命」。

SLEEP
睡眠
25

「打呼」太嚴重的人請小心！

如果有人說你「打呼很大聲」，就要特別注意了。

（1）每天都睡得很飽，可是白天還是有很強烈的「睡意」。

（2）經常被說「打呼很大聲」。

（3）身形「肥胖」。

符合以上3點的人，很可能就是「睡眠呼吸中止症」（Sleep Apnea Syndrome, SAS）。

SAS是一種睡眠時呼吸會數度停止的疾病，只要睡覺時呼吸停止超過10秒，且1小時發生5次以上，就有可能是SAS。

SAS患者的睡眠狀態就像半夜硬生生被叫起來數十次，因此白天會出現「強烈睡意」。

實際上，SAS患者發生車禍的機率是一般人的7倍，過去就曾經發生過患有SAS的公車司機導致死亡車禍的案例。各位如果有SAS的症狀，不只死亡事故可能發生在你身上，甚至可能成為加害者，因此絕對不能輕忽而放任不處理。

成年男性罹患SAS的機率約為3～7%，女性約為2～5%。半數以上的男性患者年齡約落在40～59歲之間，女性則是在停經之後發病的比例會慢慢增加。

睡眠呼吸中止症會嚴重危害健康

死亡率	2.6倍
心肌梗塞	4倍
腦中風	4倍
糖尿病	2～3倍
高血壓	2倍
車禍	7倍

換言之，男性大約每 20 ～ 30 人中就有一人是 SAS，是比例相當高的一種疾病。

SAS 的主要症狀有「打呼很大聲」、「白天很想睡覺」、「開車時經常想睡覺」、「起床後頭很痛、提不起勁」、「半夜睡覺經常醒來」、「睡覺時會停止呼吸」等。這些症狀常見於 40 ～ 59 歲的肥胖男性。

如果符合以上其中幾項症狀的人，最好趕緊到「胸腔內科」接受診斷。

SAS 不只呼吸會中止，對心臟、大腦、血管也會造成極大的負擔，因此罹患生活習慣病的風險也會跟著倍增，包括心肌梗塞是一般人的 4 倍，腦中風 4 倍，糖尿病 2 ～ 3 倍，高血壓 2 倍。

其中最可怕的是呼吸中止導致猝死。SAS 的死亡率是健康者的 2.6 倍，中度以上的 SAS 症狀若長達 8 年都沒有接受治療，猝死的比例會高達 4 成。

SAS 可以透過妥善的治療來降低死亡風險，「白天的睡意」也能獲得改善，以提高工作效率，因此千萬不要放任不處理。

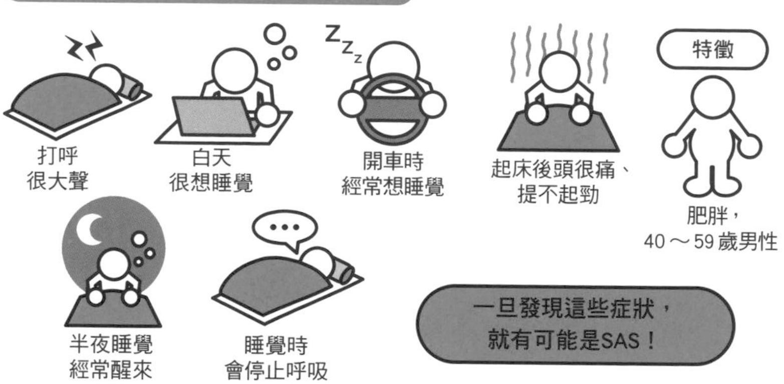

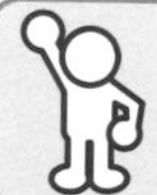

為了拯救自己和他人的生命安全，千萬不要輕忽打呼。

SLEEP 睡眠 26

助眠藥物真的有效嗎？

市面上「助眠藥物」琳瑯滿目，這些真的可以幫助睡眠嗎？

最知名的睡眠營業補給品，應該就屬「褪黑素」了。褪黑素是一種能讓人產生睡意、睡得更沉，且提升免疫力的「睡眠物質」。直接當成營養補給品服用雖然能發揮功效，不過褪黑素不應該這樣攝取。

褪黑素雖然在國外被當成營養補給品，一般藥局就能輕易買到，不過在日本並不承認褪黑素作為營養補給品，原因就在於無法百分之百確認其安全性。

褪黑素是一種荷爾蒙，一般來說，由於人體本身就會分泌大量荷爾蒙，因此額外補充荷爾蒙可能會導致身體本身的生成和分泌減少。褪黑素在 30 歲之前會大量分泌，50 歲之後大幅減少，到了 60 歲之後身體就漸漸不再分泌了。

某些國家雖然承認褪黑素作為藥用，不過對象是針對高齡者，十幾二十歲的年輕人不應該把褪黑素當成營養補給品來服用。

日本厚生勞動省的資訊網站上也說得很清楚，褪黑素補給品「沒有改善失眠的功效」。因此，從效果和安全性兩方面來看，褪黑素都不應該作為營養補給品服用。

治療睡眠障礙和失眠的根本辦法，是「調整生活習慣」。安眠藥和助眠藥雖然能幫助睡眠，可是對於造成睡眠障礙和失眠的真正原因，卻完全沒有改善的作用，只是治標不治本。如果不想辦法調整生活習慣，只會「靠安眠藥和助眠藥來睡覺」，最後會演變成「不吃就睡不著」。但是，這種作法能維持幾個月？還是幾年？能一輩子都靠這樣活下去嗎？

安眠藥和助眠藥都不是根本的解決辦法，最要緊的應該是徹底調整生活習慣才對。

不過，有時候就算很努力調整生活習慣，還是沒辦法馬上看見效果，甚至需要花上好幾個星期的時間。假使在這過程中，每天只能睡 3 個小時，腦袋昏沉沉的、沒辦法工作，這時候就可以「暫時」仰賴安眠藥或助眠藥。

或者像是在月底出貨結帳的時候，白天工作忙得不可開交，晚上下班回到家大腦還停不下來、睡不著，但是隔天一早 7 點又非得起床上班不可。像這種「想撐過 2 個星期就好」之類的「期間限定」，也可以借助安眠藥或助眠藥的功用。

總之，安眠藥和助眠藥都只能用來「暫時度過」或是「應急」。這一點大家一定要瞭解。

換句話說，只要不是長期服用，如果只是為了舒緩當前「睡不著」的痛苦，借助安眠藥和助眠藥，也是個可行的辦法。

不過話雖如此，我還是認為應該不要仰賴藥物，而是靠調整生活習慣來改善睡眠問題，才是最正確的作法。

睡眠障礙的治療

根本的療法	調整生活習慣，消除問題的真正原因
對症治療	安眠藥，助眠藥

這才是重點！

↓ 完全沒辦法根治，只能用來暫時度過或應急

↓ 放任不良生活習慣不管，習慣性仰賴安眠藥和助眠藥

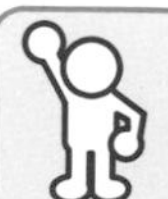

助眠藥只能用來「應急」，
根本辦法還是應該調整生活習慣。

SLEEP
睡眠
27

服用安眠藥的最佳時機

安眠藥基本上不要吃最好，可是如果「幾乎整晚睡不著」，而且狀況持續 1、2 個星期，對健康也不是件好事。

具體來說，失眠要惡化到什麼程度，才需要求助精神科醫師、接受安眠藥的治療呢？

①嚴重失眠，無法改善

「幾乎整晚睡不著」、「一天只睡 3、4 個小時」且持續 1 週以上，或者是晚上睡不著，影響到白天的工作，連出門上班都提不起勁等，這種情況最好就要接受精神科醫師的治療。

調整生活習慣後仍無法獲得改善的「嚴重失眠」，背後通常存在著「精神疾病」的原因，最常見的就是「憂鬱症」。因此，這時候應該尋求精神科的診斷，確認背後是不是有精神疾病的因素，接受適合自己的安眠藥處方治療。

②受精神疾病影響

正在接受精神疾病治療的人，如果有「失眠」症狀，可以借助安眠藥的作用盡快獲得改善。

這是因為如果失眠睡不著，大腦的神經便無法休息，所以「熟睡」才能讓精神病患的病情盡快好轉。

③受身體疾病影響

如果有身體疾病，當然是以疾病本身的治療為優先。但是，如果出現「失眠」症狀，對身體和體力的恢復都會造成妨礙，所以大多還是會建議先借助安眠藥來治療「失眠」。

④已經徹底調整了生活習慣

「調整生活習慣」3 個月以上且徹底執行，但是睡眠問題仍無法獲得改善，白天想睡覺的情況嚴重影響到工作和學業，這種時候，最好還是趕緊尋求精神科的診斷。

某些特殊的睡眠障礙，必須接受睡眠專科醫師的診斷才有辦法發現，例如「睡眠呼吸中止症」、「不寧腿症候群」、「日夜節律睡眠障礙」等。如果睡眠方面的問題特別嚴重，建議還是要尋求「睡眠門診」或「睡眠診所」等以睡眠治療為主的精神科的協助。

如果有嚴重失眠、無法改善的情況，千萬別自己到藥局買安眠藥服用，一定要接受睡眠專科的精神科醫師的診斷和治療。

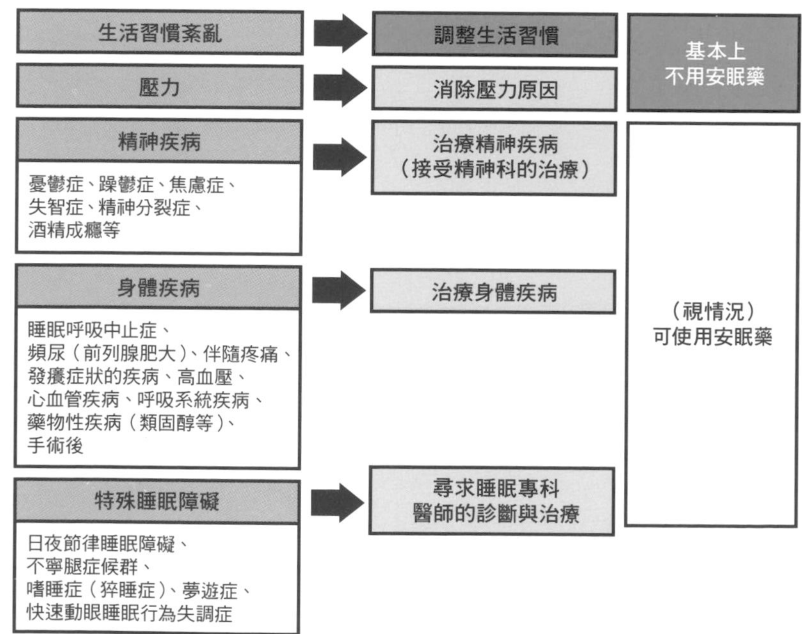

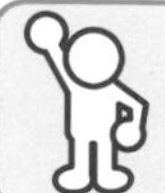

市面上的安眠藥都有成癮的風險，
尋求專業醫師的診斷才是正確的作法。

HOW TO IMPROVE YOUR
BRAIN AND MENTAL HEALTH

BRAIN+
MENTAL

CHAPTER2

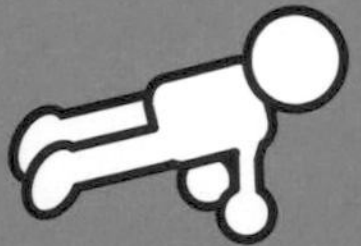

運動
EXERCISE

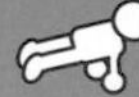

⌛ 章節總整理

「CHAPTER 2 運動」都在說些什麼

樺澤醫生，我有同事最近得了憂鬱症，請假在家休養。如果在這之前我能注意到他的狀況就好了，只是我自己也忙到無暇他顧……

那可要注意了！你還好嗎？

我不會得憂鬱症啦，大家常說我的臉皮厚得跟什麼一樣。只不過，有時候我也會罕見地想太多，搞得自己心情不是很好……

像這種小徵兆，有時候也會演變成意想不到的疾病，還是要留意一下比較好。**「運動」對精神疾病的預防還滿有效的唷**。

運動？運動怎麼會跟心理疾病有關係呢？

運動對大腦很好，可以**「改善睡眠」**、**「穩定情緒」**、**「調整大腦神經傳導物質的分泌」**、**「降低壓力荷爾蒙的分泌」**等。
研究顯示，沒有運動習慣的人，比起每週運動1～2個小時的人，憂鬱症的發病機率高出了44%。
其他研究也發現，如果從中年開始每週進行2次會稍微流汗的運動，每次時間約20～30分鐘，20年後罹患阿茲海默症的機率會減少約1/3。

真的嗎！原來運動能預防憂鬱和失智。這樣的話，對這方面的治療也同樣有效嗎？

當然。「運動療法」的效果幾乎等同藥物療法，甚至效果更好。

像是「憂鬱症」、「失智症」、「焦慮症、恐慌症」等，運動療法都能達到和藥物治療相同的效果。此外在「精神分裂症」、「躁鬱症」、「ADHD」的治療上，除了藥物療法以外，也經常會搭配運動療法一起進行。

原來運動在醫療上也是普遍使用的一種療法，我以為只有減重跟鍛鍊肌肉才需要運動。

有一份針對日本感染症以外的死亡排名調查，第一名是「吸菸」，第二名是「高血壓」，你猜第三名是什麼？

……喝酒嗎？

答案是「缺乏運動」。因為缺乏運動引發心血管疾病和癌症等疾病的死亡人數，每年大約有5萬多人。

什麼！缺乏運動竟然會導致死亡？

隨著現代人生活習慣的改變，各種讓人聞之喪膽的疾病也愈來愈多。近來大家也在重新檢討，認為古代原始人的生活型態才是對健康有益的方式。可是以前每天靠狩獵為生的原始人，可是能一口氣跑上100公里，對比之下，現代人很明顯根本就是運動量不足。

運動不只能預防心理和身體方面的疾病，還能讓人「變聰明」唷。

運動能變聰明？！這也太令人好奇了吧。

這是20幾年前才發現的功效，研究顯示，運動能促進大腦增加分泌一種叫做「BDNF」的神經營養因子。BDNF是神經細胞生長及存活不可或缺的蛋白質，能幫助提升學習力和記憶力。

剛才說到運動能預防憂鬱症和失智症，原因就是因為BDNF能控制情緒、預防神經細胞死亡。除此之外，BDNF還能抑制食慾，有瘦身的效果。

運動還真有用！我平時興致一來也會在家做點肌力訓練，這也算運動嗎？

只要**運動量每週達2個小時以上**，就算是健康的生活習慣。

肌力訓練和全力疾跑是屬於無氧運動，另外像是健走、慢跑、有氧舞蹈這一類則算是有氧運動，兩種都有效果。無氧運動能增加「生長激素」的分泌，幫助身體消除疲勞。有氧運動則是能促進「BDNF」的分泌，兩者搭配進行，效果最好。

醫生您呢？平時都做些什麼運動？

我每個星期會運動4次，共計6個小時。我練習「古武術」已經4年了，打「拳擊」也有5年，「血流阻斷訓練法」9年，除此之外有時候也會邊跑跑步機邊校稿。

邊運動邊用腦，對大腦有非常好的刺激效果，你也可以試試看。這叫做**「雙重任務訓練」**，近年來在精神醫學上也十分受到矚目。

邊運動邊念書，一舉兩得還真不錯呢。只不過，這對一般上班族來說，根本找不到時間，每天下班回到家都晚了，就算偶爾比較早下班，也是累到沒力氣運動⋯⋯

其實只要**把運動巧妙融入生活**就行了。像是利用工作的空檔做點伸展運動，不搭手扶梯、改走樓梯，或是提前一站下車走路回家等。

有一種消除疲勞的方法叫做**「動態休息」**（**active rest**），意思是**在疲憊的時候，做些輕度運動反而能幫助消除疲勞**。

我明天立刻就試試看！我的辦公室在10樓，如果每天爬樓梯上班，運動量應該非常足夠。另外還要每天慢跑、做肌肉運動⋯⋯

小心別運動過量，否則反而有害健康。運動完如果累得動不了或是想睡覺，就表示運動過量了。最好還是要找出適合自己、能夠開心持之以恆的運動量。

總結

- ☑ **運動能預防憂鬱症和失智症。**
- ☑ **每週2個小時以上的運動量對健康有益。**
- ☑ **邊運動邊動腦能刺激大腦。**
- ☑ **生活忙碌時可以利用空檔時間運動。**
- ☑ **運動能促進「生長激素」的分泌，達到消除疲勞的效果。**

EXERCISE
運動
28

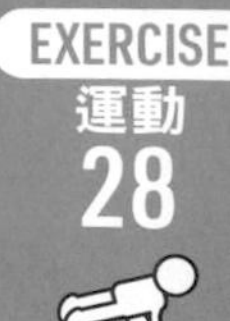

運動的神奇功效

運動有哪些好處呢？

相信很多人都會說「可以減重」、「擁有健康」。

除此之外運動的好處還有非常多，運動能徹底改變你的人生，為你帶來幸福快樂，好處多到無法計量。

總結來說，運動的好處多達 15 個。

包括「擁有健康，延長壽命」、「變聰明」、「工作能力提升（收入增加）」、「（情緒穩定）人際關係變好」、「變瘦，看起來更年輕」等。這些不就是每個人所奢望的一切嗎？

事實上，運動可以促進幸福物質「多巴胺」和「血清素」的分泌，讓人感到滿滿的「幸福感」。

靠「運動」還能大幅提升工作能力，讓人獲得幸福快樂。也可以說，只要運動，「世上沒有得不到的東西」。

大家都知道運動能「變瘦」、「變得健康」，可是卻很少人知道，「運動真正的功效」其實是大幅提升專注力、記憶力、創造力、學習力等大腦功能，讓人變得更聰明，工作能力也有飛躍式的提升。

之所以大家都不知道，是因為直到近十年來的研究才發現，運動尤其對「大腦」具有非常正面的影響。所以多數人都不瞭解也很正常。

只要每週的運動量達到 2 ～ 3 個小時，就能獲得這麼豐富的功效，世界上沒有比運動更簡單的「成功術」了，運動也是「擁有幸福」最好的方法。

各位可能一時之間還無法相信，所以我在下方整理了一份表格，為大家詳細說明運動的科學根據和具體方法。

運動的 15 個好處

瘦身效果	1 體重減輕，變瘦 燃燒脂肪（有氧運動）、 提高基礎代謝（肌力訓練）
身體方面的健康功效	2 預防疾病 可預防大部分的生活習慣病 （糖尿病、高血壓、血脂異常、癌症等） 提升免疫力 （預防感冒、感染症、癌症等） 3 延長壽命 每天運動 20 分鐘可延長 4 年半的壽命 4 延長健康壽命 預防跌倒、骨質疏鬆症、骨折 伸展運動可提升身體的柔軟度，防止受傷 防止臥病在床
促進大腦活化	5 變聰明，工作能力提升 專注力變好 記憶力變好 （強化短期記憶和長期記憶） 改善工作記憶 （工作效率提升） 發想力和創造力提升 6 學業成績變好 因為專注力和記憶力變好了，所以成績也跟著變好 7 防止大腦老化 即使老了，腦袋一樣靈光 不會忘東忘西
消除疲勞	8 改善睡眠 睡得更熟 獲得睡眠效果 睡眠障礙獲得改善，不必再依賴安眠藥 9 消除疲勞 消除疲勞 動態休息 （累的時候更要運動） 原本「容易疲累」的情況獲得改善 每天都能夠充滿幹勁地面對工作
心理方面的改善效果	10 穩定情緒 不再焦躁、易怒 心情變好 充滿幹勁和鬥志 促進血清素和多巴胺等大腦神經傳導物質的分泌 11 心理疾病的預防和治療 預防憂鬱症和失智症 改善效果等同藥物療法 12 排解壓力 減少壓力荷爾蒙（皮質醇）的分泌 13 想法變得積極正面 想法和行動變得積極，競爭心提高（睪固酮） 有自信，自我肯定感提升
增加魅力	14 男性魅力增加 （身體和心理方面）變得更堅強 有肌肉 男性功能增強，預防 ED（勃起功能障礙） 15 女性魅力增加 變漂亮，體態變好 美肌效果，肌膚變得更有光澤 姿態、站姿變美 （強化深層肌肉） 抗老 預防及改善便秘問題、手腳冰冷、更年期障礙

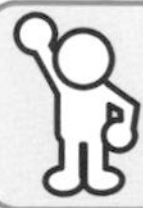

只要靠運動，
沒有得不到的東西。

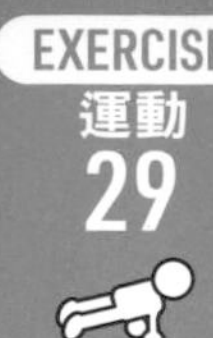

EXERCISE 運動 29

缺乏運動的可怕後果

上一節提到運動的好處。

各位現在如果沒有運動的習慣，恐怕已經是「缺乏運動」的狀態。「缺乏運動」的人大概有多少，又會衍生出什麼樣的後果呢？

根據厚生勞動省 2016 年「國民健康營養調查」，有運動習慣的人（每週 2 次，每次 30 分鐘以上，習慣持續 1 年以上），男性為 35.1%，女性是 27.4%。從這個數據來看，日本約有 7 成的國民沒有運動的習慣。

在日本的死亡危險因子當中，「缺乏運動」是繼「吸菸」和「高血壓」之後，排名第 3 位，每年約有 5 萬人是因為「缺乏運動」死亡。

日本危險因子相關之非感染性疾病與外因造成的死亡人數

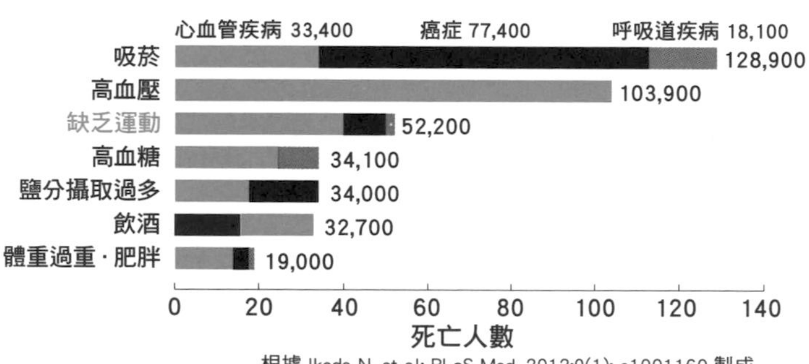

根據 Ikeda N, et al: PLoS Med. 2012:9(1): e1001160 製成

「運動有益健康」、「缺乏運動對健康不好」的道理，相信大部分的人多少都懂。可是，運動到底對健康有多好？缺乏運動的影響又有多嚴重呢？

我為大家整理了「運動對健康的功效」。假設以每週進行 1 ～ 2 次中強度運動來說，死亡率和疾病風險會降低多少呢？

結果顯示，心臟疾病降低 27 ～ 60%，所有癌症降低 30%，糖尿病降低 58%，失智症降低 30 ～ 50%。換言之，只要每週運動 1 ～ 2 個小時，幾乎所有生活習慣病的風險就能降低 30 ～ 60%。

死亡率方面也是一樣，光是極輕度的運動，就能降低 30% 的死亡率。也有研究顯示，每週運動 150 分鐘，當中偶爾穿插一些強度運動，能降低 50% 的死亡率。

運動還能降低 50% 的疾病死亡率。缺乏運動的人，等於生活中背負著比一般人高 2 倍的疾病發生率，**可見缺乏運動對健康的危害幾乎逼近死亡**。

此外，缺乏運動的人罹患憂鬱症的風險，也比一般人高出 44%。只要每週運動 2 個小時，就能把失智症的風險降低 1/3 ～ 1/2。

運動還能改善睡眠狀況，所以對於睡眠障礙和其他大部分的精神疾病來說，也能達到預防和治療的效果。換言之，運動對預防精神疾病非常有效。

說到運動，大家也許會想得很困難，像是「每天慢跑」或是「固定上健身房健身」之類的。事實上，以上提到的這些**大部分的「健康效果」，只要每天運動（快走的程度）15 ～ 20 分鐘就能獲得**。即使不是上健身房做高難度的運動，只要在平常的生活中花一點心思運動，就能解決缺乏運動對健康帶來的致命危害。

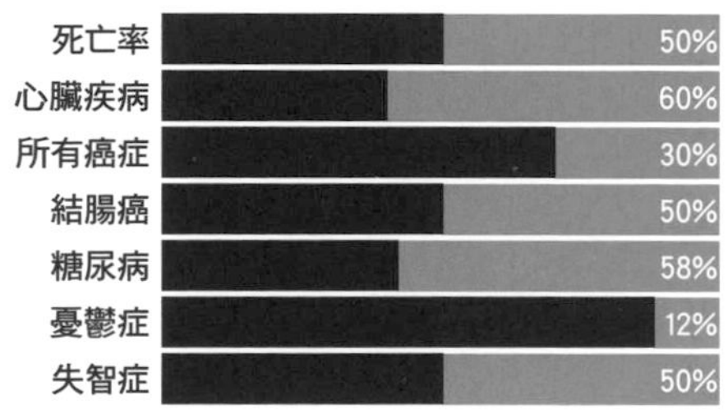

※以上為每週進行1～2次中強度運動的效果
※若有多項研究結果，採較大數據者來標示

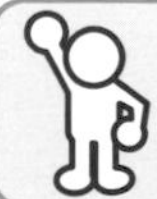

先養成每天運動 15 分鐘的習慣，降低 50% 的死亡率。

EXERCISE
運動
30

每天快走 20 分鐘，可以多活 4 年半

運動 1 分鐘能讓身體變得多健康？

運動相關的論文研究非常多，也有各種不同的數據結果，而 WHO（世界衛生組織）的運動建議，就是由專家學者們共同針對這些研究數據進行充分檢討後所提出來的報告。

WHO 將**「沒有做到每週 150 分鐘的緩和運動，或是 75 分鐘的激烈運動的人」，定義為缺乏運動**，建議每個人的運動量最好要達到這個標準以上。

這個標準比起日本厚生勞動省所提出的標準嚴格許多，全日本只有 20% 的人有達到。換句話說，8 成的日本人都缺乏運動，生活中背負著各種疾病的風險。

每週運動 150 分鐘聽起來很難，不過如果平分成 7 天來看，一天只要大約 20 分鐘，而且是「緩和的有氧運動」，所以具體來說只要「快走」就能達標。**每天快走 20 分鐘，就能達到「運動時間的最低標準」**，這聽起來應該不困難吧。

大家每天上班都走幾分鐘的路到公司呢？假設從家裡走到車站，再從車站走到公司，兩段路加起來有 10 分鐘，一天兩趟就有 20 分鐘了。

只要改變原本散步到公司的作法，改成用「快走」的方式，就能達到「運動時間的最低標準」。

根據一份針對群馬縣中之條町 5 千位居民長達 20 年的追蹤調查發現，**「每天 8 千步／在家快走 20 分鐘」**的運動，**能夠大大地預防糖尿病、高血壓、癌症、心血管疾病、腦中風等主要生活習慣病，以及憂鬱症和失智症等精神疾病。**

根據台灣國家衛生研究院針對 60 萬人所進行的研究（追蹤 8 年），每天運動 15 分鐘（或是一週 92 分鐘）的人，平均壽命比不運動的人多了 3 年，

每天運動 30 分鐘的平均壽命大約多了 4 年。

這種死亡率的降低比例，完全不輸「戒菸」帶來的健康效果。

只不過，即使知道這些數據結果，還是有很多人會說「我很忙」、「我沒時間運動」。因此，我替大家粗算了一下，以上述提到的台灣的研究來說，每天運動 15 分鐘，8 年下來總計運動 43,800 分鐘，這個運動量能夠讓人多活 3 年（1,575,800 分鐘）。如果除以運動時間，等於運動 1 分鐘就能多活 36 分鐘。**反過來說，1 分鐘不運動，就比別人少活 36 分鐘。**

其他還有很多類似的研究，像是美國國家癌症研究所針對 65 萬人以上的數據進行分析研究，發現每天快走 10 分鐘的人，比沒有運動習慣的人多活了 1.8 年，每週快走 150 分鐘甚至能延長 4 年半的壽命。

只要每天快走 20 分鐘，就能降低大部分生活習慣病的風險，還能多活 4 年半。因此，就算「忙到沒時間運動」，每天只要抽個 10、15 分鐘運動，就能擁有健康、延長壽命。

最低標準的運動不需要上健身房，也不必擠出完整的時間才能運動，各位只要將走路的速度提高成「快走」就行了。這麼簡單的方法，相信從今天起，你也能辦得到。

只要快走 20 分鐘就能擁抱健康

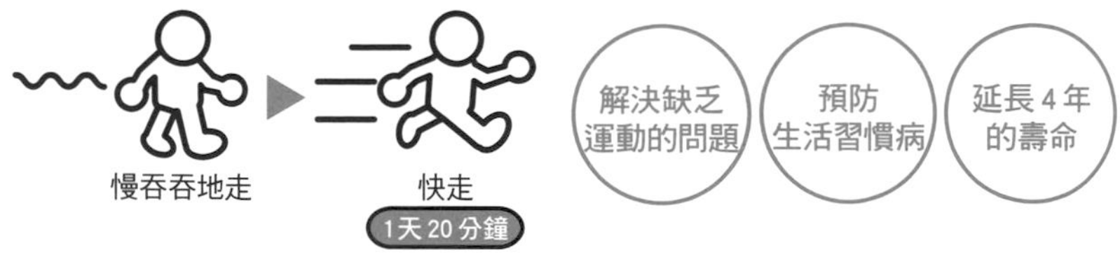
慢吞吞地走
快走
1天20分鐘
解決缺乏運動的問題
預防生活習慣病
延長4年的壽命

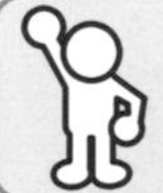

運動 1 分鐘能延長 36 分鐘的壽命，從今天起就快走去上班吧。

EXERCISE
運動
31

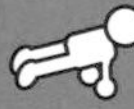

有益健康的 3 大有氧運動

有些人會說「我不知道具體來說該做哪些運動」。針對這些人，以下我會介紹「有益健康的 3 大有氧運動」。

【第 1 名：走路，跑步】

基本的有氧運動就是「走路」和「跑步」，也就是健走、慢跑和跑步。

這類的運動好處非常多，包括隨時隨地都能進行、不需花費、每個人都做得到、可以配合自己的體力調整速度和距離等。

將一般的走路改成「快走」，每天只要 20 分鐘，就能達到最低運動量的標準。體力好的人可以再追加成「全力疾跑」，加快跑步的速度、拉長距離，運動強度和運動量都能自由調整。

【第 2 名：飛輪車】

每當我說到「走路跟跑步都是很好的有氧運動」，就會聽到有人說「我的膝蓋（腰）不好，沒辦法走路」、「我有精神方面的疾病，沒辦法外出」。既然如此，有一種在家就能輕鬆做到，同時運動強度和運動時間也能達到標準的有氧運動，就是「飛輪車」，這是一種在室內進行的踩腳踏車運動。

就算是膝蓋或腰不好的老人家也能做，完全不需要擔心體重會對膝蓋和腰部造成負擔，就連走路可能會跌倒的年長者也能嘗試，另外也很適合像是憂鬱症等因為精神方面的疾病無法外出的人。飛輪車看似很昂貴，其實在網路上1、2萬元就能買得到。

踩飛輪車的訣竅在於中途穿插好幾次的全力衝刺，時間約為 6 ～ 30 秒。體力好的人可以維持 30 秒，體力不好和年長者只要配合自己的能力，全力衝刺個 6 秒左右，就能大幅提升運動效果。

【第 3 名：有氧舞蹈】

「走路，跑步」和「飛輪車」的最大好處就是「容易入門」，不過缺點是「單調」、「無趣」，而且也缺乏鍛鍊大腦的要素。

說到能「刺激大腦」的運動，「有氧舞蹈」是最好的建議，因為雙手雙腳要做出不同動作，還得跟著老師的指令隨時變換動作，對鍛鍊大腦來說非常適合。加上配合音樂跳動也會讓人「開心」。有氧舞蹈通常都是一系列的課程，一旦參加了，中途就不太能退出，對於沒有毅力的人也能持續下去，好處非常多。

除了健身房以外，一些社區文化中心或是運動中心（體育館）也都會開辦相關課程，費用也不高，可以輕鬆參加。

有些男生也許會認為有氧舞蹈是女生的運動，不過，事實上很多健身房也都有提供拳擊和戰鬥類型的有氧舞蹈。

以上是我推薦的 3 種有氧運動，不過到頭來，還是要大家親自嘗試過，覺得「開心」、「有趣」而能持之以恆最重要。

有益健康的 3 大有氧運動

1 走路、跑步

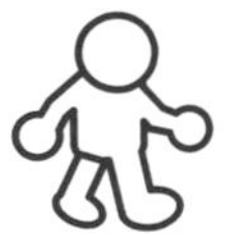

- 能配合自己的體力隨時開始
- 一開始只要 1 天 20 分鐘就好

2 飛輪車

- 不會對膝蓋和腰部造成負擔
- 在家就能進行

3 有氧舞蹈

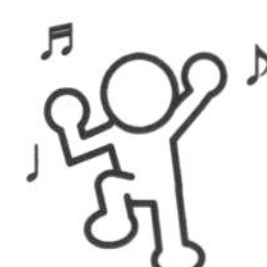

- 邊跳邊運動能刺激大腦
- 開心！

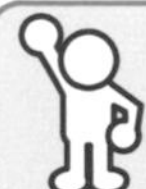

找個能讓自己開心的有氧運動吧。

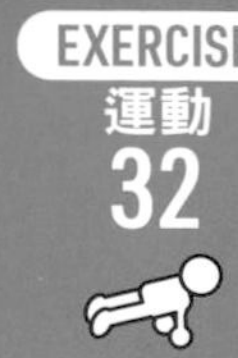

利用忙碌的空檔運動的方法

雖然說運動很重要，不過我相信大部分的人一定都覺得「自己的工作很忙」、「運動很麻煩」。針對這一些忙碌的上班族，以下提供 5 種利用空檔時間就能確實得到運動效果的方法。

【第 1 名：快走上班】

「快走」相當於「中強度」的運動，各位通勤的時候可以用「快走」取代原本的「走路」。這樣一個小改變，就能達到「每天運動 20 分鐘」的標準，解決缺乏運動的問題。

下班之後也不需要特地擠出時間來運動，只要善用每天的通勤時間，就能達到最低標準的運動，而且還能延長 4 年半的壽命，再也找不到比這更簡單又有效的方法了。

【第 2 名：爬樓梯】

每天通勤的時候，在車站和公司裡一定都有樓梯。如果放棄搭手扶梯和電梯，全部改為爬樓梯，就是不小的運動量。

上下樓梯的運動量是平地走路的 2 ～ 3 倍，能消耗身體熱量。如果加上用快跑的方式爬樓梯，運動量甚至能達到快喘不過氣的地步。

在公司裡也盡量不要搭電梯，2 ～ 3 個樓層之間的移動，全部以爬樓梯來取代，這樣一整天下來還能追加不少運動量。

【第 3 名：利用休息時間深蹲】

「有氧運動＋肌力訓練」是最有效的運動，所以建議大家最好每天至少花個 1、2 分鐘做點「肌力訓練」。

不需要使用到運動器具，任何地方都能做，而且運動時間短、對肌肉能造成強大負荷的肌力訓練，就是深蹲。

我平常如果一直坐著工作 1、2 個小時，就會找時間站起來做個 10 下深蹲。膝蓋彎成直角，臀部往下壓，這個動作確實做 10 下，就能達到不小的運動量。雖然只有 1、2 分鐘，可是轉換心情的效果非常好，專注力也會變好，可以更認真面對接下來的工作。

在辦公室也是一樣，不管是洗手間也好，或是逃生梯、茶水間、會議室、休息室等，找個沒有人的地方，快速做個 10 下深蹲，就是很好的運動。

【第 4 名：中午外食】

我的午餐幾乎都是外食，通常都是走個 5 ～ 10 分鐘的路程，找家咖啡店或小餐館用餐。重點在於「5 ～ 10 分鐘的路程」，這段路程如果用「快走」的方式，一天 20 分鐘，等於利用午休時間就能達到一天的最低運動量。

習慣自己準備便當的人，也可以拿著便當到公司附近的公園，在藍天白雲下享用便當。

【第 5 名：提前一站下車走回家】

另一種也很值得推薦的運動方法是「走一站的距離回家」，也就是下班時提前一站下車走路回家。這時候最好也是用「快走」的方式。

一站的距離走起來大約是 15 ～ 20 分鐘，不會太遠，也不會太近，走起來剛剛好。

以上幾種方法，對於就算是再忙碌的人，只要花一點心思，就能輕鬆擠出「運動時間」。

沒有「慢跑 30 分鐘」或是「上健身房 1 小時」就不算運動，這是錯誤的觀念。大家一開始可以把目標設定在「最低運動量」就好，只要「每天快走 20 分鐘」，你就能感受到不同以往的健康狀態。

空檔時間運動法

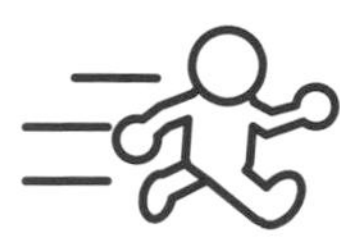

快走上班

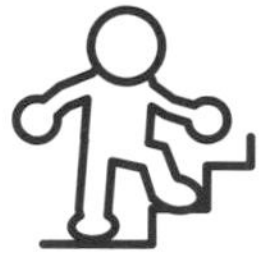

爬樓梯

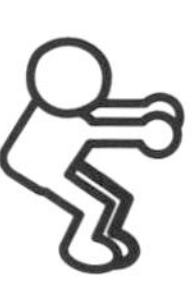

深蹲

午餐外食

走一站的距離回家

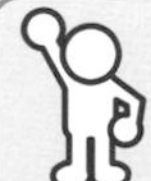

就算再忙，也要想辦法在生活中擠出「運動時間」。

EXERCISE
運動
33

有氧運動和無氧運動，哪一個重要？

有氧運動和無氧運動，到底該做哪一個才好呢？這是提到「運動」時大家都會問到的問題。**如果從結論來說，答案是「兩個都好」**。

有氧運動和無氧運動指的是哪些運動？有氧運動包括健走、慢跑、游泳、踩腳踏車等邊呼吸邊進行的運動。

無氧運動則有肌力訓練、短跑、重量訓練（啞鈴、舉重）等，也就是閉氣做動作的運動（在本書接下來的內容有時會以「肌力訓練」來簡稱無氧運動）。

有氧運動和肌力訓練，兩者的運動效果差異非常大。有氧運動會促進**BDNF（腦源性神經營養因子）**的分泌，刺激大腦，讓人變聰明。加上生長激素的分泌，還有燃脂的效果。

肌力訓練則有促進男性荷爾蒙「睪固酮」和生長激素分泌、鍛鍊肌肉和骨骼、提高基礎代謝等提升身體基本功能的效果。

過去大家都以為「有氧運動能增加生長激素的分泌，肌力訓練就沒辦法」、「BDNF 是靠有氧運動來分泌（肌力訓練無法刺激 BDNF 的分泌）」。可是，近來的研究發現，短時間、高強度的肌力訓練，不只能增加體內的生長激素，也能刺激 BDNF 的分泌。

簡單來說，不管是有氧運動還是肌力訓練，各有各的優點，所以最好的方法是兩種都做。

如果把有氧運動搭配肌力訓練一起進行，生長激素的分泌會大幅增加，甚至燃脂和健康的效果也能提高數倍之多。

在「WHO 的運動建議」中也提到，除了「每週 150 分鐘以上中強度的有氧運動」之外，還要再加上「每週 2 天或 2 天以上的大肌群肌力訓練」。意思就是「有氧運動和肌力訓練兩者都要做！」。

既然如此，應該先做哪一個呢？

答案是「**先做肌力訓練，接著才是有氧運動**」。

高強度的肌力訓練在結束之後的30分鐘至數小時以內，身體會持續分泌生長激素。就算只做5～10分鐘的肌力訓練，身體也會大量分泌生長激素。因此，在做有氧運動之前，先做肌力訓練，等到開始做有氧運動的時候，便能藉由大量的生長激素來提升燃燒脂肪的效果。

如果只做有氧運動，必須持續20～30分鐘，身體才會大量分泌生長激素。由此看來，肌力訓練和有氧運動兩個搭配著一起做，運動效果反而能大幅提升。

有氧運動和無氧運動（肌力訓練）的差異

	有氧運動	無氧運動（肌力訓練）
定義	邊呼吸邊進行的運動	閉氣做動作的運動
具體項目	健走、慢跑、游泳、 踩腳踏車	肌力訓練、短跑、 重量訓練
荷爾蒙分泌	BDNF 生長激素	睪固酮 生長激素 （BDNF）
特別明顯的效果	鍛鍊大腦 穩定情緒	鍛鍊身體、提升肌力、 強化骨骼
瘦身效果	燃燒脂肪	提高基礎代謝
負荷程度	低～中	高
需要的能力	耐力（慢縮肌）	瞬發力（快縮肌）
需要的時間	長時間	短時間

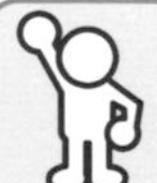

先深蹲，再健走。
利用巧妙的搭配組合，讓運動發揮最大效率。

EXERCISE
運動
34

生長激素的神奇功效

運動的好處非常多，而背後的原因就是「生長激素」、「BDNF」和「睪固酮」。這些物質可以讓人保持年輕，提升大腦效率，心情變好，成為無敵超人，可以說是非常神奇的物質。

首先在這一節先針對「生長激素」做說明。

晚上開高速公路會發現，很多地方都在進行路面修補工程，針對白天因為高車流量而受損的路面進行補修作業。人體內類似這樣的「修補團隊」，就是生長激素。

生長激素會負責修復受損細胞，並且促進新陳代謝的作用，來為身體注入新生的細胞。另外，它還會幫助消除疲勞，提升免疫力，針對相當於體內基礎設施的肌肉和骨骼進行強化，使身體一直處於年輕的狀態。由此看來，生長激素就像是「返老還童」、「長生不老」的靈藥。

相反地，萬一生長激素不再分泌，人體就會變成像是沒有人維修的高速公路，很快地路面會變得凹凸不平、坑坑窪窪。繼續放任不管，甚至可能發生重大事故。這就是缺乏運動的身體。

人從青春期開始到 20 歲左右，不需要特別做什麼，生長激素自然就會分泌。可是，一旦超過 30 歲，生長激素的分泌會瞬間驟降，過了 50 歲變得只有少量分泌。

年輕的時候肌膚吹彈可破，並不是因為年輕的關係，而是生長激素的大量分泌，才使得肌膚光亮有彈性。因此就算年屆中年，只要確保生長激素繼續大量分泌，不管是肌膚或內臟狀態，一樣能保持年輕。

生長激素的效果

1 **燃燒脂肪，瘦身**
2 **生成肌肉，提升肌力**
3 **強化骨骼**
4 **提高新陳代謝，美肌**
5 **抗老**
6 **提升免疫力**
7 **消除疲勞**
8 **預防糖尿病**

促進生長激素分泌只有 2 個方法，就是「睡眠」和「運動」。只不過，不管睡得再好再沉，睡眠時分泌的生長激素還是有限。

如果希望分泌更多生長激素、保持身體年輕，就只能靠「運動」了。運動多少，生長激素就會分泌多少。

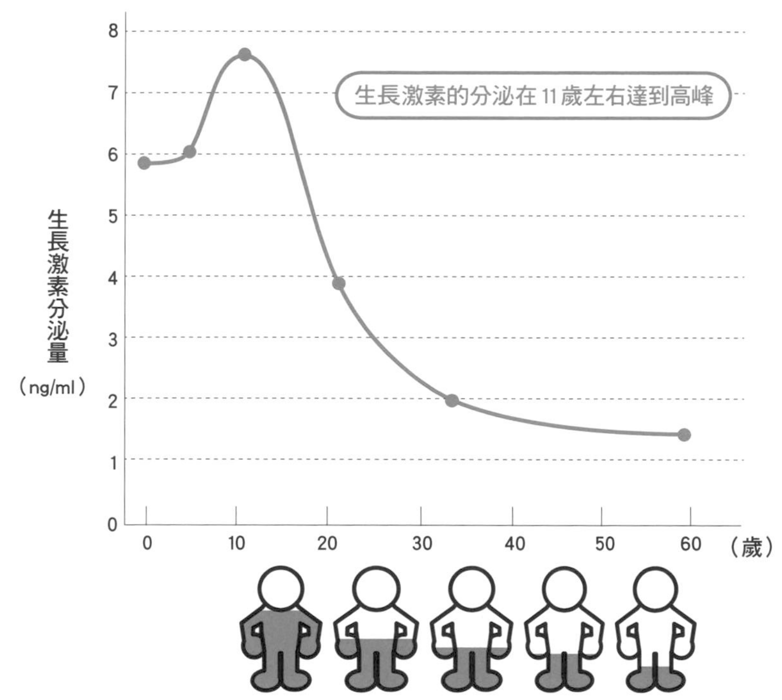

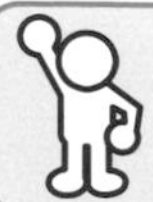

靠運動就能讓肌肉和身體恢復年輕。

EXERCISE
運動
35

刺激生長激素分泌的方法

神奇荷爾蒙「生長激素」，要靠哪些運動才能分泌呢？

①有運動就會分泌

10 年前的書本會告訴你「持續 30 分鐘以上的中強度以上有氧運動，可以增加生長激素的分泌」。可是，根據近年來的研究，就算只有短短 5 ～ 10 分鐘或是低強度的運動，都能增加生長激素的分泌，只不過是少量分泌。

另外，不只是有氧運動，無氧運動（肌力訓練）也能大量分泌生長激素，而且比起有氧運動，高強度、短時間的肌力訓練，能在短時間內分泌更多的生長激素。

因此，不需要糾結於運動的種類或強度、時間等問題，只要知道「有運動，生長激素就會分泌」的道理就好。剛開始不求多，先增加運動量再說吧。

②感覺「痛苦」、「撐不下去」的時候，就是生長激素正在分泌

大腦在受到疲勞物質（乳酸）的刺激之後，會從腦下垂體前葉分泌生長激素。

換言之，疲勞物質愈多，生長激素就會愈容易分泌。

以運動強度來說，「稍微痛苦」的中強度會比「輕度」要來得更容易分泌生長激素。可是就算是有氧運動，只要是感覺喘不過氣的「強度」運動，就會變成無氧運動，生長激素反而會減少分泌，所以最好的方法是以「中強度」為目標。

③增加肌肉量

同樣的運動，運動時間也一樣，肌肉量愈多的人，產生的疲勞物質會更多。也就是說，生長激素會更容易分泌。

所以應該要想辦法增加肌肉量。一般的「肌力訓練」就是生長激素大量分泌不可或缺的方法。

④空腹運動

生長激素有提升血糖的作用，因此空腹的時候更容易分泌，相反地在吃飽（血糖值高）的狀態下分泌則會減少。

只不過，如果在完全空腹的狀態下進行肌力訓練，肌肉（蛋白質）會轉換成能量被消耗掉，所以訓練前應該盡量避免過度飢餓。這種時候可以稍微補充一些醣質或胺基酸。

餐後經過 2 ～ 3 個小時，這時候的血糖不會太高，也不會太低，是最適合運動的時間。

⑤間歇訓練

使生長激素大量分泌的方法，還有間歇訓練，也就是高強度和輕度運動（短暫休息）穿插進行。這部分的詳細內容就留待 140 頁再說明。

大量分泌生長激素的方法

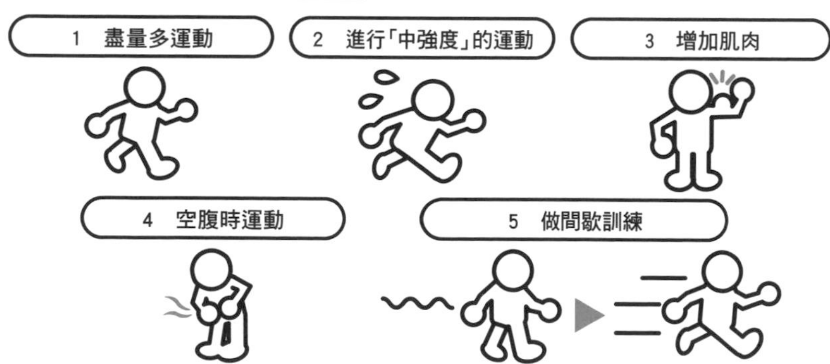
1　盡量多運動
2　進行「中強度」的運動
3　增加肌肉
4　空腹時運動
5　做間歇訓練

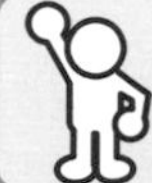

感覺「快撐不下去」的時候，更要努力堅持下去，因為那正是生長激素分泌的最佳時機。

EXERCISE
運動
36

燃脂效果最好的心跳率

慢跑和健走，哪一種運動的瘦身效果比較好呢？

各位可能會以為「當然是慢跑」。

有瘦身效果，換言之就是「容易燃燒脂肪」的運動，其實是快速健走。大部分的人都以為「愈激烈的運動愈容易瘦」，事實上這是錯誤的觀念。

同樣是運動 30 分鐘，健走消耗的熱量足足是慢跑的 2 倍之多。

但是，如果以距離作為標準來看，例如提前一站（3 公里前）下車，慢跑 15 分鐘回家，跟快速健走 30 分鐘回家，兩者消耗的熱量幾乎相同。

大家都以為跑步和慢跑之類的運動，速度愈快，燃脂效果愈好，其實正好相反。因為有氧運動是燃燒「脂肪」作為熱量來使用，但是無氧運動卻是燃燒「葡萄糖」作為熱量使用。

雖然「跑步」基本上是屬於有氧運動，不過隨著速度愈快，會漸漸變成無氧運動。

這幾種運動燃燒脂肪和葡萄糖的比例大致如下：

健走 6 比 4

慢跑 5 比 5

跑步 4 比 6

一般以為跑步應該是最能幫助燃燒脂肪，其實健走的燃脂效果才是最好的。

除此之外，運動時間也是影響因素之一。以時速 4 公里的速度連續跑 60 分鐘，對一般健康的人來說也許不成問題。可是，如果是時速 8 公里、連續跑 30 分鐘，就不是一件簡單的事，除非是平時有接受訓練，或是體力好的人，否則幾乎辦不到。

慢跑和跑步對於沒有運動習慣的人來說，算是比較辛苦的運動，也很難養成固定、持續不間斷的習慣。因此，如果從能夠持續下去的運動時間來看，「健走」還是比較有利。

各項運動所消耗的熱量

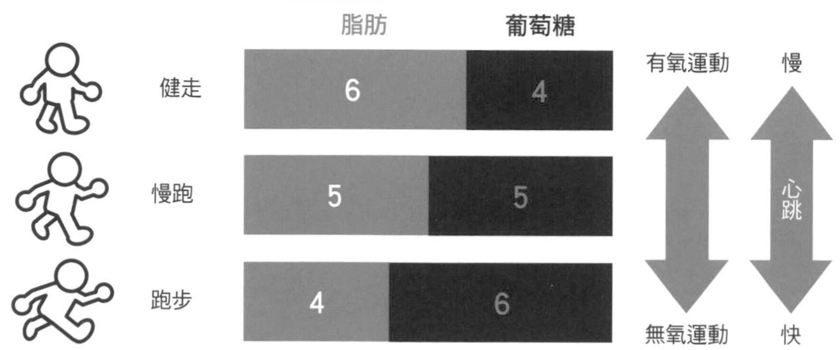

※以上數字僅供參考，實際狀況會因跑步速度、心跳、肌肉量等個人差異而改變。

那麼，燃脂效果最好的心跳率又是多少呢？

心跳率落在最容易燃脂的心跳率前後的運動，稱為「中強度運動」。

大家可以利用以下的公式，計算出自己最容易燃脂的「中強度運動」的心跳率。

中強度運動心跳率的計算方法

（A）靜下來的時候測量心跳

靜下來 5 分鐘以上，測量 1 分鐘內的心跳數。

（看著手錶計算手腕的脈搏跳動次數）

（例：68 下／分）

（B）計算最大心跳率

最大心跳率（B）＝ 220 －年齡

（例：假設 54 歲，最大心跳率即為 220 － 54 ＝ 166）

（C）進行中強度運動時的心跳率

（B － A）X 0.5 ＋ A

例：（ 166 － 68 ）X 0.5 ＋ 68 ＝ 117

計算出來的數字，就是你的身體最容易燃脂的心跳率。也就是說，包括平常快走在內，只要以達到這個心跳率為目標，就算是瘦身效果最好的運動。

一般健身房的健走機都有計算心跳率的功能，大家可以善用這個功能，讓自己達到「中強度運動的心跳率」。只要以這個速度持續健走 1 分鐘，身體就會記住「大概是何種程度的運動量」。

現在的智能手錶都會顯示當下的脈搏次數，平常健走的時候也可以多加善用這個功能。

或者，也可以根據能不能「說話」來判斷運動效果。中強度運動的強度是「雖然有點喘，不過還能說話」，如果「喘到無法說話」，代表已經屬於無氧運動的程度。

事實上，「算不上是慢跑，不過是速度非常快的快走」，就算是中強度運動。

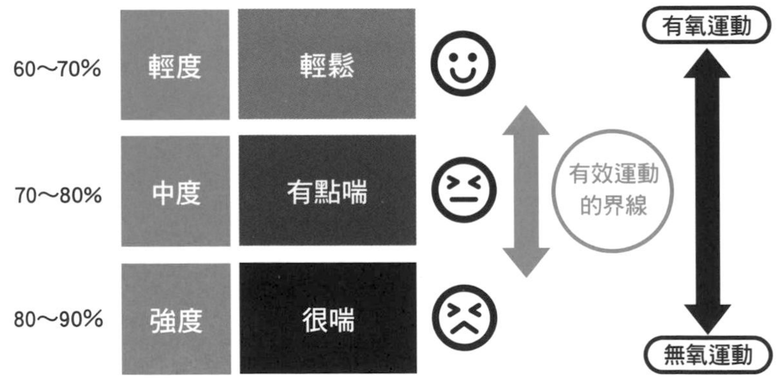

本書不斷提到「中強度運動」這個詞，大家可以利用上述的計算公式，找到屬於自己的「中強度運動」，有了這種體驗之後，一般的運動頓時會變得輕鬆許多。

自己感覺「有點喘」的運動，就是中強度運動，也是生長激素分泌、「具瘦身效果」、「幫助健康」的有效界線。

◎短時間的運動毫無作用？

以前的書本會告訴你，「生長激素分泌必須要持續20～30分鐘以上的有氧運動才有可能，因此運動20～30分鐘後，身體才會開始燃燒脂肪。」

不過根據最新的研究，即便只是10分鐘左右的輕度運動，也能促使生長激素分泌、燃燒脂肪。當然，一定程度的運動強度和時間（20～30分鐘以上），才有辦法發揮最好的燃脂效果。不過，就算只是「5分鐘」或「10分鐘」短暫、零碎的運動，同樣具備「瘦身」和「（降低疾病風險）健康」的效果。

不只如此，打掃、洗衣服等家事也有一定的運動量，也有「瘦身」和「健康」的效果。

換言之，想要瘦身（燃燒脂肪），最好的方法雖然是抽出完整的時間來運動，但是如果辦不到，5分鐘、10分鐘的短暫運動，或是動作俐落地做家事，也有一定的瘦身效果。

總歸一句話，運動只要有做，就會有效果。

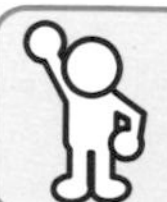

說到「更容易燃燒脂肪」，快速健走比慢跑更有效。

EXERCISE
運動
37

運動讓人更聰明

「運動會讓人變聰明」。這應該是運動最大的效果，可是大部分的人都只會為「瘦身」而運動，所以才會無法持之以恆，或是無法下定決心開始運動。

許多研究都顯示，有氧運動有助於提升記憶力、專注力、學習力、執行力、創造力、發想力等絕大多數的大腦功能。

這些效果不只見於運動中和運動後，平時有運動習慣的人，就算是不運動的時候，也能持續看見這些效果，所以能讓考生記憶力提升，學業成績跟著變好；上班族專注力獲得改善，頭腦轉得快，工作變得更有效率，工作能力大幅提升。只要每個星期運動幾個小時，就能擁有如此美好的改變。

如果你想讓孩子的成績變好，就讓他去運動吧；如果你自己想在工作上做出成果，獲得上司的肯定和晉升、加薪的機會，就去運動吧。

運動會讓人變聰明。關於運動使學業成績進步的研究非常多，其中我要介紹的是一個叫做「內珀維爾的奇蹟」的實驗。美國內珀維爾高中在每天的第一堂課之前，追加了 1 個小時的體育課，結果該校學生的成績不僅達到全美頂尖學校的程度，甚至在國際性的學力競賽中獲得世界第一。

運動之所以能夠讓人變聰明，是因為有氧運動能促進 BDNF（腦源性神經營養因子）的分泌。

BDNF 是神經細胞的生成、生存、生長，以及突觸形成等腦細胞增加和維持不可或缺的物質。也可以說，BDNF 是大腦發育成長必要的腦部養分。

有人會說「頭腦聰明與否是天生的」，不過這種說法並非正確，只要確實養成運動的習慣，任何人的大腦都會變得更聰明，不只是年輕人，就算到了 60 歲、70 歲，也一樣有效。

BDNF 的作用和效果

1 生長新的神經	促進海馬迴神經元的生長 提升記憶力和學習力	變聰明
2 連接神經	激發神經可塑性，促進突觸形成 促進大腦網絡的形成並加以強化 提升學習功能 提升認知功能，預防失智症	變聰明
3 保護神經不受傷害	神經細胞的保護、再生、生存 防止神經細胞死亡 防止大腦老化，預防失智症	防止老化
4 穩定情緒	預防、治療憂鬱症及其他精神疾病	改善精神狀態
5 抑制食慾和血糖	影響食慾中樞，控制食慾 抑制血糖上升，改善糖代謝，預防糖尿病	瘦身效果

想讓 BDNF 分泌，最好挑選有一定強度的運動，例如除了每天「快走」等中強度的運動以外，每個星期再追加 2 ～ 3 次「強度稍微較高的運動」，可以幫助更有效地分泌 BDNF。

可分泌 BDNF 的運動特徵

- 低強度運動（速度不快的健走）無法分泌BDNF。
- 「高強度運動」可增加分泌量。
- 運動時間愈長，分泌量愈多。
- 除了有氧運動以外，中強度的肌力訓練也能刺激分泌。
- 以肌力訓練來說，「肌肥大訓練」比「肌力訓練」更能促進分泌。
- 每天運動比隔日運動更容易分泌BDNF。
- 養成運動習慣有助於BDNF的分泌。

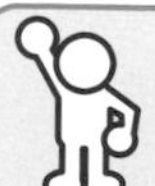

除了幫助健康，
大腦功能的提升也需要靠運動。

EXERCISE
運動
38

頭腦更聰明的運動法則：複雜、變化、臨機應變

上一節提到「運動會讓人變聰明」，但是如果只是在跑步機上不停地跑步，雖然會對大腦產生某種程度的活化作用，不過「變聰明」的效果不大。

想要增加 BDNF 的分泌、讓「變聰明的效果」發揮到極致，一味地進行單純的運動是沒有用的，必須靠「有氧運動＋大腦鍛鍊」。

愈是「複雜」、「有變化」、「需要臨機應變」的運動，效果愈好。

複雜的運動能鍛鍊大腦

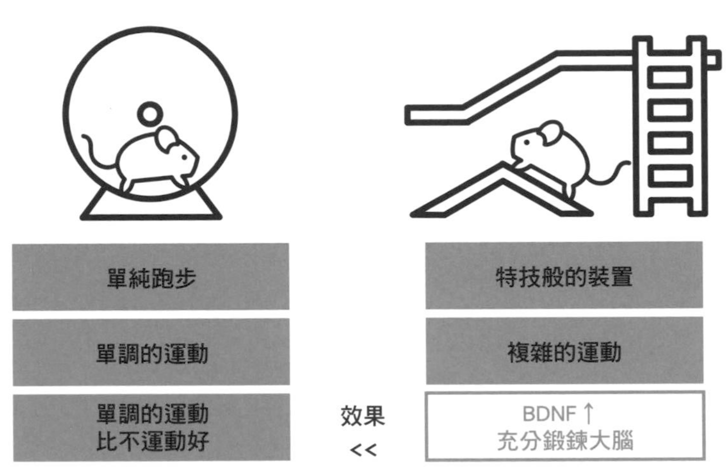

美國沙克生物研究中心實驗將一隻白老鼠放入空箱子中，除了飼料以外，箱子裡空無一物。接著研究人員把老鼠移到另一個空間較大的籠子裡，裡頭有探險隧道、跑輪、小水坑、各種攀爬器具和其他白老鼠。結果發現才經過45天，老鼠海馬迴的體積就增加了15%。

伊利諾大學的研究將實驗鼠分成2組，其中一組只提供跑輪，另一組讓老鼠在各種障礙物和平衡木上自由跑動，進行複雜的運動訓練。2個星期後得到的結果是，只有跑跑輪的老鼠沒有任何變化，相對地進行複雜運動的老鼠，小腦中的BDNF增加了35%。

◎能讓人變聰明的 3 大運動

以人類來說，具體而言應該進行何種運動，頭腦才會變聰明呢？

【第 3 名：包含複雜要素的跑步運動】

首先是跑步。在室內跑跑步機是最不需要動腦的運動，不只單調，眼前的景色也是固定的。花一樣的時間，不如到戶外效果更好。

日本從幾年前開始流行在皇居跑步，因為皇居周邊跑一圈正好是 5 公里，非常方便。只不過同樣是跑步，每天跑一樣的路線，對大腦的刺激稍嫌不足。如果可以的話，不妨改變路線，挑選沒有跑過的道路來跑，更能刺激大腦。

比起在城市的大樓之間跑步，在大自然裡跑步效果更好，不只心情暢快，眼前的景色也會不停變換。

說到大自然，比起城市中整頓良好的公園，不如到郊區或鄉下地方的森林裡，效果更好。最好的選擇是「越野跑」，也就是跑在未經開發的小徑中，路上隨時會有倒木和石頭，必須瞬間做出判斷，這種方式可以激發出人類原始的野生本能。

《*Go Wild: Free Your Body and Mind from the Afflictions of Civilization*》一書中首推最健康的運動習慣，就是越野跑。

（以上內容雖然以「跑步」為主，不過快速健走也可以，請配合自身體力做速度上的調整。）

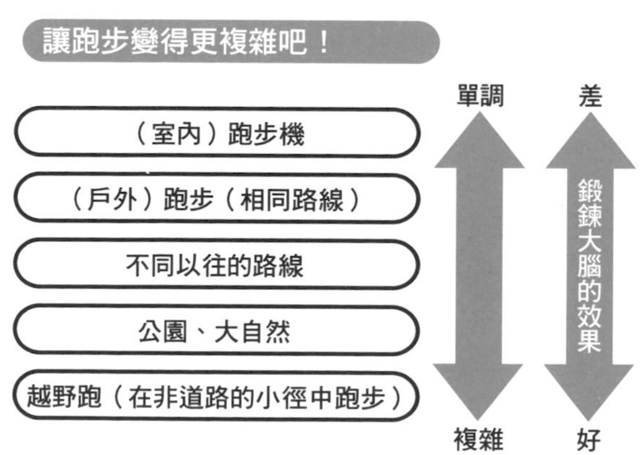

【第 2 名：跳舞】

「跳舞」是一種高齡者也能輕鬆進行，但是複雜度高、大腦鍛鍊效果非常好的運動。

研究發現60～94歲年長者接受半年的舞蹈課程（每週1 小時）後，在流體智力、短期記憶、衝動控制等各方面的認知功能提升了13%，手部協調運動能力提升了8%，保持姿勢和平衡的能力也提升了25%。反觀沒有學跳舞的對照組，在這些能力表現上全部都呈現下降趨勢。由此可知，跳舞對運動功能與認知功能都能發揮提升的作用。

不管是社交舞、探戈、爵士舞、騷莎舞、民族舞蹈、草裙舞等，各種舞蹈都有效果，或是健身房的有氧舞蹈也可以。

雙人舞蹈是由男生隨著音樂臨機調整舞步和方向，女生則要馬上看出對方的反應，跳出正確的舞步，雙方都必須具備「臨機應變」的能力。

除此之外，雙手雙腳的動作也完全不同，相當複雜。幾首曲子跳下來，運動量非常大，有氧運動的效果也很好，好處非常多。

我的母親已經 80 幾歲了，現在還在繼續跳著「民謠舞踊」。每一首曲子的動作完全不同，雖然她常說「記動作很辛苦」，不過這種「困難度」就是最好的大腦鍛鍊。

【第 1 名：武術格鬥】

說到有益大腦的運動，一定少不了「武術格鬥」。雙手雙腳以完全不同的動作同時並用，藉以躲避或抵擋對方的攻擊，更需要臨機應變的反應力。武術格鬥同時具備了肌力訓練和有氧運動的要素，好處非常多。

武術對發展障礙的治療也很有效

紐約霍夫斯特拉大學研究，在一群8～11歲的ADHD（注意力不足過動症）少年當中，每週學習2次武術的孩子，比只有進行一般有氧運動的孩子，在行為和學業成績方面都有明顯的進步（但是比起完全不運動的孩子，這些孩子都有明顯的進步）。

比起其他孩子，學習武術的孩子會確實完成作業且做到事先預習，不只成績有進步，也變得比較守規矩，上課中離開座位亂跑的情況也減少了。

我平常也有在練習古武術，每學習一個新動作，都得花上 2 個小時，相當耗費腦力。看著老師的動作學著做，需要運用到大腦的鏡像神經元，不只要注意自己的手腳位置、力道、姿勢、身體重量的轉移、步法等，同時眼睛還要緊盯著老師的動作和周遭狀況，完全就是專注力的訓練，每一次都能實實在在地感受到大腦鍛鍊的效果。

「體操」是另一項可媲美武術的技能運動，鍛鍊大腦的效果非常好，讓孩子學習體操是件非常有意義的事。

運動能刺激大腦，提升專注力、記憶力和學習力，使人變得更聰明。同樣的運動時間，不如選擇大腦鍛鍊效果更好的運動。

別再做那些反覆固定動作、沒有變化的運動了，試著在自己目前習慣的運動中，加入一些「複雜」、「變化」、「臨機應變」的要素吧。

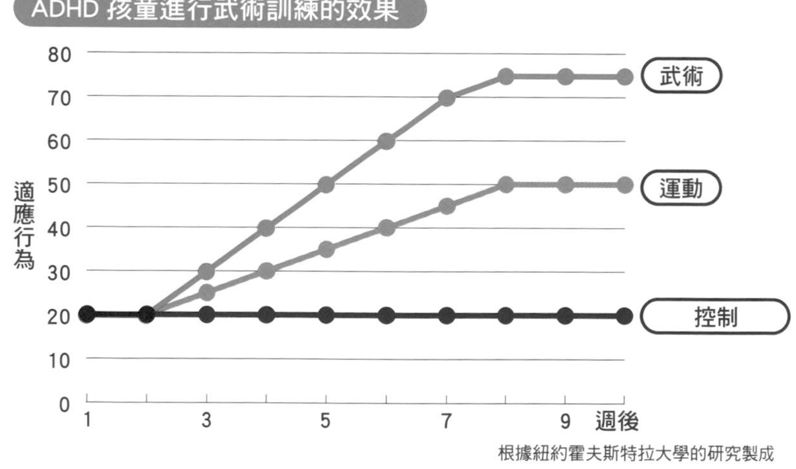

根據紐約霍夫斯特拉大學的研究製成

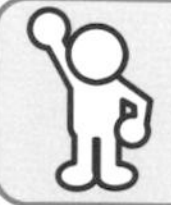

既然要運動，就藉由
「有氧運動＋大腦鍛鍊」發揮最佳效果吧。

SLEEP 睡眠 39

睪固酮的神奇功效

假設有氧運動最大的好處是能增加 BDNF 的分泌，那麼肌力訓練（無氧運動）最大的好處就是增加「睪固酮」的分泌（註）。

睪固酮是一種男性荷爾蒙，具有強化肌肉及骨骼、提升男性功能和性慾等作用，另外跟提升幹勁、自信、積極性、鬥志等也有關係。

睪固酮的作用和效果

肌肉增加，身體強壯	體格變好。
異性緣	眼神、相貌改變。身材變好。
瘦身效果	肌肉量增加，連帶基礎代謝也跟著增加。變得更容易瘦下來。
預防跌倒、骨折	增加肌肉，強化骨骼。防止老化。
提升幹勁	工作效率變好，預防男性更年期。
事業上的成功	變得更有鬥志、有自信、積極樂觀。
提升男性功能和性慾	ED、性交射精障礙等的預防及改善。
記憶力提升	預防失智症。 海馬迴的睪固酮合成會影響記憶。
防止老化，預防代謝症候群	促進一氧化碳（NO）的分泌。

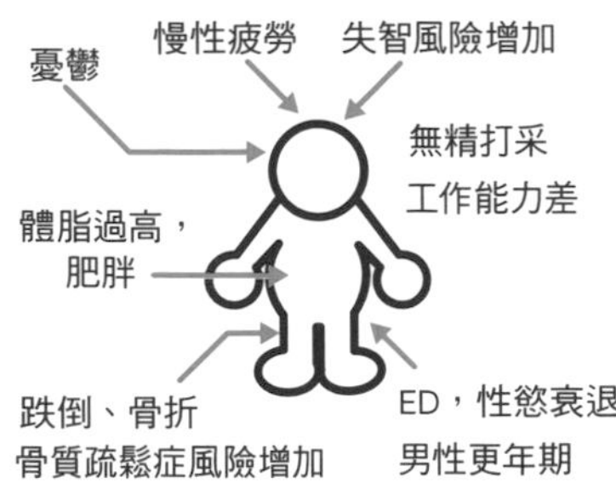

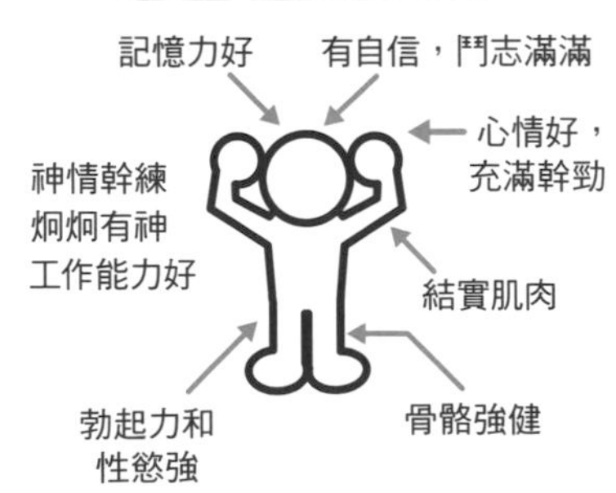

增加睪固酮的方法

❶ 肌力訓練
❷ 避免睡眠不足
❸ 不飲酒過量
❹ 改善肥胖（減少體脂肪）
❺ 攝取鋅、鎂、維生素D
❻ 減醣
❼ 曬太陽，晨間散步（增加維生素D）
❽ 避免過度訓練

根據英國劍橋大學的研究，在金融街靠股票交易致富的人，毫無例外地男性荷爾蒙（睪固酮）比一般人分泌得更多。

睪固酮分泌能使判斷力和專注力提高，更能做出有風險的決策。換言之，「事業成功」和睪固酮分泌有著密切的關係。

睪固酮分泌在 20 ～ 39 歲會達到高峰，到了 40 歲便開始急遽下降。年過 40 以後感覺體力和精力都不如以往，背後的原因之一就是「睪固酮下降」。

睪固酮濃度過低會引發「男性更年期」，導致各種痛苦症狀發生，包括性慾衰退、ED（勃起功能障礙）、喪失幹勁和鬥志、焦躁不安、專注力和記憶力變差、容易疲累、肌力衰退、骨質密度下降、睡眠障礙等。

另外，雖然尚未得到科學證實，不過肌力訓練會讓人「增加異性緣」。不管是肌力訓練傳教師 Testosterone 的著作，還是推崇肌力訓練的其他書籍，肯定都會提到「肌力訓練能增加異性緣」。進行肌力訓練除了能讓肌肉更結實以外，相貌和眼神也會變得更有精神，行為舉止等充滿男性魅力。就連說話和態度也變得積極樂觀，足以成為女性的依靠。這一切都是睪固酮的效果。

睡眠不足、肥胖、飲酒過量等，都會造成睪固酮濃度下降，要多加留意。

（註）研究顯示有氧運動同樣能增加睪固酮分泌，但是如果想要持續增加分泌，還是必須靠「肌力訓練」才辦得到。

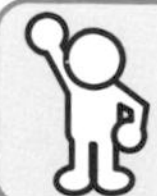

肌力訓練就是讓人生好轉的方法。

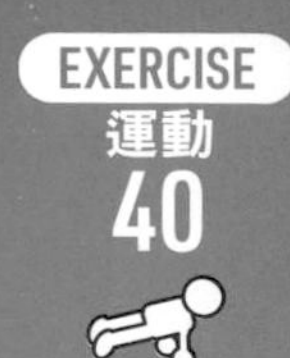

EXERCISE
運動
40

女性和高齡者也需要肌力訓練

假設肌力訓練能讓男性荷爾蒙之一的睪固酮分泌增加，對女性是否也有好處呢？

女性受到女性荷爾蒙的影響，肌肉比較難增加。換句話說，女性的肌肉量容易偏低，導致「手腳冰冷」。

有 7 成的女性都有手腳冰冷的問題，其中的根本原因就是肌肉量不足。

人體的基礎代謝中有 40% 是肌肉，可見肌肉是人體中最容易產生熱能的部位。肌肉量如果太低，熱能產生就會不夠，所以容易「手腳冰冷」。因此，改善「手腳冰冷」最有效的方法，就是增加肌肉量。

肌肉量不足也會造成基礎代謝下降，使得攝取進來的熱量無法獲得燃燒。這時候如果再進行嚴格的飲食控制，肌肉就會轉換成熱量被消耗掉。肌肉量減少，導致手腳冰冷，身體為了禦寒，於是儲蓄更多脂肪。

到最後就是演變成「容易發胖的體質」，或是「體重容易出現反彈效應的體質」，愈是拚命減肥就變得愈胖，陷入惡性循環。如果想要成功瘦身，必須先增加肌肉量，提高基礎代謝。

肌力訓練對女性的好處

預防手腳冰冷

提高基礎代謝
有瘦身效果

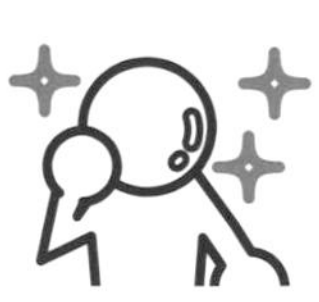
美肌效果

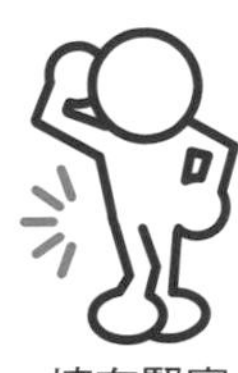
擁有緊實
的體態

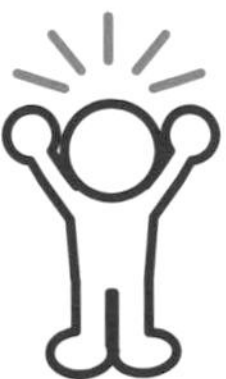
保持年輕

肌力訓練因為能刺激「生長激素」的分泌，所以也有「美肌」和「年輕」的效果。女性如果想要瘦得健康、瘦得漂亮，肌力訓練一定不可少。

除了女性以外，最需要肌力訓練的人，其實是「高齡者」。人體的肌肉量隨著年齡增長會慢慢減少，骨質密度也會跟著下降，尤其女性骨質疏鬆症的情況特別嚴重。

肌力訓練可以增加（維持）肌肉量，強化骨骼，因為骨骼會藉由承受肌肉的重量而變得更健康。

高齡者肌肉量少，一跌倒就容易骨折，甚至有人一夕之間就因此「臥床不起」。要避免這種情況發生，必須維持肌肉量，打造強健的骨骼。這時候「肌力訓練」就不可少，深蹲、舉啞鈴等，都是可以配合年紀來調整進行的肌力訓練。

高齡者一旦下半身無力，無法出門，體力一下子就會衰退，朝著「需要照護」或「臥床」一路惡化下去。

為了保持隨時都能自由行動的身體、擁有健康的壽命，高齡者更需要能夠維持運動能力的肌力訓練。

肌力訓練對高齡者的好處

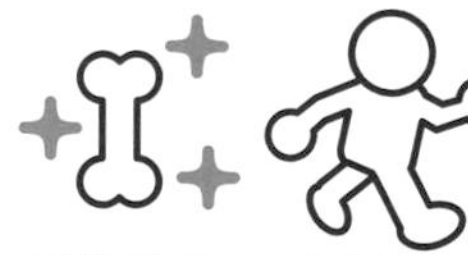

強化骨骼
預防骨折

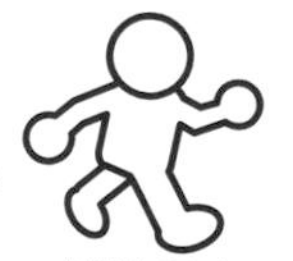

維持肌肉
維持運動能力

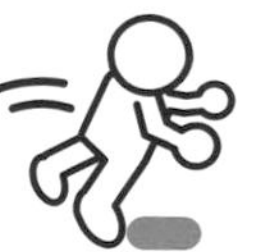

預防跌倒

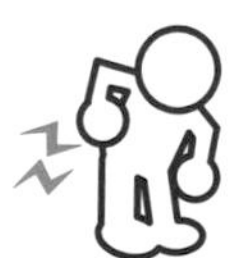

改善腰痛
改善肩頸僵硬

防止老化
重返年輕

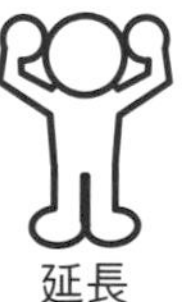

延長
健康壽命

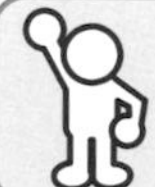

肌力訓練不論對男女老少都有很多好處，就從深蹲開始做起吧。

EXERCISE
運動
41

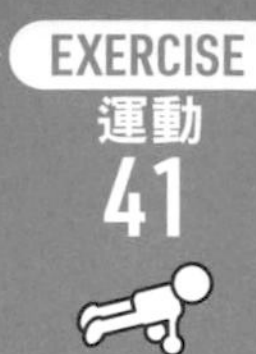

重振專注力，把 1 天當 2 天用

到目前為止的內容，主要都是針對「為健康而運動」。不過，運動其實對「工作」和「時間運用」也非常有效。忙碌的上班族更應該養成運動習慣，藉此提升工作的效率。

人的專注力最好的時候是在「早上」，起床後的 2 ～ 3 個小時又被稱為「大腦的黃金時段」，接下來從下午過後到晚上，專注力就會一路下降。

雖然好好地短暫休息，多少能獲得恢復，不過當大腦漸漸疲憊，專注力和工作效率只會愈來愈差。這時候其實有個方法可以重振「專注力」和「工作效率」，就是「運動」。

在傍晚到晚上的這段時間內，進行 45 ～ 60 分鐘的「中強度或以上的有氧運動」，或是「肌力訓練＋有氧運動」，就能讓整個大腦重新開機。有氧運動能幫助調整血清素和多巴胺等大腦神經傳導物質的平衡，加上運動 30 分鐘會使得多巴胺分泌增加，多巴胺具有提升專注力和記憶力的作用，因此能讓大腦恢復到幾乎等同「大腦黃金時段」的狀態。

以我的狀況來說，只要在傍晚 4 ～ 6 點這段時間內運動，當天晚上就能擁有 3 ～ 4 個小時的「高度專注狀態」，讓我完成「高品質的工作」。像是寫書這種需要高度專注的工作，一般來說一天 3 ～ 4 個小時已經是極

有益大腦的運動量

過度運動	適當運動
運動後覺得全身懶洋洋	運動後感覺精力充沛
運動後會昏昏欲睡	運動後大腦特別清晰
運動後什麼事情都做不了	運動後有辦法做事
運動後感覺特別餓、特別想吃東西	運動後意外地不覺得餓

限，不過如果借助「運動」的力量，就能擁有兩次「大腦黃金時段」，也就是一天能完成幾乎 2 倍的工作量或事情。

有些人會利用下班或回到家之後的時間，進修語言或是準備證照考試。只不過，下班後不管是體力或腦袋，早已經累得精疲力盡，沒辦法再專心做其他事情。這種時候就可以抽空稍微「運動」一下。

例如在下班回家的途中，或是回到家之後直接上健身房動一動，讓自己流流汗，藉此就能把運動後幾個小時的時間，轉換成「優質的進修時間」。

重振專注力的運動方法只有一個重點，就是「不要過度運動」。運動強度和運動的時間，都要適當就好。

一般來說，運動之後大腦的血流量會增加，可是如果運動強度和運動量太大，為了消除肌肉疲勞，身體的血流量和能量會大量流向肌肉，造成大腦的血流量降低，讓人無法思考，變得昏昏欲睡。

以我自己來說，45 ～ 60 分鐘是剛剛好的運動量，一旦超過這個時間，運動結束後，大腦跟身體就會感到疲憊無力，專注力反而變得更差，沒辦法工作。大家可以不斷嘗試，找出能夠讓自己的大腦發揮「最佳效率」的適當運動量和強度。

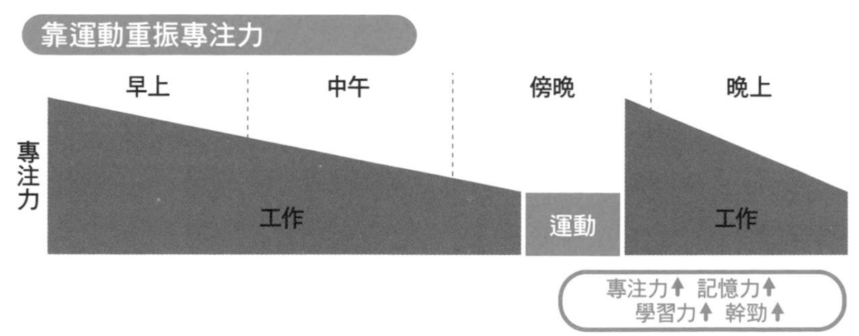

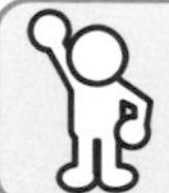

心情也好、大腦也好，
都能靠運動來提振。

EXERCISE
運動
42

治療、預防精神疾病的運動療法

◎精神科醫師力推「運動」的理由

經常有人問我：「醫生，你明明是精神科醫師，為什麼要這麼強調『運動』的效果呢？」這是因為運動可以預防和治療精神疾病。

許多研究證實，針對憂鬱症等多項精神疾病，運動治療的效果幾乎等同藥物治療，甚至更好。可惜的是，大部分的患者都不知道這一點，而且就算運動也有非常好的預防效果，不知道的人還是佔大多數。

運動不只能預防精神疾病，也有非常好的治療效果！

能夠站在科學根據的角度說這種話的人，只有精神科醫師。既然如此，身為精神科醫師的我如果不站出來強調運動的好處，誰要來做呢？

◎運動能預防精神疾病

根據澳洲一份大規模的調查，完全沒有運動習慣的人，比每週運動 1 ～ 2 個小時的人，憂鬱症的發病風險增加了 44%。研究也證實，每週運動 1 小時，可以降低 12% 的憂鬱症發病率。

某國際性研究針對一百萬人以上的數據進行分析發現，以進行有氧運動的時間為依據，把受試者分為 3 組，相較於運動量最高的組別，運動量最低的組別，憂鬱症的發病率高出將近 75%。至於中間的組別，也比最高的組別高出約 25%。由此可知，缺乏運動會大幅提升憂鬱症的風險。

芬蘭某知名研究發現，從中年期開始，每週進行 2 次中強度的運動，每次約 20 ～ 30 分鐘，20 年後罹患阿茲海默症的機率降低了 1/3。

運動 10 分鐘，就能完整補充血清素、正腎上腺素、多巴胺等所有的大腦神經傳導物質。因此，如果能養成定期運動的習慣，一定能大大減少精神疾病的風險。

◎運動能治療精神疾病

運動不只能預防精神疾病，治療效果也非常好。許多研究都已證實，在憂鬱症的治療上，「運動療法的效果相當於藥物治療，甚至更好。」

關於運動療法，最有名的是 Blumenthal 和 Baybak 的研究。研究人員針對憂鬱症患者施以運動療法，經過 4 個月之後，運動療法（緩解率 60.4%）的效果雖然略低於藥物療法，不過在 6 個月之後的追蹤評估當中，運動療法的效果遠遠優於藥物療法，而且復發率也非常低，相較之下藥物療法的復發率卻高達 30%。

運動對精神疾病的效果

① 改善睡眠品質
② 促進BDNF分泌（調整心情，抗憂鬱）
③ 降低壓力荷爾蒙分泌
④ 促進血清素分泌
⑤ 分泌多巴胺和正腎上腺素

（包含假設效果）

運動療法的效果優於藥物療法

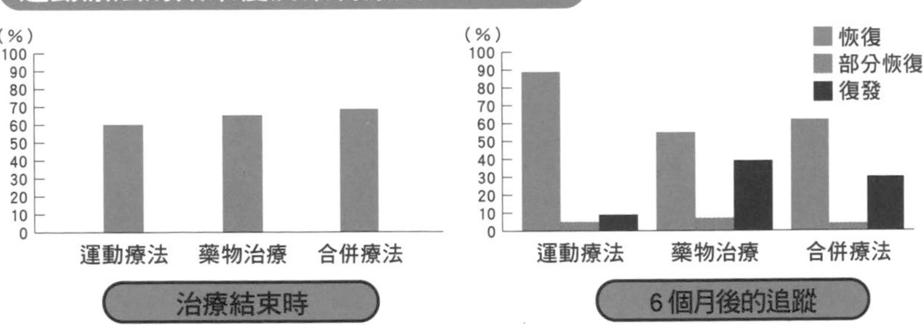

憂鬱症患者在接受運動治療（健走、慢跑30分鐘，運動心跳達最大心跳率的70～85%，每週3次，持續4個月）之後的原始數據為運動療法60.4%，藥物療法65.5%，合併療法68.8%。

根據 Blumenthal,1999、Baybak, 2001 製成

也就是說，「只要確實執行運動療法，精神疾病也能治癒。」尤其運動療法的特點是復發率低，對於正處於緩解期的患者來說，意義非常大。

下方列表是經證實運動療法能發揮效果的精神疾病，至於沒有在列表中的疾病，代表的只是研究還不夠完全，相信今後一定也能獲得科學證實。

由於運動能「改善睡眠」和「穩定情緒」的效果已經獲得證實，因此一般認為對於大部分的精神疾病，在發病之前的「症狀前期」，應該也能發揮作用。

運動療法能發揮效果的精神疾病

有效果[1]	憂鬱症、失智症、焦慮症、恐慌症
有輔助性的效果[2]	注意力不足過動症（ADHD）、躁鬱症、精神分裂症

1）將運動合併藥物治療，或是將運動作為藥物治療之前的初期治療的疾病
2）將運動當成輔助治療，且能發揮效果的疾病

運動療法的神奇效果

①（針對多項疾病）效果等同藥物治療，甚至更好
② 復發機率非常低
③ 沒有副作用
④ 適用於大部分的患者
⑤ 可根治（因為會直接改變神經細胞）
⑥ 可增加自信和成就感（患者本人相信自己已經痊癒）
⑦ 跟主治醫師的醫術和經驗無關

筆者參考《運動能治癒心病嗎？》（暫譯，村上宣寬著）整理製成

既然如此，哪些運動才有治療效果呢？

運動療法目前在全世界雖然還沒有一套統一的方法，不過如果綜合現有的論文研究結果，大致就如下方圖表所示。

雖然說是「中強度的有氧運動」，不過比起「有點喘的快走」，比較

建議強度稍微高一點的「慢跑」。「每次 45 ～ 60 分鐘」，一週 3 次，或是增加到一週 5 次，效果更好。持續時間為 3 個月以上。

既然運動的目的是為了治療，那麼就要比 90 頁的「預防疾病的運動量」以及「防止缺乏運動的運動量」，還要再「強度更強」、「頻率更高」。

只不過，精神疾病患者一下子要達到這樣的運動量應該很難，因此起初可以先從「15 ～ 20 分鐘的晨間散步」開始，再慢慢提高強度。

許多研究都證實，以治療精神疾病為目的的運動療法來說，「有氧運動」的效果非常好。不過近來也有愈來愈多研究顯示，「肌力訓練」也能發揮相同的效果。做完肌力訓練之後，如果還有體力的人，也可以依照前述內容建議的作法，以「肌力訓練＋有氧運動」搭配來進行。

精神疾病患者很難靠自己養成固定運動的習慣。現在有很多精神科的日間照護服務，都有提供運動治療的療程。透過這項服務接受運動治療，也是個不錯的選擇。對這方面有興趣的人，不妨找精神科的主治醫師或社工人員進一步諮詢。

獨自運動很難持之以恆，如果有教練或同伴，運動相對會變得簡單許多。

運動治療療程範例

中強度的運動（最大心跳率的 70 ～ 85%）	每週 3 次以上
每次 45 ～ 60 分鐘	持續 3 個月以上

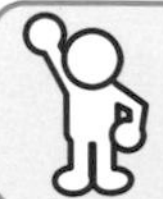

只靠運動就能打倒憂鬱症。
先從早晨出門散步 15 分鐘做起吧。

EXERCISE
運動
43

「健忘」可以靠早期發現和運動來達到治療

假設你 70 歲的父母「健忘」的症狀愈來愈嚴重，你該怎麼辦呢？

A：大腦退化無法預防，所以「健忘」沒辦法治療，只能看著辦。

B：馬上求助精神科。

我在精神科的門診，經常會遇到一些失智症狀已經很嚴重的老人家被家人帶來求診。如果問家人「為什麼不早點帶來治療？」，得到的回答通常是「反正健忘又治不好，就算診斷出來也不能怎麼辦」。

在 20 年前，一般人的觀念認為「失智症無法預防，而且也治不好」。可是最近幾年的最新觀念相信，「初期的『健忘』是可以治癒的」，「失智症也能透過治療來延緩疾病的進行」。

要怎麼防止症狀繼續惡化呢？答案就是靠「運動」。「運動」不但能**預防失智症，也有非常好的治療效果。**

◎失智症可以預防！在 MCI（輕度知能障礙）階段就要阻止症狀持續惡化

健康的人不可能某一天突然失智，一定是健忘的症狀漸漸嚴重，經過好幾年才演變成失智症。介於「健康」和「失智」之間的狀態，稱為輕度知能障礙（Milk Cognitibe Impairment，MCI）。換言之，失智症是從「健康」→「MCI」→「失智症」階段式地進行。

日本有 600 萬名失智人口，MCI 也有多達 400 萬人，相當於高齡者（65 歲以上）每 4 個人就有 1 人是失智或 MCI。

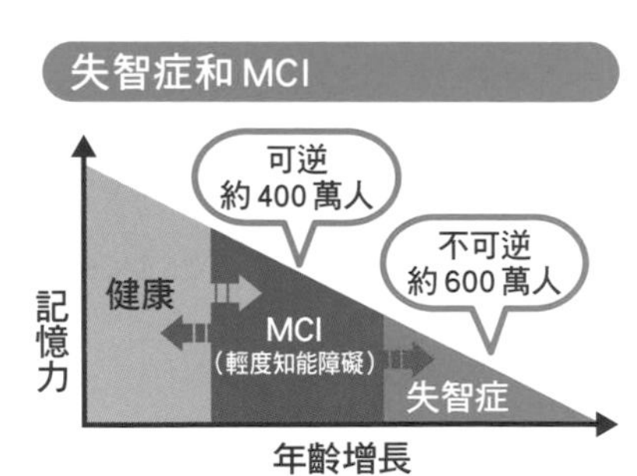

重點是，MCI 是「可逆的」。也就是說只要努力，「健忘」也可能獲得徹底改善。如果放任 MCI 的症狀不處理，一旦演變成「失智症」，接下來就只會一路惡化，幾乎不可能治癒了。

很多人都以為「健忘是大腦老化的症狀，沒辦法醫治」。事實上，最新的研究發現，倘若「健忘」的症狀只是「輕微」，也就是 MCI，只要透過確實「運動」，症狀都能獲得改善，使大腦恢復到原本的狀態。這也慢慢成為大家的新觀念。

簡單來說就是，MCI 是可以治癒的，只要在 MCI 的階段成功阻止惡化，就能達到失智症的預防。

◎失智症的症狀相當多樣

雖然說失智症的症狀簡單來說就是「健忘」，但是實際上失智的症狀相當多樣化。以下是我整理出來的「MCI 與失智症的早期發現症狀」，裡頭列出了高齡者應該注意的症狀。如果符合其中幾項症狀，最好趕緊到精神科的「健忘門診」等醫療院所接受診斷。

MCI 與失智症的早期發現症狀

- 重複說相同的話或問題
- 常忘記東西放在哪裡，經常在找東西
- 以前會採買、做菜，現在相對要花更多時間（變得不會做菜、常燒壞鍋子、調味變得奇怪）
- 不會用錢（不會算錢）
- 外表儀容變得奇怪（衣服亂穿、化妝隨便、鬍子沒剃乾淨）
- 說不出剛剛跟誰在通電話
- 說不出今天的日期
- 約好的事情忘得一乾二淨
- 對新聞等身邊發生的事情毫無興趣
- 興趣改變，對凡事都失去熱忱
- 脾氣變暴躁、疑心病重

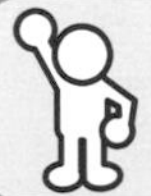

最新觀念相信「輕微的健忘可以治癒」。防止症狀惡化的方法就是靠運動！

EXERCISE
運動
44

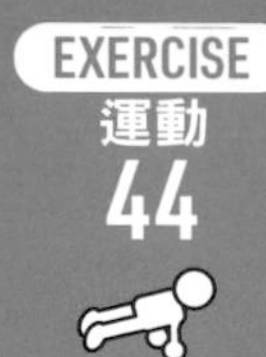

治療「健忘」的運動方法

家裡如果有人罹患失智症或 MCI，該怎麼辦呢？

這種時候你可以做的，**就是協助他「運動」**。

◎陪他一起散步

身為失智症患者的家人，你應該做的事情是每天陪他一起散步。可以的話最好 20 分鐘以上，倘若不行，5 分鐘、10 分鐘也好。

如果只是跟患者說「散步對你的病情很有幫助」，他大概也不會去做，所以最重要的是必須「陪他一起散步」。

大部分的失智症患者幾乎都「缺乏運動」。很多年長者都會因為「膝蓋痛」或「腰痛」而變得不想出門，像這樣「缺乏運動」（運動量等於零）會大幅提升失智症的風險。

每天帶家人外出散步一趟，就能達到失智症的預防和改善，將失智症的風險降低到一半以下，就連 MCI 的高齡者，症狀也能獲得改善。

膝蓋不好的人，走個幾十公尺可能就會覺得喘不過氣，這對患者來說都是很好的運動量。

◎雙重任務的效果優於單純的散步

還有一種運動方法，效果是一般散步的好幾倍，就是「雙重任務訓練」。這種方法在精神醫學的領域相當受到矚目，被視為是能有效預防和治療失智症的奇蹟治療法。

所謂雙重任務，指的是同時做兩件事，例如邊健走邊「說出從 100 依序減 3 的數字」，或是 2 ～ 3 人邊玩「文字接龍」邊散步。

像這樣結合「運動」和簡單的計算或問題等「腦部鍛鍊」（認知訓練），就是「雙重任務訓練」。

「雙重任務訓練」比起單純的「運動」，大腦的血流量會大幅增加，效果是一般運動的好幾倍。

至於「雙重任務訓練」中的運動和腦部鍛鍊的難易度，一般認為「會流汗的運動量」（速度稍快的快走），搭配「不太難」的腦部鍛鍊，效果最好。要避免運動量過大或是任務太難，「做得到」才有辦法持續下去，發揮最大的效果。

「雙重任務訓練」在不論是失智症的預防上，還是改善 MCI 和失智症狀的效果，都獲得許多研究的證實。

現在有很多日間照護中心也把「雙重任務訓練」納入活動中，大家可以透過「地域名稱＋雙重任務訓練」的關鍵字來搜索相關資訊。

雙重任務訓練示範

計算	・說出從 100 依序減 3 的數字 ・說出從 100 依序減 7 的數字 ・從 1 加到 9	回答問題	・依序說出「蔬菜」和「動物」的名字 ・說出捷運淡水線的各站名稱 ・說出台灣 22 個縣市名稱 ・說出「ㄅ」開頭的詞彙
大腦體操	・文字接龍 ・短詩創作	運動	・方塊踏步運動（依照固定的號碼順序踩著方塊前進） ・聽到 3 的倍數就拍手 ・單人猜拳（左右手互相猜拳，而且要保持左手贏拳） ・用手指在空中寫出「草部」的字

邊運動（如「走路」、「踏步」等）邊進行以上的認知訓練。

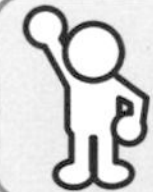

帶著家人一起看影片學習「雙重任務訓練」吧。

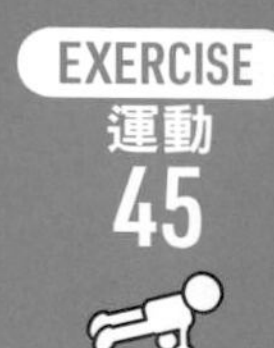

久坐 1 小時，平均減少 22 分鐘的壽命

我想多數人在工作的時候，大部分的時間應該都是坐著。這對健康的危害非常大，一定要特別留意。

WHO 發布一份報告指出：「『久坐不動』會引發肥胖、糖尿病、高血壓、癌症等各種疾病，甚至全球每年有 200 萬人是因此死亡。」（2011）

觀察全球 20 個國家的平均久坐時間，其中以日本 7 個小時為世界最久，全球的平均時間則為 5 個小時。換言之，**日本是全世界「久坐時間最長」的國家**。

全球 20 個國家的平均久坐時間

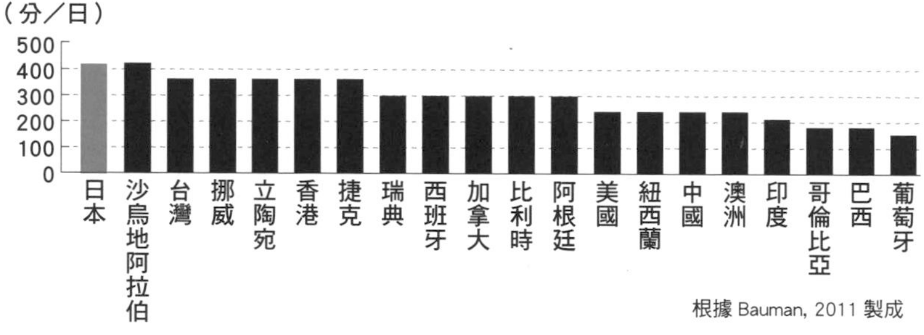

澳洲雪梨大學的研究顯示，比起一天坐著的時間不滿 4 個小時的人，久坐 8 ～ 11 個小時的人，死亡風險增加了 15%。久坐 11 個小時以上的人，死亡風險甚至高達 40%。同研究也指出，「一直窩在沙發上看電視，平均每個小時會減少 22 分鐘的壽命。」

美國 UCLA 的研究也發現，坐著的時間愈長的人，大腦顳葉內側會變薄，導致認知功能下降，阿茲海默症等失智症的風險變高。

久坐 30 分鐘，身體的血流速度會下降 70%，也就是血液變「濃稠」，

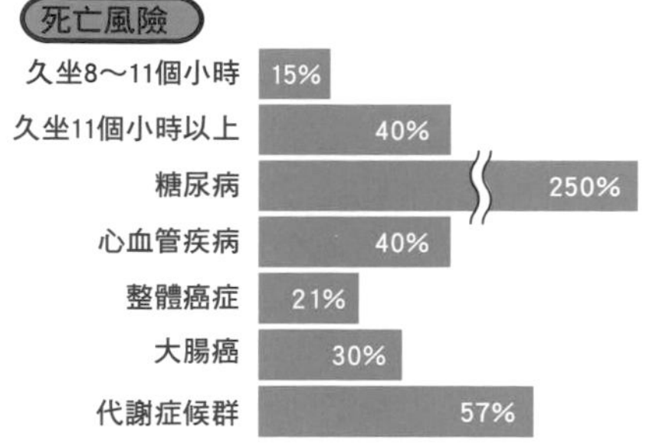

造成血管容易阻塞，形成高血壓和動脈硬化，提高心肌梗塞、狹心症、腦中風的風險。糖尿病的風險也會增加 2.5 倍，癌症風險增加 21%。由此可見，**「久坐不動」會大幅提升所有生活習慣病的風險及死亡率。**

這些「久坐不動」帶來的健康危害，就算靠運動習慣也無法消弭。也就是說，「久坐不動的人」即使保持每週運動 150 分鐘以上的習慣，還是有很大的機率會罹患生活習慣病。久坐不動導致運動無法發揮健康功效，是相當棘手的一件事。

在 WHO 的運動建議當中也提到，「要進行輕度運動，避免長時間久坐。」「別長時間久坐不動」，成為健康的必要習慣。

根據美國猶他州立大學的研究，每小時運動 2 分鐘，比經常久坐不動的人，死亡率瞬間降低 33%。

其他研究也發現，坐著超過 15 分鐘，認知能力和專注力就會開始下降，做事效率也會變差。可見**久坐不動也會影響工作效率**。因此，每個小時至少要站起來活動 2 分鐘，做些像是「散步」之類的簡單運動。可以的話，每 15 分鐘站起來活動一下，還能防止工作效率變差。

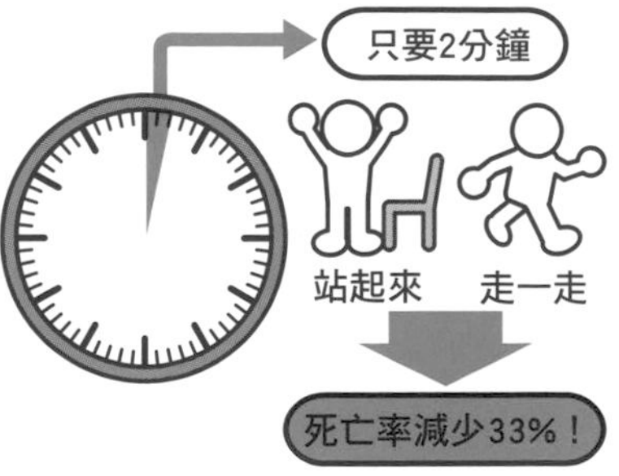

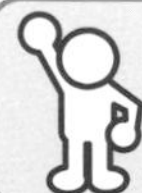

**日本是「全世界久坐時間最長」的國家。
先從每小時站起來活動「2 分鐘」開始改變吧。**

EXERCISE
運動
46

避免「久坐不動」的方法

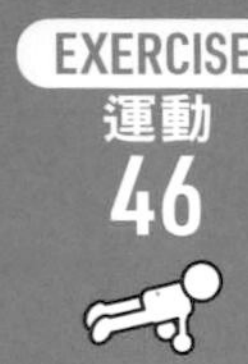

只要在工作和日常生活中多用點心，就能避免「久坐不動」。

①可以站著做的工作就站著做

「看資料」、「想點子」等這一類可以站著做的事情，就盡量站著做，如此一來就能減少「久坐不動」的時間。以我來說，校稿的時候大多是「站著」，或是「在房間裡邊走動邊校稿」，這麼做的效率特別好。

另外像是開會或是討論事情，也可以站著進行。有研究指出，「站立」能刺激大腦前額葉，提高專注力和工作記憶。

②站著休息

至少在工作空檔的休息時間就別再坐著了。站著休息能防止「坐太久」，還能藉著「提高專注力」來提升接下來的工作效率。站著聊天也不錯。過去大家的觀念都覺得「放輕鬆坐著才是休息」，可是真正對健康有幫助，能提升工作效率的休息，至少應該要「站起來走一走」才對。

③走走路，稍微動一動

請下屬幫忙泡咖啡、做事情，聯絡全靠電郵。這些事情如果都自己來，都是「運動的機會」。久坐不動會讓工作效率變差，如果所有事情都不拜託他人，也不靠電郵，全部自己動起來做，不但速度更快，也能藉由「運動」來轉換心情。工作中找機會站起來走走路，稍微動一動，也能避免「久坐不動」。

④使用站立式辦公桌

近年來有不少關於站立式辦公桌的健康研究報告，使得站立式辦公桌成為市場的新寵兒。站立式辦公桌就是高度能讓人站著辦公的桌子，現在還有電動式的升降功能。

也有研究指出，站立式辦公桌對提升工作效率沒有幫助。這是理所當然的道理，因為長時間站著工作會導致「疲勞」，當然無法提升效率。

所以，應該要挑選防止「久坐」的站立式辦公桌。偶爾站著工作，不論對健康還是工作效率都有幫助。

⑤電視別看太久

白天工作一直坐著，晚上回到家又繼續窩在沙發上看電視，這無疑是讓「久坐不動」的情況更加惡化。研究指出，看電視時間超過 3 個小時以上的人，死亡率是不到 1 小時的人的 3 倍。

大家看電視都是採放鬆的姿勢，所以如果時間太長，同樣會危害健康。所以像是電視、電玩這一類久坐不動的娛樂，都應該適可而止就好。

避免久坐的方法

可以站著做的工作就站著做

站著休息

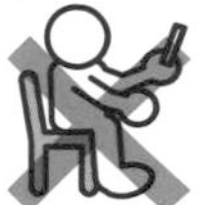

休息時間別坐著滑手機

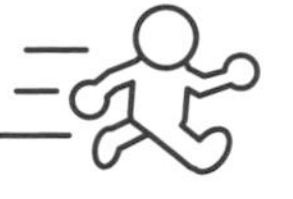

走走路稍微動一動

使用站立式辦公桌

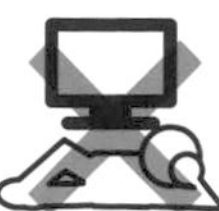

電視別看太久

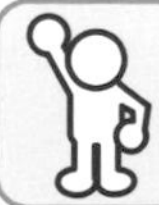

原本拜託別人跑腿的事情，
現在全部自己做，找機會站起來動一動吧。

EXERCISE
運動
47

運動無法持之以恆的原因

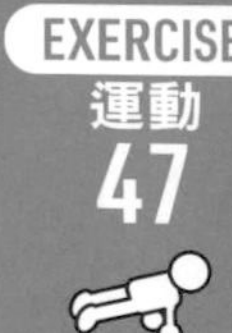

讀到這裡，相信各位已經瞭解運動的重要性，對運動也感到躍躍欲試。但是，當你實際開始運動的時候，一定會遇到「無法持之以恆」的阻礙。

根據運動平台「Fit-Lib」針對「運動習慣」的調查（以 250 名女性為對象），**大約 7 成的女性都有「運動挫敗的經驗」**。「從開始運動就一直維持習慣到現在」的女性，只有 13.6%。

運動最累人的就是「持之以恆」，想要克服這一關，必須先知道「為什麼你沒辦法養成運動的習慣」。

①運動很辛苦

運動沒辦法持之以恆的最大原因，是因為它是一件「辛苦」的事情。

人對於「開心」的事情可以一直做下去，但是「痛苦」的事情就撐不下去了。「開心」會促進多巴胺的分泌，「辛苦」、「痛苦」則會使壓力荷爾蒙增加。大部分的人都是因為覺得運動「太累」、「太痛苦」而放棄，如果可以把「運動很辛苦」的感覺，變成「運動很開心」，就有辦法持續下去了。

②以減重為目的

以減重為目的的運動是無法持久的，因為運動並不是那麼容易就能看見效果。例如連續一個月每天健走，體重卻文風不動，難免會讓人沮喪，覺得「我都這麼努力了，竟然一點效果都沒有」。

一旦設定目標，大腦就會分泌多巴胺，讓人充滿幹勁。可是，如果在 3 個月內看不到一定的成果，多巴胺便會停止分泌，人就會變得興致缺缺、提不起勁。

③孤單，沒有同伴

健走這一類單人從事的運動，雖然具備「隨時都能開始」的優點，可是相反地也「隨時都能放棄」。「好懶喔，今天就暫停一天吧」，如果連續兩三天都這樣，到最後就是不了了之了。

④目標訂得太高

下定決心運動的人，經常會一開始就設定太高的目標，例如「每天慢跑 30 分鐘」。原本沒有運動習慣的人，突然之間每天要健走 30 分鐘，當然會產生「好累喔，好想放棄」的心情。其實比較恰當的作法，應該先從能確實做到的「小目標」開始努力，例如「每天健走 15 分鐘」。

⑤一開始就追求效率

近年來有一種稱為「HIIT」（高強度間歇運動）的循環練習（Circuit Training）逐漸受到注目，具有非常好的運動效果。不過，實際做過之後會發現，其實做起來相當累。沒有運動習慣的人，突然之間要做這種「有效的運動」或是「最有用的運動」，當然是不可能的事。

應該是先確實養成運動的習慣，再慢慢提升運動強度，以「最有用的運動」為最終目標。

為什麼沒辦法養成運動的習慣？

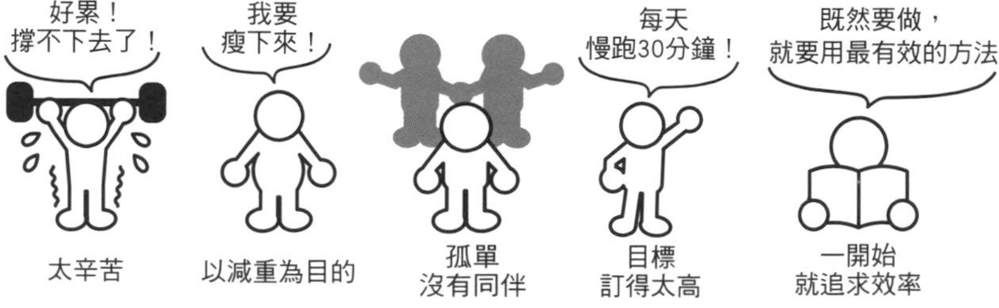
好累！
撐不下去了！
我要
瘦下來！
每天
慢跑30分鐘！
既然要做，
就要用最有效的方法
太辛苦
以減重為目的
孤單
沒有同伴
目標
訂得太高
一開始
就追求效率

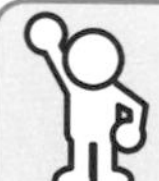

先針對「無法持之以恆的原因」各個擊破。

EXERCISE
運動
48

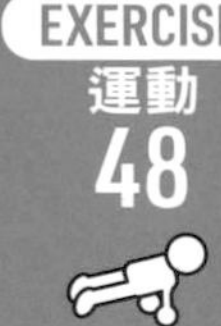

培養運動習慣的方法

既然現在已經知道運動無法持之以恆的原因，接下來只要針對這些原因一一破解，自然能成功培養運動的習慣。

①找到開心的運動

「辛苦」會讓人想放棄，「開心」就能持續下去。既然如此，如果能找到自己「開心」的運動，每個人都能成功養成運動的習慣。因此，從各項運動中找出適合自己的喜好，感到「開心」、「有趣」的運動，就成了必要的一件事。

②別自己一個人運動

除非是毅力非凡的人，否則一般人獨自嘗試運動，結果大概都是挫敗收場。最好的方法是找人一起運動，例如夫妻一起，或是找朋友或情人也可以。一起上健身房運動，是夫妻之間最好的共同習慣。

藉著一起運動，還能互相激勵，讓人更容易克服「辛苦」、「痛苦」的難關。

③享受團結和建立關係的樂趣

沒辦法「單獨運動」的人，不妨可以參加球隊或是運動團體。獨自運動很容易放棄，可是如果有「同伴」，持續下去就會變得非常容易。

參加運動團體之後，會變得愈來愈重視團隊精神，因此時間愈長，「關係」會愈緊密。這種自己是「團隊的一員」、「對團隊有幫助」的歸屬感，也是持續下去非常重要的動力之一。

另外，像是健身房也會定期舉辦交流或同樂會之類的活動，促進會員之間的感情和交流。如果能在健身房交到朋友，自然會有另一股不同於運動的動力，讓人「想上健身房」。

④體會舒暢感

每次運動完之後，請在心裡告訴自己「今天的訓練真棒！」。這麼做會瞬間改變對運動的動力。

運動的時候雖然覺得「很累」、「很痛苦」，可是結束之後，相信大家都會體會到「暢快感」和「成就感」的滋味。我每次從健身房回家的路上，都會告訴自己「今天流汗流得真過癮！」，細細品味運動的樂趣。

⑤做紀錄

不只是運動，做任何事情如果想持之以恆，「做紀錄」非常重要。看到訓練成果化成明確的數字，動力也會跟著湧現。

在手機下載免費的「計步器」，程式就會自動把你每天的「移動距離」和「步數」記錄下來。

也可以善用智慧型穿戴裝置來即時記錄更詳細的運動量、消耗熱量、步數、心跳數等數據，這樣就能清楚知道自己每天是否有達到基本運動量和步數。

持續運動的訣竅

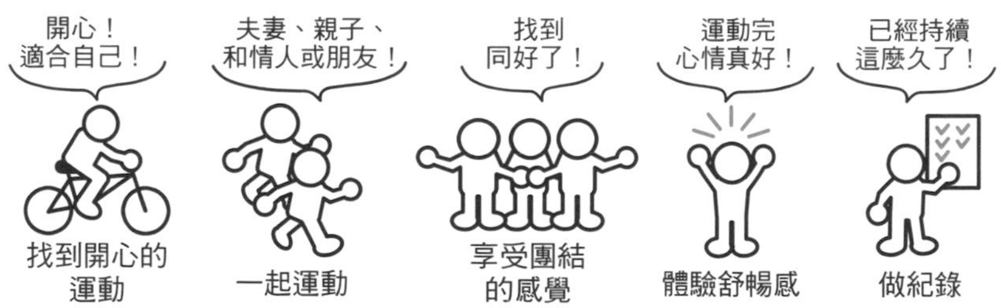

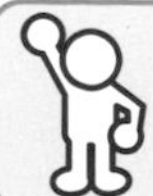

**找人一起開心運動，
「持之以恆」才是終極成功法則。**

EXERCISE
運動
49

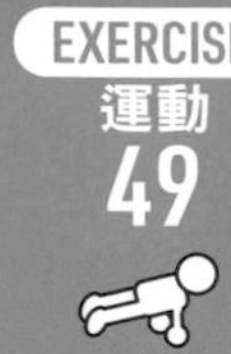

瑜伽和太極拳有益健康？

常有人會問：「瑜伽、太極拳、伸展運動等，對健康也有幫助嗎？有什麼科學證據嗎？」

【瑜伽的健康效果】

瑜伽的呼吸法具有減輕壓力和不安的效果。做 60 分鐘的瑜伽，體內 GABA（γ-胺基丁酸）濃度會提高 27%。GABA 是一種大腦神經傳導物質，具有鎮靜的作用。哈佛大學的研究也發現，做瑜伽能降低血壓，調整膽固醇和心跳，還能鍛鍊骨盆和脊骨部位的深層肌肉，改善身體歪斜，減緩腰痛和關節疼痛的症狀。

【太極拳的健康效果】

墨西哥比較太極拳和健走的研究證實，太極拳比健走更具備「降低血壓」、「降低膽固醇」、「強力抗氧化」的作用。

另外還能維持肌力，協調運動力，改善柔軟度，達到預防跌倒的作用，對關節炎和關節攣縮也有預防和改善的效果。對改善睡眠、憂鬱症的預防和改善也很有效。

【伸展運動的健康效果】

目前科學尚未完全證實伸展運動能預防生活習慣病，甚至有研究顯示，運動前做伸展動作會導致肌力和爆發力降低。

不過，這並不表示伸展運動就毫無健康效果。運動結束後或是晚上做伸展運動，能提升身體的「柔軟度」，幫助預防受傷和跌倒。至於具體的效果如何，這部分還有待進一步的研究證實。

平衡力和柔軟度也很重要

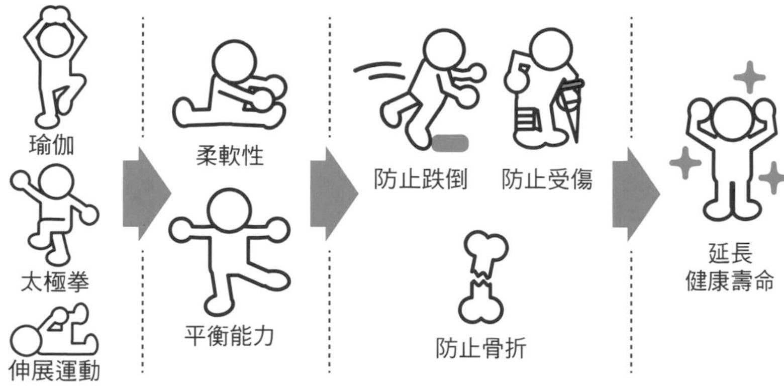

根據 WHO 的運動建議，65 歲以上的高齡者「若運動耐受力差，必須每週 3 天以上進行提升平衡力和預防跌倒的身體活動」。換言之，對年長者來說，**提升平衡力的運動相當重要**。

瑜伽、太極拳、伸展運動等，這些活動都能提升身體的平衡力和柔軟度，對高齡者來說，也是很輕鬆的運動。

談到運動，很多人都會講求「健康的科學根據」，不過，綜合近年來運動相關的研究來看會發現，其實「有運動就有效果」。因此，與其煩惱運動有沒有健康功效，不如先做再說。

大家只要記得，姑且不論「超乎自己的體力和極限的運動」，不管任何運動，只要是「能夠舒服、暢快地流汗」，有動就能幫助健康。

至於「健康效果更好的運動」，這一點就等到養成每週 2 ～ 3 次的運動習慣之後，再來追求也不遲。

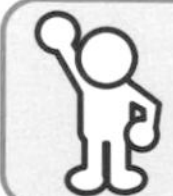

有運動就有效果，
先從每週 2 ～ 3 小時的運動習慣開始培養吧。

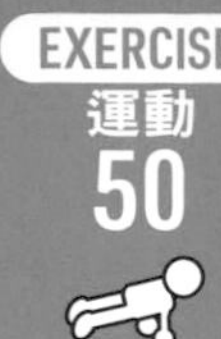

運動過量有害健康

很多人都以為運動量愈大愈好，每天運動最健康。其實這是錯誤的想法。

牛津大學針對 100 萬名以上的女性進行大規模的調查研究（追蹤 9 年，平均年齡 55 歲），發現每天運動的人，心臟病和腦血管疾病的風險特別高。尤其在腦血管疾病方面，「每天」激烈運動的人，比「每週 1 次」激烈運動的人，發病率高出許多。

由此可見，每天進行激烈運動別說是「幫助健康」了，根本是「有害健康」。

每天運動有害健康

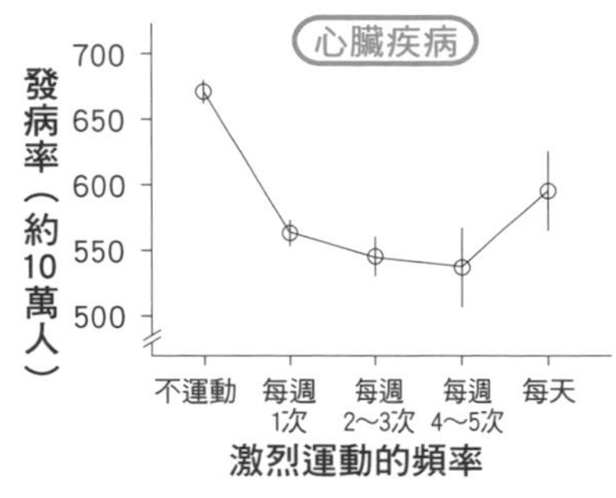

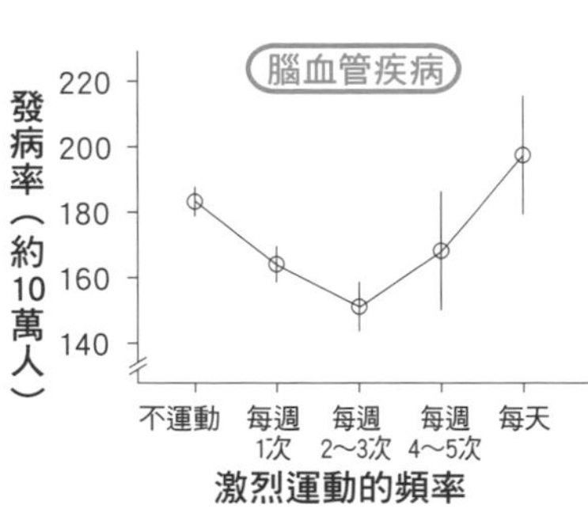

根據Circulation.2015 Feb24;131(8):721-9製成

運動能增加睪固酮分泌，帶來許多健康效果。可是以跑步來說，每個月的跑步距離一旦超過 120 公里，睪固酮的分泌就會漸漸減少；超過 200 公里，睪固酮甚至會下降到比沒有運動的人更低。睪固酮如果濃度過低，有時會引發性慾衰退、勃起障礙，對事情變得興致缺缺、憂鬱等症狀。

不只如此，一旦超過 200 公里，受傷等各方面的風險也會急遽增加。以一般的專業跑者來說，健康的跑步距離為每個月 120 公里，超過 200 公里就算是運動過量了。

運動過量造成的健康危害包括：

- **心臟疾病、腦血管疾病的風險增加**
- **睪固酮（男性荷爾蒙）分泌減少**
- **產生活性氧導致老化**
- **免疫力下降**
- **骨骼疲勞導致骨折風險增加**

每天進行高強度運動非但沒有「健康效果」，甚至可能比「缺乏運動」的人更不健康。

每個人適合的運動量雖然會依據年齡、體力、體型和運動習慣等因素而改變，不過，「每天進行超乎能力和極限的激烈運動」，對健康都不是件好事。

美國疾病管制暨預防中心（CDC）建議，成人每週的輕度運動量以 5 個小時為上限，負荷較大的運動以 2.5 小時為上限。

中國山東大學的研究也顯示，運動時間愈長，死亡率會跟著下降，但是如果以每週運動 300 分鐘和 1500 分鐘來比較，死亡率的遞減效果幾乎沒有差別。

至於要運動到什麼程度才算剛好，**有個大概的標準是每週 300 分鐘（5 個小時）**。

總結來說，站在「健康目的」的角度，激烈運動最好不要每天做。高強度的運動最多每週不要超過 5 個小時。如果因為過度運動，導致得來不易的「健康效果」被消弭，可就真的是本末倒置了。

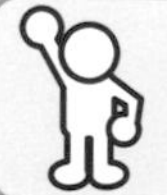

想要擁有健康，
激烈運動每週不要超過 5 小時。

EXERCISE
運動
51

運動的最佳時間點

「什麼時候運動效果最好？」這也是說到運動，大家都會問到的問題。以下就為大家整理一些目前關於「適合運動的時間點」和「不適合運動的時間點」的已知觀念。

◎適合運動的時間點

【中午之前】

早上到中午的這段時間，自律神經會從副交感神經切換成交感神經，屬於交感神經處於優位的時段，脂肪的分解和燃燒效果也會跟著提升。

自律神經失調的人，站在促使副交感神經切換成交感神經的角度來說，非常適合在中午之前運動。

也有研究指出，早上運動能使一整天的基礎代謝提升 10%。唯一要注意的一點是，起床後不適合馬上進行激烈運動。

【傍晚 4 點左右】

這個時段是一整天當中體溫最高，代謝最旺盛的時段。利用這段時間運動，同樣的運動，消耗的熱量會比較多。

【飯後 2 ～ 3 小時之後】

人在吃飽的時候，胃部充滿食物，血液會集中在消化道。如果在這個狀態下運動，血液會流向肌肉，導致消化變差，這就是造成側腹疼痛的原因。飯後血糖會上升，身體光是燃燒血中的葡萄糖就會花上

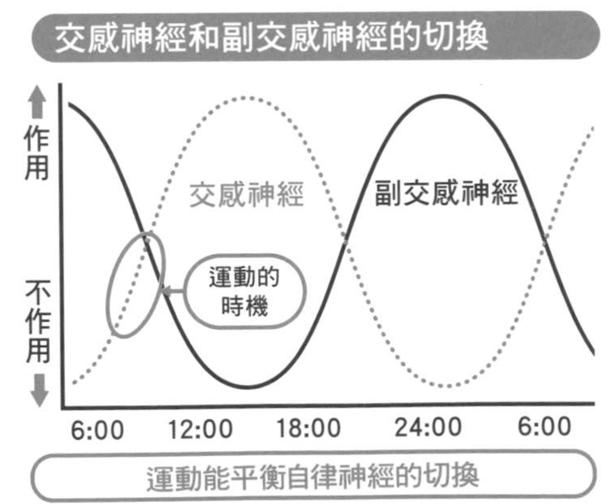

20 分鐘，所以這時候運動幾乎沒有「燃燒脂肪」的效果。

相反地，在空腹的時候進行激烈運動，很可能會引發低血糖。而且，如果在血糖低的狀態下進行激烈運動，身體很可能會燃燒蛋白質（肌肉）來作為能量使用，讓肌力訓練變得適得其反。如果要空腹進行訓練，記得一定要吃點糖果來補充醣質。

◎不適合運動的時間點

【睡前 2 小時內】

中強度以上的運動，最好在睡前 2 小時之前進行。

睡前 2 小時內運動會造成失眠，因為自律神經必須從交感神經切換到副交感神經，才有辦法進入睡眠。

運動會使得心跳加快，呼吸加速，體溫上升，交感神經亢奮。從這個狀態冷靜下來，一直到副交感神經處於優位的放鬆狀態，至少要花 2 個小時的時間。

◎要特別注意的時間點

【早上起床之後】

在接下來的第 3 章會建議大家養成晨間散步的習慣，不過畢竟只是「散步」，頂多就是「快走」，不需要到慢跑的地步。

一早起床的時候，身體還處在夜間脫水、血液濃稠的狀態。這時候如果運動造成血壓急速上升，心肌梗塞的風險也會增加，所以早上「8 點～10 點」也是心肌梗塞最容易發生的時段。

讀到這裡，相信很多人還是不清楚「所以到底應該什麼時候運動？」。事實上，這個問題的答案還是要根據自己的工作和家事育兒的時間來決定，只能趁著空檔「在允許的時間和範圍內運動」。

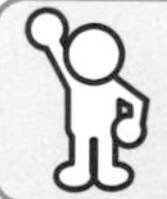

**移動中或是工作的空檔，
都是運動的最佳時間點。**

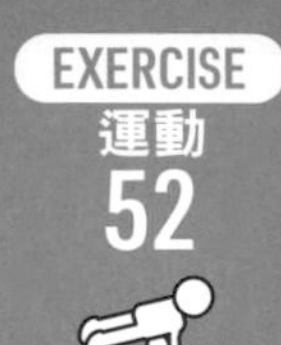

全力衝刺 30 秒，生長激素分泌增加 6 倍！

前面介紹了盡可能簡單、能在短時間內進行的運動。不過我想就算是這樣，還是有很多人會「忙到沒時間運動」。所以，接下來要介紹的是不需要花時間，這些人也能做到，而且效果是一般運動的好幾倍的運動方法。

根據英國巴斯大學的研究，只要在進行飛輪車訓練的過程中加入「每 30 秒全力衝刺一次」，生長激素分泌就能增加 6 倍。生長激素分泌最旺盛的時間點，是在全力衝刺的 2 小時後，直到運動結束後都還會再持續分泌一段時間。

短短 30 秒的全力衝刺，生長激素的分泌就能增加 6 倍。我想應該沒有比這更有效率、時間更短的運動方法了吧。

這種反覆進行中強度至高強度運動，中間穿插不完全恢復（低強度運動）的訓練方法，稱為間歇訓練。

間歇訓練在這幾年相當受到矚目，相關的研究也非常多。

舉例來說，德國明斯特大學的研究顯示，跑 40 分鐘的跑步機，中間穿插 2 次 3 分鐘的全力衝刺，對比花了相同時間進行低強度運動的受試者，前者的正腎上腺素和 BDNF 都明顯增加許多。不只如此，在記憶測驗中記憶語意的速度也增加了 20%（記憶力提升）。

間歇訓練能同時得到有氧運動和無氧運動的效果，因此除了生長激素，BDNF 也會大量分泌，對大腦發育、變聰明的效果也非常好。

運動及大腦專家約翰．瑞提（John J. Ratey）博士提出一套輕鬆就能做到的間歇訓練法，就是跑 20 ～ 30 分鐘的跑步機，過程中「每 5 分鐘就全力衝刺 30 秒」。

在戶外跑步或是在健身房跑 20 ～ 30 分鐘的跑步機，對許多人來說應該都不成問題。現在只要再加上「全力衝刺」，同樣的運動時間，卻能大幅增加生長激素和 BDNF 的分泌。

我自己也很常使用這個方法，效果非常好。在全力衝刺後的幾分鐘內，身體會一直維持高心跳率，疲勞程度和排汗量也比較多，運動量大幅增加，也更有成就感。

每個人的體力不同，如果覺得「每 5 分鐘全力衝刺 30 秒」太累，可以先從「每 10 分鐘全力衝刺 30 秒」，或是「中途全力衝刺 1 次」開始練習，之後再依據自己的體力做調整，慢慢提升至「中強度」和「稍強的程度」。

間歇訓練耗費的體力非常大，沒有運動習慣的人或是年長者如果貿然嘗試，很可能會因此受傷。所以一開始請先培養運動習慣，等到具備一定程度的體力之後再來挑戰。

輕鬆就能做到的間歇訓練

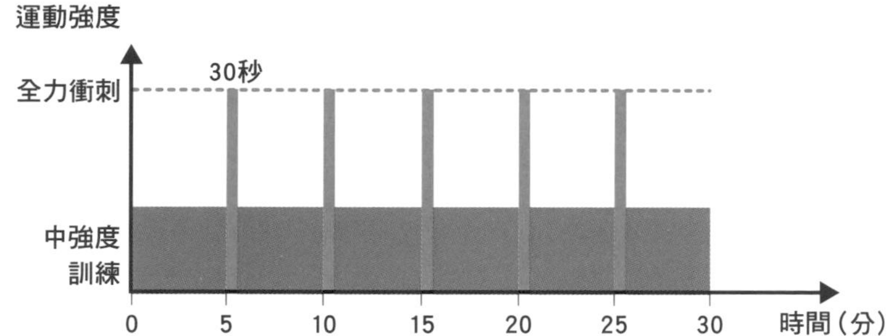

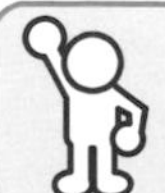

**每 5 分鐘全力衝刺 30 秒，
就是最有效率的訓練。**

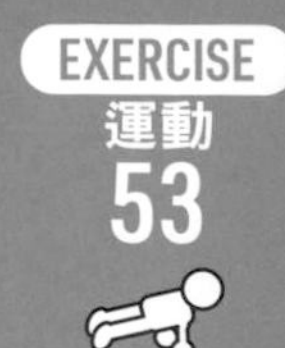

運動讓消除疲勞的速度提升 2 倍

運動對消除疲勞非常有效，所以愈是「疲憊」的時候，更應該要運動。近年來把這種方法稱為「動態休息」。

我每次出國回來一定會做一件事，就是回到家放下行李箱之後，馬上到健身房進行 45 ～ 60 分鐘的高強度訓練。

接著，回到家之後泡澡，然後再上床睡眠。這時候通常都能睡得十分香甜，旅途中的疲勞，大多一個晚上就能消除。「高強度運動」和「深層睡眠」有重設生理時鐘的作用，因此也不太會有時差的問題。

有研究把剛結束運動和工作的受試者分成動態休息（運動）和靜態休息（躺下來休息）兩個不同的組別，經過 20 分鐘後再測量各自血液中疲勞物質乳酸的濃度，結果發現靜態休息的組別，消除疲勞的程度是 20 ～ 30%，相較之下，動態休息的程度高達 70 ～ 80%。

由這個實驗可以知道，**動態休息使消除疲勞的速度提升了 2 倍以上**。但是，為什麼運動能「消除疲勞」呢？

（1）透過生長激素分泌消除疲勞

運動會促進生長激素分泌，生長激素具有消除疲勞的作用。因此，藉由進行大量分泌生長激素的運動，當天的疲勞便能完全獲得消除。

（2）透過深層睡眠消除疲勞

運動能讓人晚上睡得更沉，深層睡眠對於消除疲勞的效果非常好，所以透過「深層睡眠」，一整天累積下來的疲勞，都能在隔天睡醒之前確實獲得消除。如果想進一步睡得更香甜，運動之後的「泡澡」也是不可或缺的要素。

（3）透過改善血流狀況消除疲勞

工作帶來的疲勞屬於肩頸部位肌肉的局部疲勞，可以藉由活動全身肌肉來改善血流的狀況，將局部堆積的「疲勞物質」一併排出體外。

（4）精神疲勞的消除

運動能調整血清素和多巴胺等大腦神經傳導物質的分泌，也就是說，運動能「消除大腦疲勞」。

（5）排解壓力的效果

運動不只能讓心情「暢快」，還有降低壓力荷爾蒙、排解壓力的效果。

覺得累的時候，更要運動。具體的方法是透過「運動」、「泡澡」、「睡眠」等一連串的行動，使當天的疲勞完全消除。不是「太累」所以不運動，愈是處於「疲累狀態」的人，更應該要運動。

疲勞當天的身體恢復方法

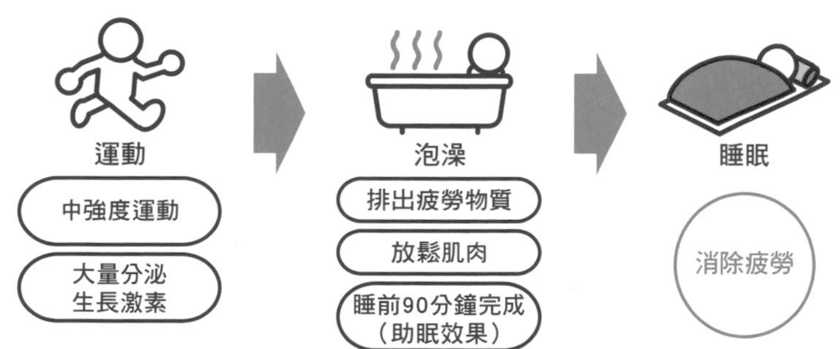
運動
中強度運動
大量分泌
生長激素
泡澡
排出疲勞物質
放鬆肌肉
睡前90分鐘完成
（助眠效果）
睡眠
消除疲勞

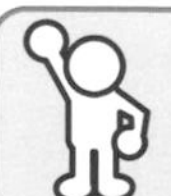

累的時候更要運動，
藉由「動態休息」不知不覺消除疲勞。

EXERCISE
運動
54

何謂最有效的運動？

本書截至目前為止已經針對運動時間、運動頻率、運動的類型等「最低標準運動量」和「提升工作效率的運動」詳細做了說明。那麼，到底什麼才是「最有效的運動」呢？我想應該很多人都想知道這個答案。事實上，不可能有一個答案可以告訴你什麼是適用於所有人的「最有效運動」。

年齡、性別、體力、體型（胖或瘦）、體脂率、運動經驗、有沒有生病等，這些都會影響所謂的「最有效運動」。加上每個人「運動的目的」不同，所以「最有效的運動」也會因人而異。這才是正確答案。

話雖如此，不過我可以跟大家分享我認為的「最有效的運動」。**我的運動目的是為了「發揮大腦的最佳效率」**。在讀過大量運動相關的書籍和論文，並經過實際體驗之後，我認為的「最有效運動」包括幾下幾個重點：

(1) 可以晨間散步的日子就出門散步。
(2) 每天 20 分鐘的中強度運動（快走）。
外出時隨時提醒自己要「快走」，盡量走樓梯。
(3) 每週 2 次左右的肌力訓練（每次 15 分鐘）。
(4) 每週 2 ～ 3 次強度略高的運動（每次 45 分鐘）。
(5) 視自己的身體狀況運動，絕不勉強，就算休息也沒關係。
(6) 開心做自己喜歡的運動。
(7) 專心體會運動後的成就感和暢快感。

這些可以說幾乎集結了這一章的內容重點。

如果把這些整理成表格，就如同下頁所示。

在這裡我就公開我「某一週」的運動紀錄，包括運動的內容和時間（時刻）。除了基本的「外出快走」以外，還要再加上每週 3 次的「強度略強的運動」（約 4 小時）。狀況好的時候，會另外再加上一天的格鬥技，所

提升大腦效率的「理想運動」

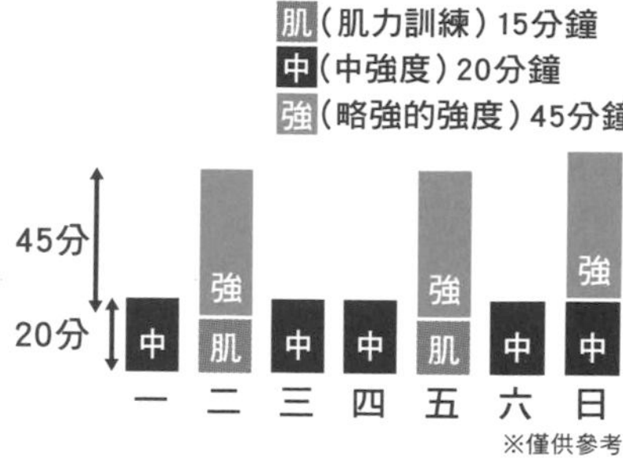

我平時的運動菜單

一	17:00～　血流阻斷訓練法 （高強度肌力運動）30 分鐘 ＋健走 30 分鐘 （中途穿插數次 30 秒全力衝刺）
二	不會特地運動
三	晨間散步 15 分鐘
四	19:00～　古武術 2 小時
五	15:30～　格鬥技 45 分鐘 ＋健走 15 分鐘 （中途穿插數次 30 秒全力衝刺）
六	不會特地運動
日	晨間散步 15 分鐘

※ 除此之外再加上平常外出時盡量快走、爬樓梯

以有時候一週甚至會運動 4 次。

這樣的運動量對我而言，既能提高專注力，也能讓我有效地完成工作，保持良好的身體狀況隨時迎戰工作，也能擁有優質的睡眠。因此，我認為這就是屬於我自己的「最有效的運動」。

當你找到屬於自己的「最有效運動」的時候，你會看見以下的變化：

(1) 工作效率大幅提升，交出完美的成果。

(2) 工作隨時充滿幹勁，不覺得累。

(3) 專注力能夠維持 10 小時以上。

(4) 晚上睡眠品質好，睡醒之後感覺神清氣爽。

(5) 看起來變得更年輕。

這時候的你，每天都會過得很充實，生活感到幸福、快樂。如果想擁有這樣的生活，請務必要找出屬於自己的「最有效運動」。

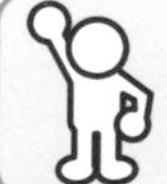

你的運動目的是什麼？
擬定一份屬於你自己的「最佳運動計畫」吧。

HOW TO IMPROVE YOUR
BRAIN AND MENTAL HEALTH

BRAIN+ MENTAL

CHAPTER3

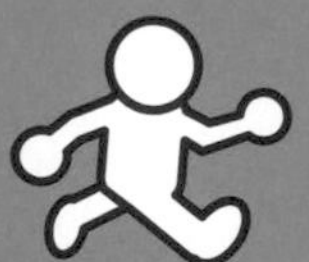

晨間散步
MORNING WALK

⌛章節總整理
3分鐘快答！「CHAPTER 3 晨間散步」都在說些什麼？

我想培養每週2個小時以上的運動習慣，所以我決定從明天開始要利用早上的時間去慢跑！

善用早上的時間很好啊，不過要注意，**早上慢跑其實對健康不好**喔。

真的嗎？！

因為睡覺的時候，身體的水分會流失，如果起床之後馬上就跑步，血壓會急速上升，濃稠的血液很容易就會引發心肌梗塞。

另外還有一些其他原因，像是空腹跑步會引發低血糖、早上肌肉比較僵硬，馬上就跑步很容易引發疼痛等。

這些我都不知道……我以為早上跑步是很好的晨間活動，就像很多成功人士都會做的一樣。

如果是晨間活動的話，**「晨間散步」還滿值得推薦的**。

晨間散步？散步也能算是運動嗎？

散步當然也有它的運動效果，不過我推薦的原因並不是因為這個。先問你一個問題，你早上起床是不是會覺得沒有睡飽？

對耶，感覺腦袋昏沉沉的，整個人都提不起勁。

早上起床後感覺腦袋沒清醒，或是情緒焦躁、提不起勁等，這些都是因為**血清素這種大腦神經傳導物質的濃度太低**。增加血清素分泌最有效的方法，就是**「早上曬太陽」**、**「做節律性的運動」和「咀嚼」**。

你可以起床之後先出門散步，回家後再吃早餐，這麼做會讓你感覺比較清醒，也會有幹勁迎接接下來的一整天。

早上散步竟然這麼有用！

還不只這樣呢。你知道人體的生理時鐘一天是幾個小時嗎？

不就是24小時嗎？

正確來說應該是**24小時又10分鐘**左右，比一天的時間大概多了10分鐘。所以如果沒有每天重新設定生理時鐘，每天早上起床的時間會愈來愈晚。

至於重設生理時鐘的方法，就是「早上曬太陽」。**人在曬到早上的太陽之後，大約15個小時後身體就會產生睡意**，所以早上散步曬曬太陽，重設生理時鐘，到了晚上才能睡得更香甜。

15個小時的話，所以如果早上7點晨間散步，到了晚上10點左右就會想睡覺，是這個意思嗎？

沒錯。因為已經有睡意了，所以很快就會入睡，也會睡得比較沉，隔天早上就不會爬不起來，整個循環剛好是24小時。這樣一來，白天的精神會比較好，能專心在工作上。

原來早上散步可以提升工作效率，這一點我竟然都不知道。

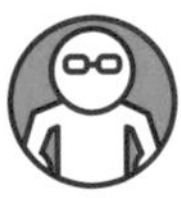

另外，曬太陽還能幫助身體**補充維生素D**。維生素D是強健骨骼很重要的營養素，可是很容易缺乏，所以除了從飲食中攝取以外，靠身體自行合成也很重要。

晨間散步的好處也太多了！這樣的話，要散步多久的時間才夠呢？

維生素D的生成必須花上15～30分鐘，所以差不多這個時間就夠了。超過30分鐘，分泌血清素的神經也會開始出現疲累。

重設生理時鐘最理想的時間是在起床後的1小時內，所以最好養成起床之後馬上出門散步的習慣。血清素的分泌則是在中午之前最旺盛，只要中午之前散步都有效果，不必特別早起也沒關係。

我經常從家裡走到最近的車站，像這樣利用通勤邊散步也可以嗎？

如果是起床後1個小時內出門，效果就等同晨間散步，當然沒問題。不過就像我剛才說的，刺激血清素分泌還需要「咀嚼」的要素，換句話說吃早餐很重要。所以如果可以的話，在散步結束之後，最好還是要吃早餐。

早餐嗎？我的確經常省略沒吃，雖然我知道大家都說早餐不吃，大腦就沒辦法應付一天的工作……

吃早餐的目的除了刺激血清素分泌以外，也會增加胰島素這種荷爾蒙的分泌，讓身體知道現在已經是「早上」。換句話說，血清素是用來喚醒「大腦」，胰島素則是用來喚醒「身體」，兩者都可以讓生理時鐘的重設效果加倍。

研究顯示，有吃早餐的學童，學業成績平均會高出十幾%。所以，**為了讓大腦和身體發揮出最佳效率，早餐一定要吃**。

如果要說一種值得推薦的早餐，那就是含有「色胺酸」成分的香蕉，因為色胺酸可以幫助血清素合成。

我懂了。既然散步的好處這麼多，當然要乖乖地做才不會吃虧。我從明天開始就要落實晨間散步，而且在結束之後還要吃香蕉當早餐。

我來看看明天的天氣……（打開氣象App）呃，明天下雨……好可惜，只好改天了。

雨天也一樣能刺激血清素分泌呀！決定了就要馬上去做，你就從明天開始吧！

總結

- ☑ **早上腦袋昏昏沉沉是因為「血清素」不足。**
- ☑ **晨間散步能「增加血清素分泌」、「幫助維生素D生成」、「重設生理時鐘」。**
- ☑ **早上洗完澡之後大約15個小時，身體會開始產生睡意。**
- ☑ **晨間散步最好在起床後的1小時內進行，時間為15～30分鐘。**
- ☑ **結束晨間散步之後，建議可以吃點「香蕉」。**

MORNING WALK
晨間散步
55

「晨間散步」讓寫作的速度提升 3 倍

我從小就「很會賴床」，是個典型的夜貓子，每天早上都睡到快遲到才起床，幾乎連刷牙洗臉、換衣服的時間都沒有。

當了醫生之後也是一樣，總之早上就是爬不起來，中午前的工作效率也很差。只要工作一忙、壓力一大，就更爬不起來了，整個早上腦袋都是昏昏沉沉的。現在想想，當時自己的狀況距離「憂鬱」也許就只差一步了。

後來，有一天，我早上很自然地就醒過來了，而且醒來之後感覺整個人神清氣爽。往窗戶一看，窗簾是開著的，原來前一天晚上我沒有拉上窗簾就直接睡覺了。這時我才發現，早上從窗外照進來的陽光，可以幫助我自然地「清醒」。

為什麼早上的陽光會讓人格外清醒呢？我查了一下關於覺醒的腦科學報告，發現原來這跟**一種叫做「血清素」的大腦神經傳導物質**有關。不只如此，「節律性的運動」也能促進血清素的分泌，所以後來休假的時候，我就會利用**早上出門去散步**。就這樣，我每天中午之前的精神狀況變得更好了。

我以前都是利用工作結束之後的深夜時段寫英文論文，不過效率非常差，光是三行就得花上 15 分鐘。後來我改變方式，利用休假的上午來寫，

早上的陽光能改變人生

起床
白天的工作
好想再睡
每天都好痛苦
壓力好大
睡飽了！
感覺神清氣爽！
拉開窗簾睡覺
工作有
進展！
狀態絕佳！

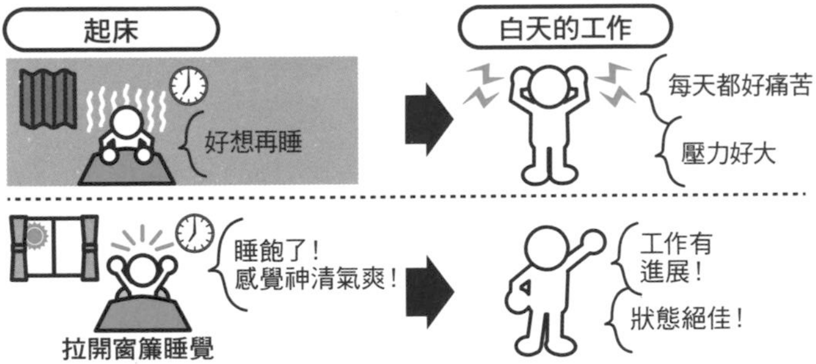

效率幾乎是過去的 3 倍，簡直下筆如有神助。

原本中午之前精神狀態最糟糕的我，現在起床之後的 2 ～ 3 個小時成為我「專注力最好」的時間。後來，我千辛萬苦才完成的第一份英文論文（學士論文），獲得頂尖美國病理學雜誌《*The American Journal of Pathology*》的刊登。這份努力後來也獲得肯定，讓我得到前往美國芝加哥伊利諾大學精神系這頂尖研究室留學的機會。

晨間散步不只讓我心情變好，身體狀況也獲得改善！所以我都會跟病患推薦晨間散步的好處。

在這之前，我一直都堅信「藥物療法」，用一般的精神科治療為病患看診。可是很多病患的症狀完全沒有獲得改善，這些人的生活型態大多是日夜顛倒，晚上熬夜打電玩、看電視、上網，隔天睡到將近中午才起床。

這些花了半年、一年的時間都無法治癒的病患，後來在開始嘗試晨間散步之後，全都神奇地痊癒了。

晨間散步能改變人生！我自己的人生就是因此獲得改變，就連一直治不好而痛苦不已的精神病患，也都靠著晨間散步重獲嶄新人生。短短 30 分鐘的晨間散步，將會成為你人生好轉的契機。

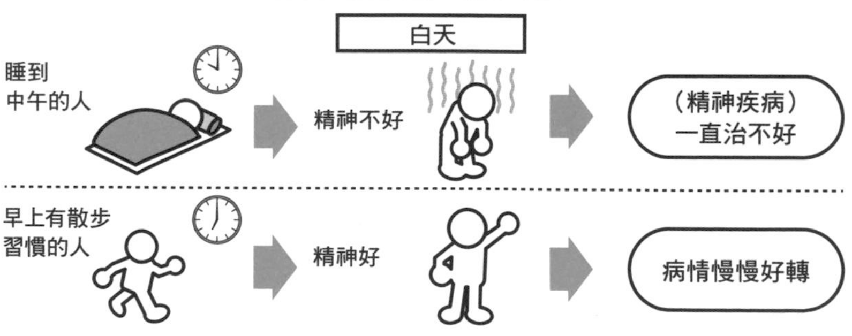

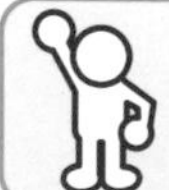

只要早上曬曬太陽、散散步，
不只工作順利，人生也會變得截然不同。

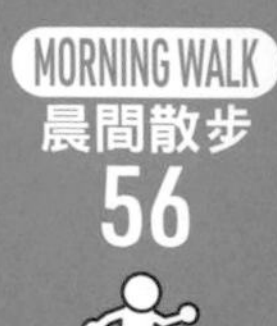

早上曬太陽能促進幸福物質「血清素」的分泌

在晨光的沐浴下散步，對血清素的分泌非常有幫助。血清素是人類身心健康不可或缺的神經傳導物質。

血清素能使人平靜，是一種幸福物質，具有「安定情緒」、「紓解壓力」、「使人放鬆」的作用。它又被稱為神經傳導物質的指揮官，控制著多巴胺和正腎上腺素等多種神經傳導物質的分泌，可穩定心情和情緒。

血清素也有舒緩壓力的作用，血清素大量分泌可以幫助對抗輕度的壓力，再加上正腎上腺素的作用，使得專注力和工作效率都能提升。如果想要活力滿滿地面對工作，血清素就是不可或缺的神經傳導物質。

「血清素」的功用

血清素的作用	血清素偏低
1　紓解壓力，心情輕鬆	心情不好，憂鬱，情緒低落。
2　穩定情緒	情緒不穩。容易焦躁，易怒。容易擔心害怕。 容易失控。衝動。
3　控制大腦神經傳導物質	引發憂鬱症、恐慌症、強迫症、焦慮症、 睡眠障礙等精神疾病。
4　控制清醒	容易賴床，早上起不來。 中午之前的工作效率低。
5　專注力，自然醒來	專注力差，工作效率低。容易分心、想太多。
6　控制自律神經	自律神經紊亂。各種身體不適。 引發自律神經失調。
7　睡眠物質褪黑素的合成原料（幫助睡眠）	沒有睡意，難入睡，睡不好， 睡醒之後還是覺得很累。引發睡眠障礙、失眠。
8　控制疼痛	不耐痛。耐受力差。身體到處都是疼痛。
9　控制姿勢	體態不好，駝背，身體內縮。
10　控制表情	沒有笑容，垂頭喪氣，面無表情。 表情呆滯。

相反地，當分泌血清素的神經出現疲勞，血清素分泌不足時，人就會變得情緒不穩，包括容易焦躁、易怒、容易緊張、容易擔心害怕等。

更嚴重還會導致心情不好，情緒低落。早上起床很痛苦，爬不起來，中午之前的工作效率也很差。晚上不容易入睡，也會睡得不好。這就是所謂的「大腦疲勞」，是「精神疾病」的前期徵兆。

這種狀況如果放任不處理，會導致血清素濃度偏低，引發憂鬱症、恐慌症、睡眠障礙等各種精神疾病。自律神經也會失去平衡，各種身體不適的症狀一一出現。

簡單來說，**血清素代表的就是「健康」**，是調整身心的健康物質。

早上起床後神清氣爽，感覺「睡得真飽！今天也要好好努力！」的人，表示血清素的分泌相當充足。相反地，如果「早上爬不起來」、「好想繼續睡」，或是白天「焦躁不安」、「擔心這個、擔心那個」的人，很可能體內的血清素已經偏低。

早上散步在藍天白雲或是充滿綠意的林道中，「舒服」、「心情愉快」的感覺，就是血清素分泌的最好證明。

你是哪一種人？

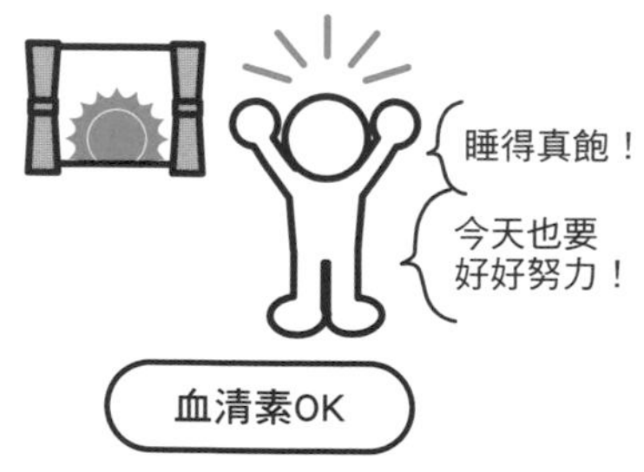
睡得真飽！
今天也要
好好努力！
血清素OK

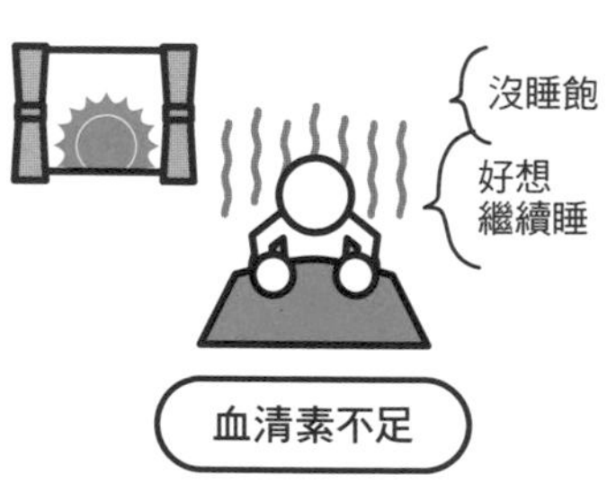
沒睡飽
好想
繼續睡
血清素不足

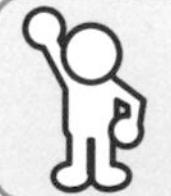

早上「爬不起來」
就是缺乏血清素的徵兆。

MORNING WALK 晨間散步 57

早晚的習慣能大幅改善睡眠狀況

睡不好、難入睡，特別是有服用安眠藥習慣的人，請一定要嘗試「晨間散步」的效果，它會讓你的睡眠狀況大幅改善，甚至養成晨間散步的習慣之後，連安眠藥也可以丟掉不必再吃了。

日本人每 5 個人就有 1 個人有「睡不好」、「入睡困難」之類的睡眠問題。

睡不好的人，到底該怎麼辦呢？

建議一定要徹底戒掉「睡前有礙睡眠的不良生活習慣」，確實培養「幫助睡眠的良好生活習慣」。「藉由調整生活習慣來改善睡眠障礙」，這是睡眠研究的常識，也跟我的臨床經驗結果一致。

話雖如此，可是睡不好的人，通常對自己睡前的生活習慣都漠不關心，毫不在乎地以「有礙睡眠的不良生活習慣」生活。因此，我在 2013 年以「調整睡前生活習慣」為主題，出版了一本《熟睡的 12 個法則》（暫譯）。

照著這本書的內容去做，幾乎所有睡眠障礙的問題都能獲得解決。我抱著這股身為精神科醫師的堅定自信，出版了這本書。後來，我陸續收到許多讀者的回應，包括「我現在終於能睡得著了」、「我的睡眠狀況獲得改善」等。可是，我同時也收到不少（約 1/4）回應告訴我「我照著書上的內容確實去做，還是一樣睡不好」。

可見只有調整睡前的生活習慣是不夠的，於是，我一一採訪了這些「調整了睡前生活習慣，卻還是睡不好的人」，結果發現這些人的**問題就出在早上的生活習慣**，包括「睡到快中午才起床」、「整個早上一直窩在房間」等。

這些人，包括我的患者，後來在我的建議下開始嘗試「晨間散步」，結果睡眠問題都有了大幅改善，就連長期服用安眠藥的人，也能不靠安眠藥自然地睡著了。

由此可知，改善睡眠問題必須同時改變「夜晚的生活習慣」和「白天的生活習慣」才行。

市面上關於睡眠的書籍琳瑯滿目，大部分都是針對「夜晚的生活習慣」去調整，可是意外地卻很少有內容真正談論到「白天的生活習慣」。

有睡眠問題的人，除了本書第 1 章「睡眠」的內容以外，只要再一併做到本章建議的「早上的生活習慣」，睡眠問題就有可能獲得大幅改善。

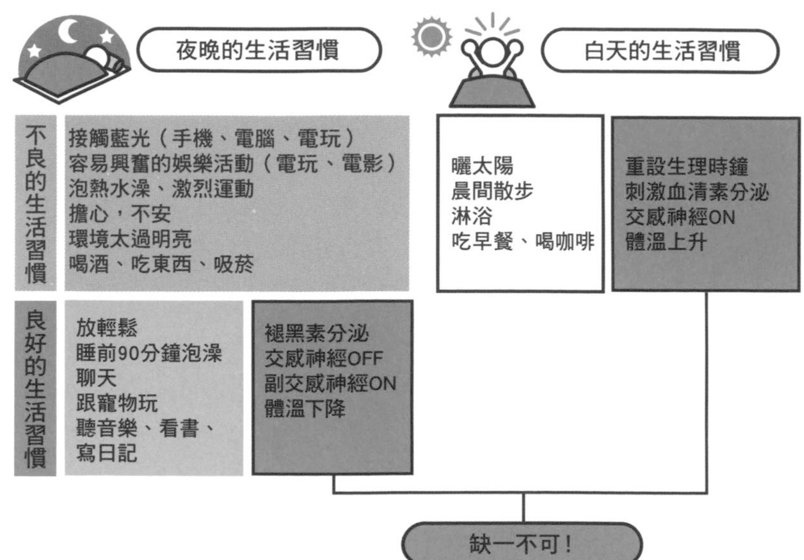

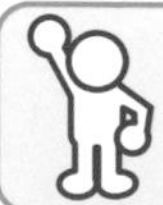

不只晚上，
「早上」的習慣也能改善睡眠。

MORNING WALK
晨間散步
58

晨間散步能幫助睡眠的科學根據

「晨間散步可幫助睡眠」。這句話有什麼科學根據嗎？

①以血清素為原料製造睡眠物質褪黑素

為了讓晚上有睡意、進入深層睡眠，除了第 1 章介紹過的「放鬆」（切換至副交感神經）、「深層體溫下降」兩個要素以外，「褪黑素」的分泌也是必要條件之一。

褪黑素又被稱為「睡眠物質」，當褪黑素的濃度增加，深層體溫才會下降，身體準備進入睡眠，產生「睡意」，最後順利進入深層睡眠。

褪黑素的合成必須要有「血清素」作為原料。身體會把從一早到過午所分泌血清素當成原料，在太陽下山之後開始製造褪黑素。隨著褪黑素的濃度逐漸增加，「睡意」會漸漸強烈，到了深夜，褪黑素的濃度就會達到最高點。

沒有睡意、難以入睡、不吃安眠藥就睡不著等，這些症狀很可能都是因為「褪黑素分泌偏低」所造成。

褪黑素除了幫助睡眠以外，還有「提升免疫力，抗癌」、「抗氧化、抗老」、「促進新陳代謝，消除疲勞」等使疲累的細胞和器官休息，恢復身體功能、消除疲勞的作用。

褪黑素的製造必須要有「血清素」，因此，早上刺激血清素大量分泌就成了非常重要的一件事。刺激血清素分泌有3個方法:「曬太陽」、「節律性的運動」和「咀嚼」。換言之，**「結束晨間散步之後吃早餐」，能確實達到刺激血清素分泌的效果。**

褪黑素的效果

1 產生睡意，幫助入睡
2 使體溫下降，進入深層睡眠
3 調節生理時鐘
4 提升免疫力，抗癌
5 抗氧化，抗老
6 促進新陳代謝，消除疲勞

透過晨間散步，血清素和褪黑素就能大量分泌，讓晚上睡得更香甜。

②重設生理時鐘後經過約 15 個小時，睡意會開始產生

晨間散步的另一個意義是「重設生理時鐘」。這一點跟睡眠也有很密切的關係，因為從生理時鐘重設後經過約 15 個小時（14 ～ 16 小時），身體就會開始產生睡意。說得更詳細一點就是，當生理時鐘重設之後經過約 10 個小時，身體會開始製造褪黑素，再經過約 5 個小時後，體內褪黑素的濃度會上升，讓人開始產生睡意。

如果是早上 7 點起床晨間散步的人，經過約 15 個小時，也就是到了晚上 10 ～ 11 點左右，就會開始想睡覺。只要在這時候上床睡覺，就能確保有 7 ～ 8 個小時的睡眠時間，達到理想的睡眠節律和睡眠時間。

「生理時鐘重設」如果不完整，會導致到了該睡覺的時間卻完全沒有「睡意」。這就是造成失眠的最大原因。

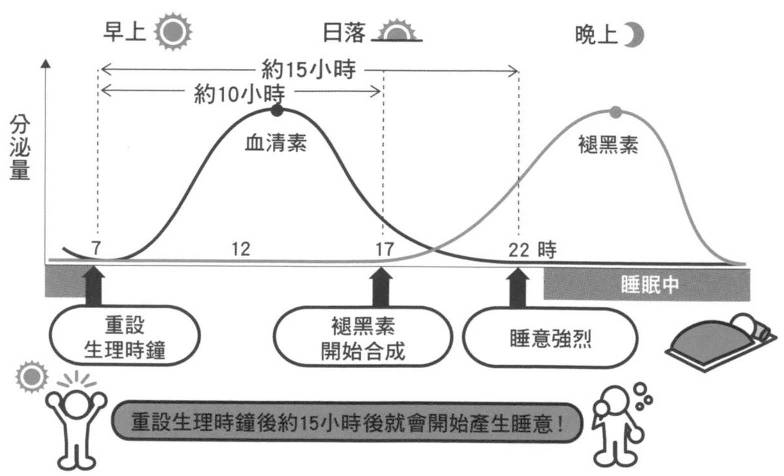

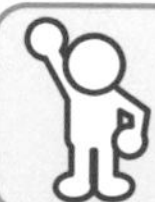

晚上沒有睡意的人，
早上就多曬點太陽吧。

MORNING WALK 晨間散步 59

重新設定每天「24 小時又 10 分鐘」的生理時鐘

人體內有個非常準時的「生理時鐘」。

身體會根據「生理時鐘」，以時間為單位反覆增加或減少各種荷爾蒙的分泌，包括早上的荷爾蒙、傍晚的荷爾蒙、晚上的荷爾蒙等，決定荷爾蒙和神經傳導物質的分泌節律、體溫和熱量代謝、血壓、脈搏、免疫、食慾等人體一整天的健康節律。

生理時鐘如果出現紊亂，身體會無法分辨「夜晚」，導致人到了深夜還沒有「睡意」，睡眠品質當然也會變差。

睡眠和覺醒一旦失去正常的節律，早上就會爬不起來，或者是就算硬爬起來了，早上到中午之前的狀態也會很差，工作效率低。節律失調的情況如果太嚴重，甚至生活會變成日夜顛倒。這也是「繭居」和「拒絕上學」的原因與惡化的主因。

有一種疾病稱為自律神經失調。一般健康的人，自律神經在白天是「交感神經」處於優位，到了晚上會切換成「副交感神經」。這種切換的節律若是出現紊亂，就會引發各種身體不適的症狀。

生活習慣差是導致生活習慣病的原因之一，研究也發現，當中的「生理時鐘紊亂」會引發各種疾病。因為生理時鐘紊亂而風險增加的疾病包括

生理時鐘紊亂引發的疾病和狀態

1 **睡眠障礙，失眠，「睡不著」**
2 **晝夜節律睡眠障礙、日夜顛倒**
3 **自律神經失調、各種身體不適**
4 **高血壓、糖尿病、血脂異常**
5 **肥胖、食慾增加、容易發胖**
6 **繭居、拒絕上學**
7 **不孕**
8 **季節性情緒失調、冬季憂鬱症**
9 **失智症的遊蕩症狀、譫妄症**
10 **時差（時差症候群）**

有高血壓、糖尿病、血脂異常、脂肪肝、肥胖、癌症等，幾乎等於所有的生活習慣病。另外還有自律神經失調、睡眠障礙、憂鬱症等精神疾病。

生理時鐘為什麼會出現紊亂？原因是因為，**人體的生理時鐘一天有 24 小時又 10 分鐘**，對比實際上一天只有 24 小時，生理時鐘的一天稍微長了一點。

在數十年前，科學家認為生理時鐘「一天有 25 小時」。不過根據近年來的詳細研究，生理時鐘的時間應該沒有那麼長，實際上差不多是 24 小時又 10 分鐘左右而已。每個人的生理時鐘的差異也很大，上下大約有 10 分鐘左右的差距。而這個生理時鐘的個人差異，就會關係到你是「晨型人」還是「夜型人」。

生理時鐘的重新設定需要「晨光」、「運動」、「飲食」3 個要素缺一不可。尤其是早上的陽光，只要曬到早上的陽光，生理時鐘就會自動重設。

換言之，早上先晨間散步 15 ～ 30 分鐘，接著再吃早餐，這樣就能一次集滿「晨光」、「運動」、「咀嚼」3 大要素，完美地重設生理時鐘。

重設生理時鐘的方法

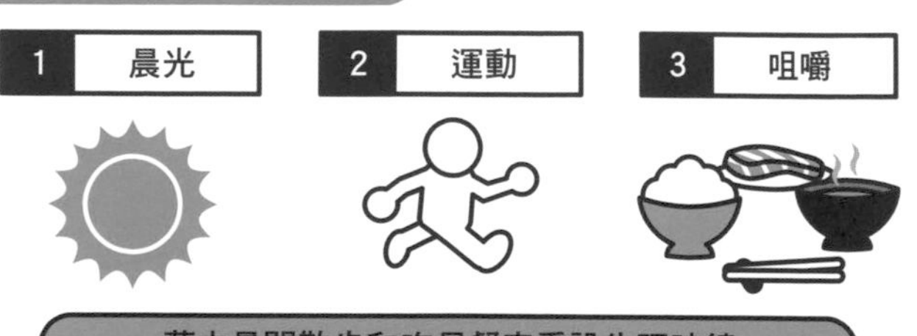
1 晨光
2 運動
3 咀嚼
藉由晨間散步和吃早餐來重設生理時鐘

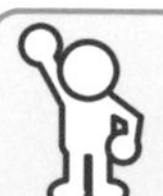

起床後先在晨光下散步，
接著再好好地吃頓早餐。

MORNING WALK 晨間散步 60

促進維生素 D 的生成，強健骨骼

人上了年紀之後，下半身的肌力會變差，容易跌倒、骨折。很多人都是因為這樣變成「臥床不起」。

現在雖然是「人生百年時代」，可是如果身體拖著病痛，就算活到 100 歲也沒有意義。因此，真正重要的是能夠以健康的狀態活到幾歲，也就是如何延長「健康壽命」。

想要延長健康壽命，別讓自己「臥床不起」就變得很重要，必須維持「骨骼」強健才行。

強健的骨骼需要「鈣質」和「維生素 D」作為材料。維生素 D 可以幫助鈣質在腸道被吸收，有強健骨骼的作用。

只不過，大家都知道維生素 D 非常容易缺乏，**日本人有 8 成都有維生素 D 不足的傾向，有 4 成的人缺乏維生素 D**。

缺乏維生素 D 會引發骨質疏鬆症，造成骨頭空洞，很容易骨折。有時候只是稍微絆住跌倒，腳就骨折了，或是跌倒的時候手一撐，手就骨折了。這些都是經常發生的狀況。

大家也許會覺得自己還年輕，不可能骨折。不過，光是這一年來，我身邊就有 2 個朋友（50 幾歲）發生骨折。

日本骨質疏鬆症的人口有 1,100 萬人以上，尤其好發於停經後的女性身

鈣質和維生素 D 能強健骨骼

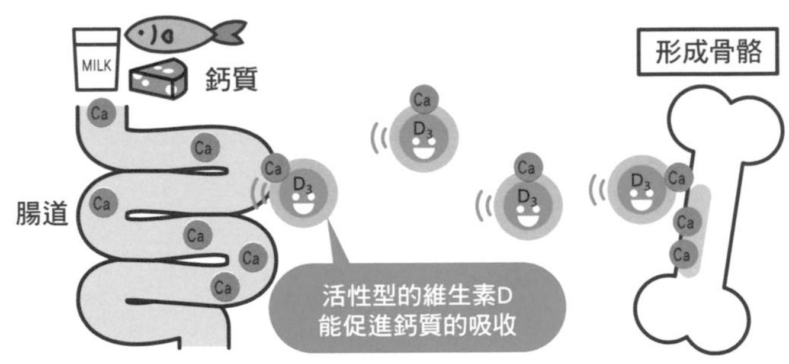

上，女性的罹患率是男性的 3 倍。60 歲以上的女性每 3 人就有 1 人，70 歲以上甚至有半數的女性都有骨質疏鬆症。

就算沒有腦血管疾病或失智症等明顯的疾病，可是只要某一天跌倒骨折住院了，肌肉便會開始減少，甚至有可能短時間內都只能臥病在床，因此務必要小心。

預防骨質疏鬆症的方法同樣是（1）飲食；（2）運動；（3）日光浴。

維生素 D 雖然可以從飲食中攝取，不過約半數的需要量可以靠人體自行合成。皮膚只要曬到太陽（紫外線）就能合成維生素 D，所需要的時間大約是 15 ～ 30 分鐘（夏季），冬天則需要更長的時間。

每天早上 15 ～ 30 分鐘的晨間散步，就能達到「運動」和「日光浴」的雙重效果。換句話說，晨間散步對預防骨質疏鬆症也非常有效。

維生素 D 的健康效果不分年齡，不只可以讓所有癌症的風險降低 25%，還能降低一半以上的流感等病毒感染的風險。另外也能預防糖尿病、腦中風、心肌梗塞、高血壓、肥胖等幾乎所有生活習慣病，甚至還能預防憂鬱症和失智症等精神疾病。

維生素 D 可以說是一種全方位的健康營養素，而我們只要每天晨間散步，身體就會自行合成維生素 D，可見晨間散步的健康功效有多重要。

維生素 D 的神奇功效

1. 促進鈣質吸收，預防骨質疏鬆症
2. 預防癌症
3. 提升免疫力（預防感染、流感）
4. 預防糖尿病、高血壓、腦中風、心肌梗塞
5. 預防憂鬱症和失智症
6. 防止肥胖，幫助瘦身

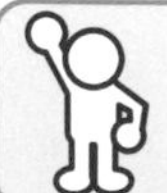

靠飲食＋曬太陽，
人體就能自行合成維生素 D。

MORNING WALK
晨間散步
61

理想的晨間散步時間是「15 ～ 30 分鐘」

◎晨間散步的時間需要多長？

從結論來說，如果散步的目的是「預防，健康」，時間約 15 分鐘就好。

如果目的是「治療，改善」，請以 30 分鐘為目標。

以下是幾個晨間散步跟「時間」相關的科學數據：

- **當眼睛接觸到 2,500 lux 以上的陽光，生理時鐘就會自動重設。**
- **接觸 2,500 lux 以上的陽光 5 分鐘以上，血清素就會開始增加分泌。**
- **15 分鐘以上的節律性運動能刺激血清素分泌。**
- **在陽光下曝曬 20 ～ 30 分鐘，維生素 D 就會開始合成。**

以「預防，健康」為目的的人，也就是目前沒有任何明顯身體不適等症狀的人，生理時鐘和血清素功能大致都還算正常，所以只要散步約 15 分鐘，就能得到充分的效果。

可是，如果是以「治療，改善」為目的的人，也就是目前睡眠狀態很差，或是有精神疾病、自律神經失調，或是感覺大腦疲累、身體狀況差、早上工作效率差等這一類的人，生理時鐘很可能已經出現紊亂，血清素功能也無法正常發揮。

這時候就有必要將一切導回「正常」，因此務必要做到曬太陽和走路運動。最好是每天進行，時間以 30 分鐘為目標。

早上起床如果覺得腦袋昏昏沉沉的，透過晨間散步，應該會慢慢感覺到「神清氣爽」。這就是血清素受到刺激分泌的作用。

很多人會問「晨間散步的時間多久最好？」，其實只要感覺到「神清氣爽」就行了。如果一直沒有這種感覺，可以把時間拉長到 30 分鐘左右。

◎晨間散步的時間愈長愈好？

為了發揮晨間散步的最佳效果，把時間拉長到 45 ～ 60 分鐘，效果會更好嗎？事實上，如果散步的目的是為了刺激血清素分泌，時間只要 30 分鐘就夠了。超過 30 分鐘，反而會造成血清素神經出現疲勞，帶來反效果。

晨間散步跟以瘦身為目的的運動不同，時間不需要太長。如果想放大效果，方法不是「延長時間」，把「15 ～ 30 分鐘的晨間散步」變成「每天」的習慣才是重點。

◎晨間散步要每天做嗎？

從結論來說，如果散步的目的是「預防，健康」，不需要每天做。可是如果目的是「治療，改善」，最好盡量每天進行。

以「預防，健康」為目的的人，「生理時鐘大致算正常」，所以就算偶爾偷懶沒有重新設定，也不會有太大的問題。

可是，為了「治療，改善」而散步的人，如果連續幾天沒有重設生理時鐘，好不容易獲得改善的「生理時鐘」和「血清素功能」，很可能會因此又重演過去的狀況，所以最好還是盡量維持每天晨間散步的習慣。

晨間散步的目的

目的	哪一種人？	時間	頻率
預防・健康	想預防生活習慣病 想維持健康 現在沒有什麼明顯的疾病，也沒有任何症狀	15分鐘	在能力範圍內
治療・改善	正在接受精神疾病治療 早上爬不起來，中午前的狀態非常差 身體狀況差，精神狀態差 大腦疲勞，壓力大	30分鐘	每天

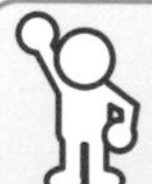

晨間散步的時間不用長，
感覺「舒服」就行了。

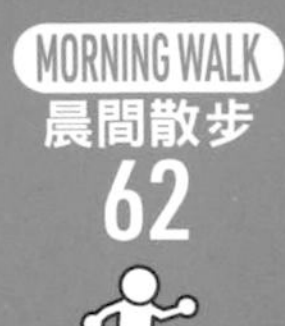

起床後 1 個小時內效果最好

◎晨間散步的最佳時間是什麼時候？

晨間散步請在起床後 1 個小時內進行。

晨間散步的意義之一是「重設生理時鐘」，也就是要**讓大腦和身體知道「起床的時間」**。假設早上 6 點起床後一直待在光線微弱的室內，直到 9 點左右才出門上班曬到太陽，這時候生理時鐘的重設時間就會變成 9 點。實際「醒來的時間」跟「生理時鐘的重設時間」之間已經相差了 3 個小時。

所以，晨間散步不宜跟起床時間差距太久，最好在起床後 1 個小時內進行。

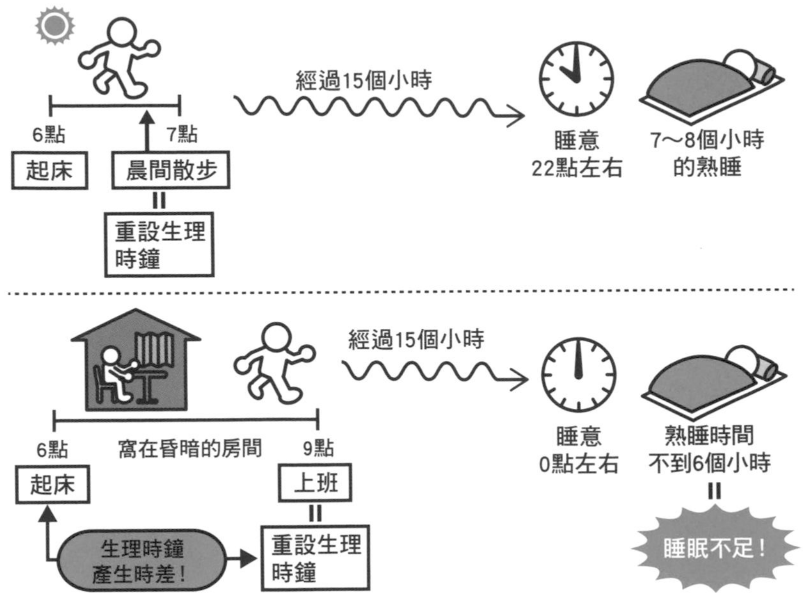

◎晨間散步最晚要在幾點之前結束？

請在中午之前結束。如果是一般的上班族和學生，應該在 9 點之前就要完成晨間散步。至於療養中的精神病患，或是生活日夜顛倒的人，很多都是睡到將近中午才起床。

身體分泌血清素的時間主要是在中午之前，這些早上製造出來的血清素，到了傍晚過後會成為原料被製成睡眠物質褪黑素。從傍晚到晚上，製造血清素的工廠就會漸漸進入休息狀態。

因此，以刺激血清素分泌為目的的晨間散步，應該要在「中午之前」進行。過午之後就算散步，也得不到原有的效果。

正在接受精神疾病療養的人，可以循序漸進地把起床時間提早，以 9 點之前結束散步為目標。如果能辦得到，相信症狀一定能獲得不小的改善。

◎早上爬不起來怎麼辦？

每當我提出晨間散步的建議，就會有人告訴我「可是我早上爬不起來……」。事實上，晨間散步不需要早起，只要在起床後的 1 個小時內進行就好，沒有必要一大早 6 點就起床。

晨間散步的重點在於「曬到早晨的陽光」，所以就算在日出之前進行，也沒有效果。

◎可以利用早上通勤順便散步嗎？

只要在「起床後的 1 個小時內」，以舒服自在的速度步行約 15 分鐘，即便是結合通勤或上學的路途，也能得到晨間散步的效果。

通勤結合晨間散步的方法

以固定節奏
順順地快步走

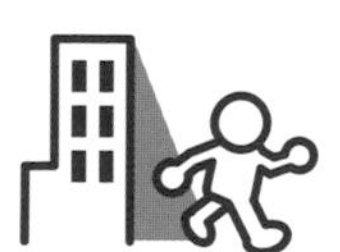

走在有
陽光的地方

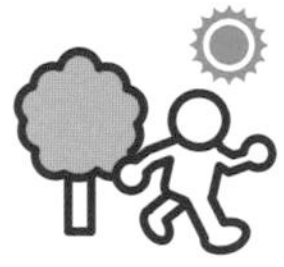

避開地下道，
走在地面上

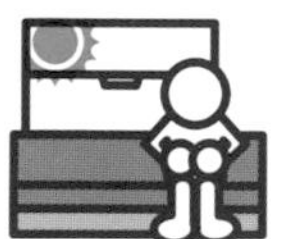

搭電車時坐在
曬得到陽光的位置

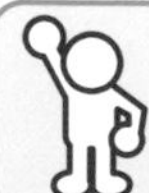

**早上起床後 1 個小時內完成。
清晨太陽尚未露臉之前散步無效。**

MORNING WALK
晨間散步
63

有效的晨間散步和無效的晨間散步

◎只「曬日光浴」也有效嗎？

正在接受精神治療的人，有些人也許早上起床之後身體狀況不是很好，沒辦法出門散步。

晨間散步的目的是為了「曬太陽」和「進行節律性的運動」，如果因為精神上或是身體上的原因而「無法散步或外出」，可以先從「曬太陽」開始做起。

坐在客廳的落地窗前或是陽台等家裡「日照最好的地方」，花 15 ～ 30 分鐘曬日光浴。

只要曬 15 分鐘的太陽，不僅血清素分泌能得到一定程度的刺激，也能重設生理時鐘。生理時鐘重設之後，睡眠狀況就能獲得改善，早上起床之後身體也會比較舒服。

養成「（在室內）曬 15 分鐘的日光浴」的習慣之後，接下來請嘗試「（在戶外）曬 15 分鐘的日光浴」。到離家最近的公園，或是在路邊找一張長椅坐下來，花個 15 分鐘曬日光浴就行了。戶外陽光的照度是室內光線的 10 倍以上，能使大腦更加清醒。

照度和大概的亮度

照度（lux）	大概的亮度
100,000	晴天（戶外）
30,000	陰天（戶外）
15,000	雨天（戶外）
2,500	晴天（日出時刻） 晴天（窗邊 1 公尺）
1,000 ～ 1,300	超商店內
500	日光燈照明的辦公室

血清素
大量分泌

（僅供參考，因為亮度會因周邊的狀況而改變。）

等到身體狀況比較好之後，再進一步挑戰「散步 5 分鐘」，然後慢慢增加到「10 分鐘」、「20 分鐘」。用這種方式，總有一天能完成 30 分鐘的晨間散步。

◎可以戴著墨鏡嗎？

晨間散步的用意是要讓眼睛接觸到陽光，所以不能戴墨鏡。

◎只要戴著抗藍光的眼鏡嗎？

眼鏡一接觸到太陽的藍光，大腦就會知道「已經早上了！」。也就是說，接觸早上和中午之前的藍光是順應自然法則，所以晨間散步請不要抗拒接觸藍光。

◎雨天散步也有效嗎？

接觸 2,500 lux 以上的光線 5 分鐘以上，血清素就會受到刺激開始分泌。雨天的亮度（照度）也有 15,000 lux，因此對刺激血清素分泌來說，亮度十分充足，一樣有效。

◎晚上散步也有效嗎？

傍晚到晚上這段時間散步，完全沒有辦法得到「刺激血清素分泌」和「重設生理時鐘」的效果。也就是說，晚上散步只是單純的運動而已。

刺激血清素分泌的正確方法

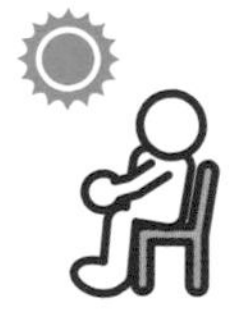

曬日光浴

雨中晨間散步

OK

戴著墨鏡或抗藍光眼鏡

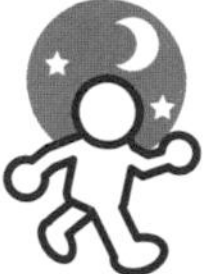

夜間散步

NG

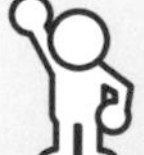

從做得到的開始做起，
起床後先在陽台曬 5 分鐘的太陽吧。

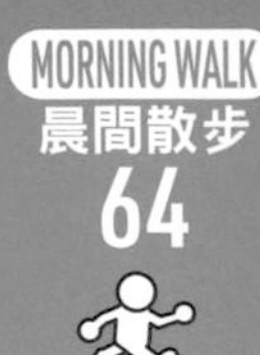

晨間散步不能邊走邊「聽英語會話練習」的原因

◎可以邊散步邊練習英語會話嗎？

答案是「不行」。晨間散步的目的之一，是要藉著節律性運動來刺激血清素分泌。所謂節律性運動，指的是配合著「1、2、1、2」的節奏輕快地運動。雖然血清素又被稱為「大腦的指揮官」，但是實際上這個「大腦的指揮官」是藉由配合「節奏」活動身體，才開始發揮作用。

因此，晨間散步的時候，最好不要打亂走路的節奏。像是聽「英語會話」或是「廣播」這一類情報量比較大的行為，都應該避免。至於聽「音樂」是屬於節奏性的行為，所以可以邊聽邊散步也沒關係。

◎下大雨或颱風天也要散步嗎？

如果天氣惡劣，可以用在室內進行的「節律性運動」來取代晨間散步，包括「健康操」、「踩階梯踏板」、「上下樓梯」等，都是不錯的選擇。

◎嚼口香糖也是一種節律性運動

假使沒辦法晨間散步，也沒有時間吃早餐，可以利用「嚼口香糖」來刺激血清素分泌，時間至少 5 分鐘以上。如果嚼 20 分鐘，就算已經停止咀嚼（從開始嚼算起，經過 30 分鐘），血清素一樣會繼續大量分泌。可是一旦超過 30 分鐘，效果就不會繼續增加，因此，嚼口香糖的時間以 5 ～ 30 分鐘為限。

當專注力變差，或是心情焦躁的時候，利用工作休息的空檔嚼口香糖，使血清素分泌增加，就能得到轉換心情的效果。

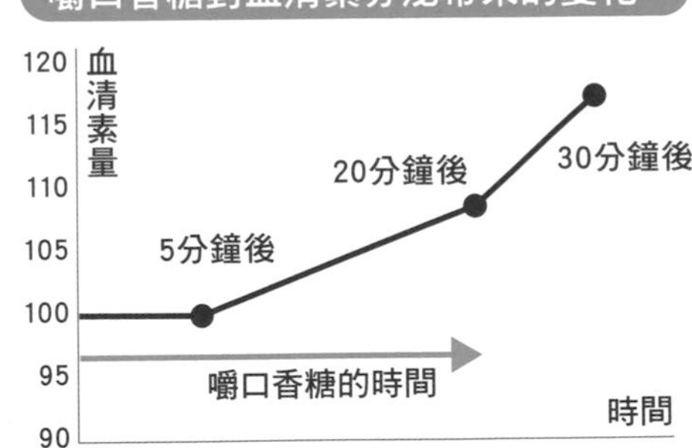

◎可以慢跑嗎？

晨間散步不需要慢跑，只要散步或快走就夠了。相反地，早上一起床就做會流汗的激烈運動，對身體反而不好。

一早起床之後，身體還處於夜間脫水的狀態，血液較濃稠，容易凝固阻塞。這時候如果血壓突然上升，很容易就會引發心肌梗塞，所以一天當中「早上 8 ～ 10 點」是心肌梗塞最容易發生的時段。

在空腹（低血糖）的狀態下慢跑，對身體也不是一件好事。加上早上的肌肉比較僵硬，容易受傷，怎麼看都是弊大於利。

如果是體力足以應付跑馬拉松的人，可以自行做判斷，不過請務必要做好各項準備，包括「確實補充水分」、「吃點簡單的東西」、「確實做好伸展和暖身」等。

各種節律性運動

常見的節律性運動

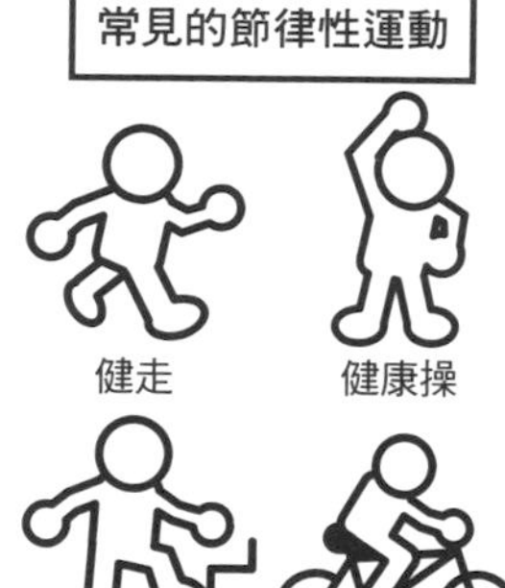
健走
健康操
爬樓梯
踩腳踏車

咀嚼也是節律性運動

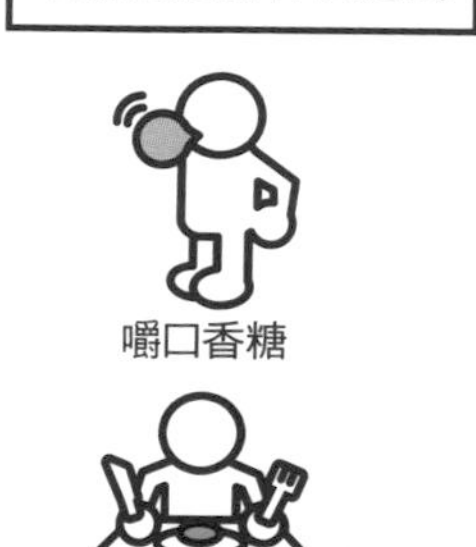
嚼口香糖

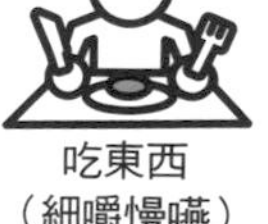
吃東西
（細嚼慢嚥）

出乎意料的節律性運動

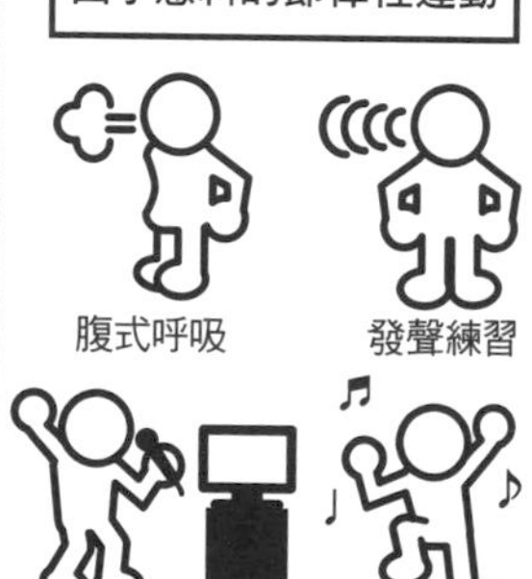
腹式呼吸
發聲練習
唱卡拉 OK
跳舞

早上不是非得散步不可，
唱歌也 OK ！

MORNING WALK
晨間散步
65

最強食材「香蕉」能幫助血清素的合成

◎晨間散步之前記得補充水分

早上剛起床時，身體還停留在夜間脫水的狀態，也就是「血液濃稠」的狀態。因此，早上一起床一定要喝 1 杯水（或是溫水）補充水分。

早上起床到出門晨間散步的這段時間，別忘了一定要「補充水分」。如果在「血液濃稠」的狀態下進行激烈運動，會增加心肌梗塞的風險，務必要小心。

◎早餐要在晨間散步之後吃

早餐是在晨間散步之前吃，還是之後再吃？

晨間散步是為了「重設生理時鐘」，所以應該在起床後 1 個小時內進行。如果是自己準備早餐，再加上吃的時間，至少會花上 20 ～ 30 分鐘，這麼一來就很難在起床後 1 個小時內出門晨間散步。因此，建議還是等散步結束回到家之後，再用舒服、輕鬆的心情好好享用早餐。

不過，如果散步之前肚子餓，覺得全身無力、能量不足，有時候很可能是「低血糖」的緣故，這時可以先吃點「簡單的東西」再出門散步。

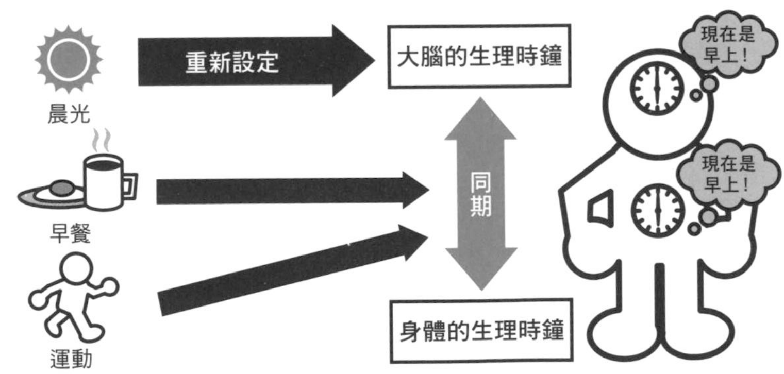

◎早餐到底要不要吃？

市面上有些健康書會主張「一天 1 餐有益健康」或「一天 2 餐最健康」。

精神醫學的教科書裡一定都會清楚寫道：「精神疾病的治療必須『每天確實均衡攝取 3 餐』和『吃早餐』。」實際上，大部分的精神病患都有不吃早餐，或是偏食的傾向。

「雖然一天只吃 1 餐，可是身體狀況非常好！」如果是這樣的人，當然沒問題。但是，如果「身心狀況差」，或是「早上的工作效率低」，這樣的人就應該吃早餐。這是因為，**「吃早餐對生理時鐘的重設非常重要」**。人體其實存在著 2 個生理時鐘，一個是「大腦的生理時鐘」，一個是「身體的生理時鐘」。

「大腦的生理時鐘」位於大腦下視丘的視叉上核部位，除此之外，身體的消化道、肝臟、腎臟等大部分的內臟器官，也有所謂的「生理時鐘」，分別記錄著不同的時間。

早上曬太陽可以重設「大腦的生理時鐘」，可是「身體的生理時鐘」和「大腦的生理時鐘」並非同步，兩者之間有著些微的差距。有些人可能早上頭腦很清醒，身體卻感覺懶洋洋的、提不起勁，無法表現出身體正常的狀態。這類型的人，很可能就是大腦和身體的生理時鐘有時差所造成。

大腦和身體的生理時鐘，每天必須「同步」一次，方法就是「吃早餐」。吃早餐能使血糖上升，能量流向全身，促使所有細胞開始進入工作狀態。

一天 2 餐有益健康？

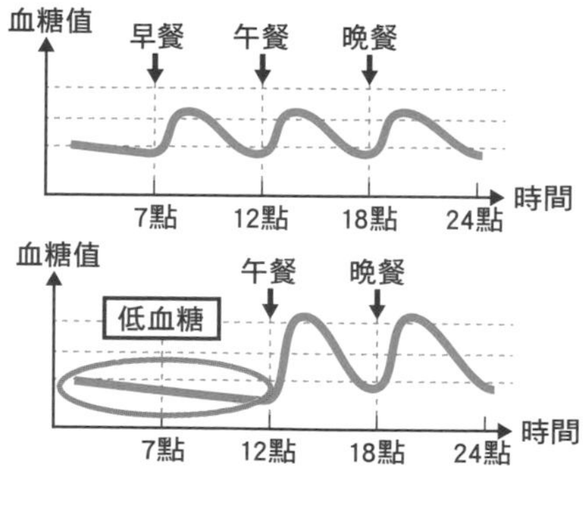

一天3餐

一整天的血糖變化起伏不大

一天2餐

中午之前一直處於低血糖狀態，
午餐、晚餐後的血糖變化呈大幅震盪

筆者根據「日本醫師會」
官網資料製成

也會讓身體各個臟器裡的生理時鐘知道「現在是早上！準備要開始一天的工作了」。

「早上工作效率差」、「精神病患」、「有睡眠障礙」等，這一類的人最好都要養成晨間散步的習慣。不過，這些問題也可以透過吃早餐，把大腦和身體的生理時鐘調整成同步，讓「生理時鐘」有更明確的規律，問題就能更容易獲得改善。

不論如何，「主要」的都是「大腦的生理時鐘」，「身體的生理時鐘」只是作為「輔助」。要注意的是，早上如果沒有曬太陽，就算吃過早餐，生理時鐘也沒辦法完整重設。

◎早上身體不舒服通常是因為低血糖

早上身體狀況不好的人，通常都會睡到快來不及才起床，沒時間吃早餐。或者有些人是身體狀況導致沒有食慾，早餐吃不下。

大腦的能量來源是「葡萄糖」，當身體處於低血糖的狀態時，腦袋就會覺得昏昏沉沉的，專注力和工作效率非常差。如果跳過早餐一天只吃 2 餐，早上身體很可能就一直處在低血糖的狀態。在這種狀態下，大腦和身體都不可能有力氣面對工作。

不只如此，假設一天 2 餐所吃的熱量相當於一天 3 餐的熱量，很容易造成血糖快速上升，血糖值的變化起伏過大。這也是糖尿病的風險之一。

早上和中午之前身體狀況不好的人，很可能已經陷入「早上起床低血糖→不舒服→沒吃早餐→中午之前持續低血糖狀態→工作效率差」的惡性循環。

「低血糖」只要吃點東西就能獲得改善，哪怕只是一個飯糰或一根香蕉都行。如果你也是早上身體容易不舒服的人，最好還是要乖乖吃早餐吧。

◎能發揮晨間散步最大效果的早餐是「香蕉」

不習慣吃早餐的人，「確實吃早餐」對其來說相當困難。如果是這類型的人，建議可以用「香蕉」來代替早餐。

香蕉能夠幫助血清素的合成。製造血清素的原料是一種叫做「色胺酸」的必需胺基酸，人體無法自行合成，只能從飲食中攝取。可是，如果單獨攝取色胺酸，沒有同時攝取「維生素 B6」和「醣質」，色胺酸很難被身體吸收。

香蕉的營養成分中就**包含了「色胺酸」、「維生素 B6」和「醣質」，可以算是為血清素合成而存在的超級食材**。

因此，如果想藉由晨間散步增加血清素的分泌，散步後最好的早餐就是「香蕉」。

合成血清素必要的食材

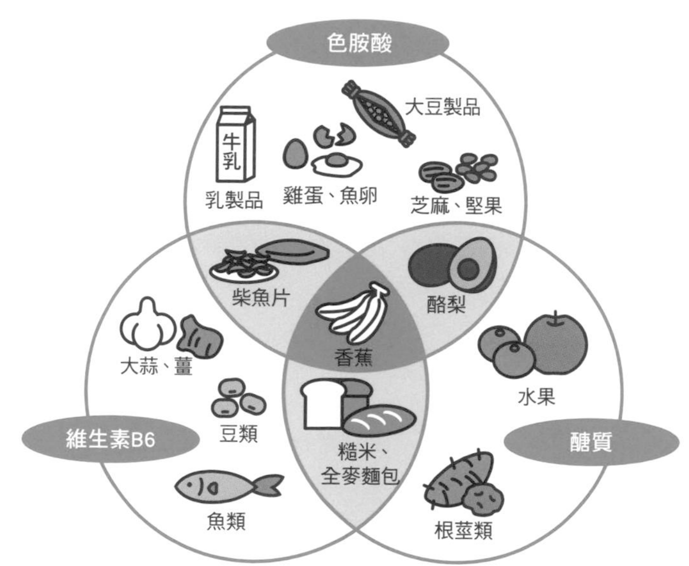

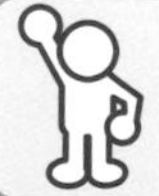

吃早餐能「重設生理時鐘」，使晨間散步的效果發揮到極限。

MORNING WALK
晨間散步
66

早起的方法

早上爬不起來的人，別說是「晨間散步」了，很多人光是要「起床」就有困難。如果你也是這樣的人，以下 4 個習慣可以幫助你克服早上起不來的困擾。

①前一晚拉開窗簾睡覺

早上的陽光透過窗戶照進房間裡，會讓人很自然地就醒過來，因為血清素在眼睛接觸到陽光的那一刻，就會開始製造生成。如果是在黑暗中突然被鬧鐘叫醒，這時體內的血清素幾乎等於零，所以起不來也很正常。

前一晚拉開窗簾睡覺，隔天早上醒來之後，血清素立刻就會開始分泌，起床就會變得非常容易。

如果覺得外面的路燈等其他光線太亮，拉開窗簾就睡不著的人，現在市面上也有「電動窗簾」，可以連接鬧鐘同步開啟，價格也不高，是很方便的選擇。

②睜眼冥想

早上爬不起來的人，聽到鬧鐘響起，下一秒的反應想必都是直接關掉鬧鈴，拉上棉被、閉上眼睛繼續睡覺。其實，這時候你要做的應該是「睜開眼睛」，而不是「閉上眼睛」。只要睜開眼睛 3 分鐘，讓視網膜接觸到陽光刺激，血清素就會開始製造分泌，使人感覺清醒，更容易起床。

不過，如果什麼事情都不做，只是靜靜地睜開眼睛「3 分鐘」，應該很難辦得到。所以可以利用這 3 分鐘的時間，把「今天一整天的行程」在腦海裡預演一遍，思考「今天一整天打算怎麼過」，或者是「把早上排好的行程依序想過一遍」，也就是做想像訓練。也可以睜眼冥想，透過專心冥想，3 ～ 5 分鐘的時間很快就會過去，這時大腦應該已經完全清醒，人會感覺充滿幹勁，準備好迎接接下來一整天的工作。

我每天都會利用這 3 分鐘的時間進行「寫作冥想」，把當天要寫作的內容依序想過一遍。等到開始要工作的時候，腦袋就會立刻浮現文字，讓我能很快地進入工作狀態。

③淋浴

人在睡覺的時候，身體的深層體溫會下降，睡醒之後才又慢慢上升。換個角度來說，體溫不容易上升的人，早上就會爬不起來。這時可以透過淋浴等方式強制將體溫拉高，讓人更清醒。水溫大概控制在「微燙」、會讓人瞬間清醒的程度。

另外，低血壓的人通常早上也會起不來。淋浴能提升心肺功能，使血壓適度上升，從這一點來說，對早上爬不起來也有改善的作用。

④沖冷水澡

如果用一般的方式淋浴，還是覺得腦袋昏昏沉沉的，不妨沖個 30 秒左右的冷水澡，藉此啟動交感神經的作用，就能完全清醒了。

提高清醒度的晨間習慣

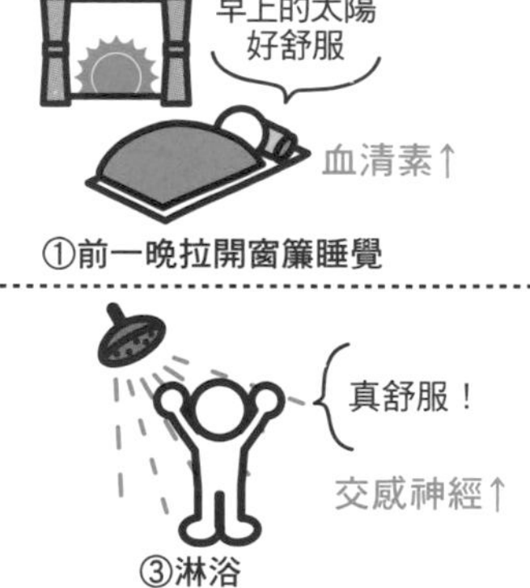

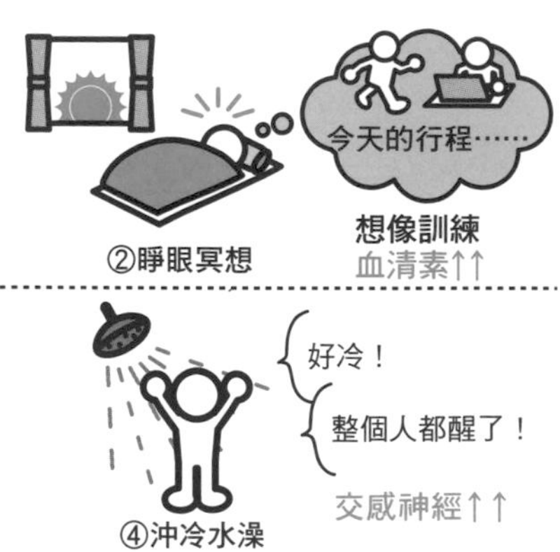

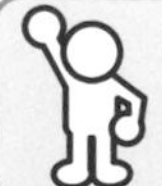

**一起床立刻啟動交感神經，
為接下來的一整天全力衝刺！**

MORNING WALK
晨間散步
67

晨間散步 Q&A

◎晨間散步可以包含在每週的「運動」當中嗎？

第 2 章提到「每週要維持 150 分鐘的運動時間」。那麼，晨間散步也可以包含在這個「基本運動量」當中嗎？關於這個問題，如果是以略快的速度行走，當然可以算在「每週的基本運動量」中。

換言之，有「晨間散步」習慣的人，其實已經達到每週的基本運動量（每週 150 分鐘）。

只不過，「晨間散步」屬於輕度運動，對於「生長激素」和「BDNF」的分泌幫助不大，建議最好再加上「每週 2 次 45 分鐘以上的中強度運動」，以及「每週數次的肌力訓練」。

◎可以遮住肌膚或是擦防曬乳嗎？

「我擔心會有紫外線的問題，可以戴口罩或是手套之類的，把皮膚遮住嗎？」「可以擦防曬乳嗎？」這些也是大家常問的問題。

以「增加血清素分泌」和「重設生理時鐘」的角度來說，遮住肌膚散步不會造成影響。不過，如果沒有適當地露出肌膚，讓肌膚曬到陽光，就無法促進維生素 D 的生成。

維生素 D 是透過肌膚照射到紫外線才能達到活化，雖然市面上的化妝品廣告都告訴大家「紫外線是美容的敵人」，但是完全隔絕紫外線也不符合健康原則。另外像是防曬乳之類的防曬用品，也會阻礙肌膚接觸紫外線。

如果真的擔心紫外線，可以在一大早陽光比較溫和的時段做晨間散步。如果擔心臉被曬黑，可以單獨在臉上擦上防曬乳就好。

◎晨間散步多久才能見效？

從開始嘗試晨間散步，到感受到「效果」，這個時間因人而異，有的人一個禮拜就看見效果，有的人需要 1 個月才會見效。

有睡眠障礙或是精神方面疾病的人，或者是正在服藥、接受治療的人，血清素神經可能相對比較虛弱，這種時候請至少維持習慣 3 個月以上。

當身體因為憂鬱症等疾病導致血清素處於偏低的狀態時，血清素受體的數量會增加。血清素神經受到刺激，以正常狀態分泌血清素，使血清素受體數量減少（正常化），至少會花上 2 ～ 3 個月的時間。

一般憂鬱症的藥物療法也是同樣的道理，要讓血清素恢復正常分泌，至少都需要 2 ～ 3 個月的時間。

先別想著多久能見效，重要的是現在就開始嘗試，實際體驗晨間散步帶來的「舒暢感」。當你愛上這種「神清氣爽」、「舒服」的感覺之後，自然能「不知不覺地持續下去，心情和身體狀況也會跟著慢慢獲得改善」。

「晨間散步」重點整理

【基本方法】

- **起床後1個小時內，散步15～30分鐘。**
- **健康的人15分鐘。**
- **精神狀態不好的人30分鐘。**

【注意事項】

- **注意維持一定的節奏，腳步放輕鬆。**
- **時間不必超過30分鐘。**
- **不必勉強「早起」。**
- **中午之前（最晚11點）完成。**
- **雨天也有效果。**
- **不可戴墨鏡。**
- **不需要過度防曬。**
- **可以健走，不要慢跑。**

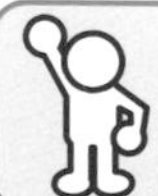

如果再加上肌力訓練，
還能增加「生長激素」和「BDNF」的分泌。

MORNING WALK
晨間散步
68

晨間散步經驗分享

關於晨間散步的方法，在前面的內容中都已經做了詳細說明。不過讀到這裡，我想應該還是有很多人對晨間散步的效果半信半疑，覺得「真的只要散步 15 分鐘，就能看見這些效果嗎？」

為了讓大家相信，最好的辦法就是讓實際嘗試過晨間散步之後，不論在睡眠、心情、身體狀況、憂鬱症、工作效率等各方面都獲得改善的人，來跟大家分享他們的經驗。

因此，我透過電子雜誌做了一項晨間散步經驗談的募集活動，最後竟然收到多達 74 位讀者的分享。接下來我就從中擷取幾則內容跟大家分享。

■睡眠狀況大幅改善

我是個研究生，每天都忙到睡覺前一刻才停下來。在還沒有嘗試晨間散步之前，有時候到了深夜都還睡不著。

為了讓自己趕快入睡，我甚至每天晚上都會泡澡，可是完全沒有用，經常躺在床上怎麼樣就是睡不著。因為這樣，每天早上都爬不起來，精神完全沒辦法集中，只能硬著頭皮繼續研究，日子天天像活在地獄中一樣痛苦。

就在這個時候，我偶然看到樺澤醫師分享關於「晨間散步」的作用。我告訴自己一定要立刻嘗試，於是隔天一早，我拖著還殘留著疲累感的身體，出門開始我的第一次「晨間散步」。

沒想到，我感覺到一股前所未有的清新感在全身流竄，過去每天早上揮之不去的「睡意」完全消失了，整個人舒暢無比，好比厚重的雲層瞬間退散，天空重見光明。不只這樣，到了晚上，一股強烈的睡意襲來，過沒多久我整個人就睡著了。

從那之後到現在，我已經持續好幾月的「晨間散步」習慣。它讓我現在每天睡得又香又沉，白天的研究也變得更順利了。我的人生可以說因為「晨間散步」而瞬間有了截然不同的風景。**（奧田 Y，24 歲，男性）**

■晨間散步讓我擺脫適應障礙，成功重返職場

我在前一份工作出現適應障礙，早上爬不起來，連家門都無法踏出一步，最後只好辭掉工作。我很想讓自己好起來，後來看到樺澤醫師晨間散步的影片，便下定決心也要嘗試看看。剛開始我只能做到「穿上鞋子」，後來慢慢進步到「打開大門走到門口」、「走到第一根電線桿」，就這樣經過一年多的時間，現在我已經可以出門晨間散步 30 分鐘了。

早上在冷冽的空氣中起床後，我會立刻出門散步，邊散步邊思考許多事情，漸漸地我不再沉溺於過去的負面情緒，晚上也能很快入睡，早上固定時間起床。如今我已經重返職場，也找回過去的體力。現在要我一天不散步，反而會覺得渾身不對勁。**（真佑，33 歲，女性）**

■工作效率提升 2 倍！

晨間散步徹底扭轉了我的人生，最明顯的是睡眠品質變好，隔天睡醒之後不會再感覺疲倦。

我現在每天早上起床後就會出門晨間散步 10 ～ 20 分鐘，很神奇的是，有時候原本覺得「今天有好多事情要做」，心情不是很好，可是在散步之後，心態馬上有了轉變，還會告訴自己要加油。以前幾乎都是接近中午才開始進入工作狀況，現在一早上班效率就非常好，事情接二連三地完成，感覺效率是以前的 2 倍以上。

我不過是養成晨間散步的習慣，不僅工作效率變好，精神狀態也穩定許多，能夠隨時冷靜地判斷事物。最明顯的轉變是「整個人變開朗了」。

偶爾當辦公室的氣氛變得比較沉重、不安時，只有我可以不受影響，心情保持正面。這讓我的人際關係也開始產生變化，現在我會主動找上司或更高階的主管討論工作，也有機會在自己擅長的領域中發揮能力。

至於生活方面，開始嘗試晨間散步的第一個月，我的睡眠品質就有了改善，精神狀態也變好了。到了第二個月，就連情緒也變得穩定許多，工作效率獲得提升。到了第三個月，我已經是個完全正面思考的人，因為我相信晨間散步會繼續帶給我更多各種轉變。

就算沒有生病，只要你想在工作上做出成果，或是自我成長，或是更有效率地使用每一天的時間，推薦你一定要嘗試晨間散步的效果。我最近的體驗是，就算早上很想睡覺，但是晨間散步結束之後，專注力就會瞬間大幅提升。這是我自己的意外發現。今後我一定會繼續維持晨間散步的習慣。**（Masato，24 歲，男性）**

■憂鬱症獲得改善

我當初是因為先生的調職而罹患憂鬱症，後來隨著不斷轉調，前後也陸續看了 6 年的精神科。第一次看到樺澤醫生的 YouTube 影片，是在差不多第 5 年的時候，就這樣一直看到現在。從中我認識到關於運動、睡眠、晨間散步的重要性，第一個改變是每天睡滿 7 小時，這個習慣也一直持續到現在。

那時候因為還在服藥的關係，早上經常爬不起來，沒辦法嘗試晨間運動。不過我先從做得到的開始做起，也就是早上起床之後坐到窗邊曬太陽，接著再慢慢增加次數。就這樣，我吃的藥愈來愈少，後來持續一整年都沒有再吃藥，只剩定期回診。後來，醫生告訴我可以不必再回診，在接受過心理醫師的評估之後，我的病情終於在一年後正式畫下句點。

在沒有服藥的那一年觀察期，我原本只是坐在窗邊曬太陽，後來開始走到大門口做深呼吸，然後散步 5 分鐘左右再回家。我的病情雖然沒有立即好轉，不過在情緒上倒是時好時壞，漸漸有了起色。我原本就喜歡跑步，從開始在家裡附近散步之後，現在甚至一個星期會慢跑 2 個小時。

原本連 100 公尺都跑不了的我，如今已經可以一口氣跑完 15 公里了。

我漸漸看見運動的效果。

①變得能夠控制怒氣，也習慣用正面的態度去看待事物；②到了晚上自然會有睡意，也不會再半夜醒來，可以睡得很沉；③想喝酒的衝動變少了；④早上肚子會餓，開始愛上自己下廚；⑤體脂肪減少 10%，體重減少 8 公斤；⑥深刻感受到活著的感覺，看待事物的態度也改變了。我現在每個星期已經可以工作 25 個小時，精神狀態也相當穩定。樺澤先生，你拯救了我的生命，真的非常感謝你。**（Nikorichiko，44 歲，女性）**

■晨間散步讓我開始喜歡接觸人群

我在晨間散步的時候總會想著，30 ～ 45 分鐘的晨間散步，會給我帶來一整天的好心情。

我的個性十分不擅長跟人聊天說話，不過自從養成晨間散步的習慣之後，跟人聊天變成了一件開心的事。

晨間散步不只會讓人心情變好，而且在面對他人的時候，會變得很想跟人對話、建立關係，還有挑戰自我。這就是晨間散步不可思議的神奇力量。

晨間散步是人類每天必須要做的事，除非人原本就不需要血清素這種神經傳導物質。不過人的大腦裡就有血清素神經，所以必須刺激它以分泌必要的血清素，讓人能夠與人交流建立關係，完成每天該做的事，用愉快的心情度過每一天。晨間散步不單只是一種健康活動，也是人類必要的健康活動。**（閱讀能帶領人類，23 歲，男性）**

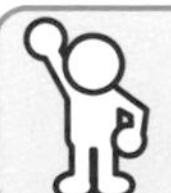

用自己的步調循序漸進地嘗試，
一起來感受晨間散步的健康效果吧。

HOW TO IMPROVE YOUR BRAIN AND MENTAL HEALTH

BRAIN+ MENTAL

CHAPTER4

生活習慣 LIFESTYLE

章節總整理

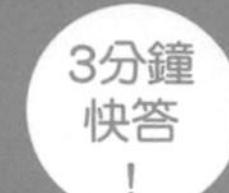

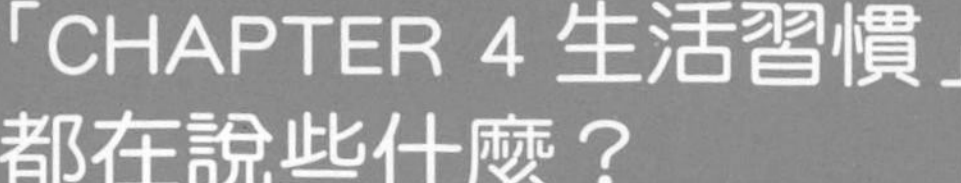

「CHAPTER 4 生活習慣」都在說些什麼？

才過30歲，小腹就跑出來了，有什麼推薦的瘦身方法嗎？醣類真的碰不得嗎？

減醣減得太極端，可是會影響壽命的唷。

不會吧，這也會影響壽命？所以那些減醣瘦身法，都是騙人的嘍？

減醣對糖尿病和肥胖的人是有效的，不過一般人除非攝取過量，不然其實沒有必要刻意減醣。醣質攝取太多或太少，都會造成死亡率增加。

大家要建立的觀念應該是「適當攝取醣質」，而不是「限醣」。除非你是經常吃甜食，或是吃拉麵配炒飯，不然就算不嚴格控制也沒關係。

甜食嗎……累的時候倒是真的常吃。我們公司樓下大廳就有咖啡店，每次跑完外務回到公司，我都會買一杯焦糖拿鐵來喝。

太甜的飲料表示含醣量過多，可以說對健康是最不好的，好比咖啡店的甜系飲料和果汁就是。如果想要減醣，這些東西最好少碰為妙。

我想也是……那黑咖啡呢？應該沒問題吧？

黑咖啡沒問題，而且反而對身體很好，可以**幫助降低肝硬化和糖尿病、心臟疾病、癌症等各種疾病的風險，還能提升大腦功能和運動能力**。

有喝咖啡習慣的人，**憂鬱症的風險比一般人少了20%，自殺的機率也只有一半**。

這麼厲害！所以咖啡不只有益身體健康，對心理方面也有幫助嘍？

咖啡因有提神的作用，也能提高專注力和注意力。工作之前或開車的時候喝咖啡，會讓大腦特別清醒，這一點可是經過科學證實。

那麼，醫生你認為什麼樣才算是健康的飲食呢？

應該是**傳統的日本飲食**吧。因為日本飲食使用了**大量可提升免疫力的食材**，包括糙米和發芽糙米、發酵食品、海藻，以及含有DHA和EPA等優質脂肪的海鮮等。而且料理手法也很健康，像是「燉煮」、「蒸」、「新鮮生食」等。

日本飲食果然是最好的！可是，如果不是自己下廚，要天天這麼吃還真是有難度呢。我就直接問了，醫生你早餐都吃些什麼？有什麼是我自己也能簡單準備的嗎？

我每天早上都會喝味噌湯，裡頭加了菇類和海藻。主食是用被稱為超級食物的藜麥加發芽糙米一起煮成的米飯。藜麥可

以攝取到除了維生素C以外的所有營養素，而且價格不會太高，對長期食用來說相當方便，你也可以試試看。

這個好耶！可以一次吃到多種營養素。

日本飲食對憂鬱症等精神疾病都有預防和改善的效果，除此之外，3餐均衡攝取，吃東西細嚼慢嚥，飲食別吃得太軟等，這些也都很重要。尤其早餐如果充分咀嚼，對虛弱的血清素神經還有刺激的作用，能增加血清素的分泌。

適當的「睡眠」、「運動」、「晨間散步」、「飲食」，身心才會健康，對吧？生活習慣還真重要呢。

在本書前面的內容中，我已經介紹了維持「大腦和心理健康」最有效的方法。其實這些**有益「大腦和心理」的生活習慣，對身體健康也都很有幫助**。

日本人每3個人就有2人是因為生活習慣病死亡。生活習慣病的主因，就是「生活習慣不好」，所以「改善生活習慣」是預防生活習慣病最好的方法。具體來說就是**調整「睡眠」、「運動」、「飲食」、「戒菸」、「飲酒適量」和「消除壓力」等6大生活習慣**。

那反過來說，醫生你認為「最不好的生活習慣」是什麼呢？

應該是**吸菸**吧。吸菸會導致罹病風險大幅增加。

包括肺癌增加4.8倍，咽喉癌5.5倍，整體癌症風險提高1.5倍。

精神疾病的風險也會增加，另外還有睡眠障礙4～5倍、憂鬱症3倍等。

天吶……我自己是沒有吸菸的習慣，不過我有些同事會吸菸，他們經常一起結伴去吸菸室抽菸，理由是「專注力變差，沒辦法專心」。看到他們這樣，有時候我會覺得幸好我知道怎麼用正確的方法提高專注力。

吸菸會增加血清素和多巴胺等神經傳導物質的分泌，所以會讓人覺得專注力變好。不過這些效果都只是一時的。
如果一直靠抽菸來增加神經傳導物質的分泌，不抽菸的時候，分泌就會驟降，導致專注力變差，人也會變得焦躁不安、情緒不穩定、容易衝動，最終甚至可能引發精神疾病或是自殺。

所以，如果想提升專注力的話……

我想你應該已經知道答案了吧，只能從「睡眠」、「運動」、「晨間散步」、「飲食」這些生活習慣來下手了。

果然跟我想的一樣（笑）。

總結

- ☑ **要「適當攝取醣質」，而不是「限醣」。**
- ☑ **咖啡對身體和心理健康都有幫助。**
- ☑ **傳統的「日本飲食」就是最健康的飲食法。**
- ☑ **有益「大腦和心理」的生活習慣，對「身體健康」也有幫助。**
- ☑ **「吸菸」是導致免疫力變差最糟糕的習慣。**

LIFESTYLE
生活習慣
69

有抽菸習慣的人，不抽菸就無法專心

前面的內容已經針對「睡眠」、「運動」、「晨間散步」等最重要的生活習慣做了詳細說明，接下來從這一章開始要介紹的是「飲食」、「吸菸」、「喝酒」、「面對壓力的方法」等剩下的生活習慣，同時也會告訴大家憂鬱症、失智症、生活習慣病等各種疾病的預防方法。

吸菸對健康的危害最嚴重。這一點我想應該沒有人不曉得。下方的圖表是我整理出來關於吸菸對健康造成的明確危害。

咽喉癌 5.5 倍，肺癌 4.8 倍，整體癌症的風險也有 1.5 倍。以男性來說，因癌症死亡的人數當中，大約 3 成都是因為吸菸。吸菸可以說是導致「癌症」發生的最大原因。

簡單來說，吸菸者的壽命比不吸菸的人平均少了約 10 年。吸菸的人當中，有半數的人比正常壽命提早 15 年死亡，有 1/4 的人甚至提早了 25 年。

日本每年有 12 ～ 13 萬人因為吸菸死亡，1.5 萬人因為二手菸死亡。

很多人都知道吸菸對「身體」不好，不過其實吸菸對「心理」的危害也非常大。

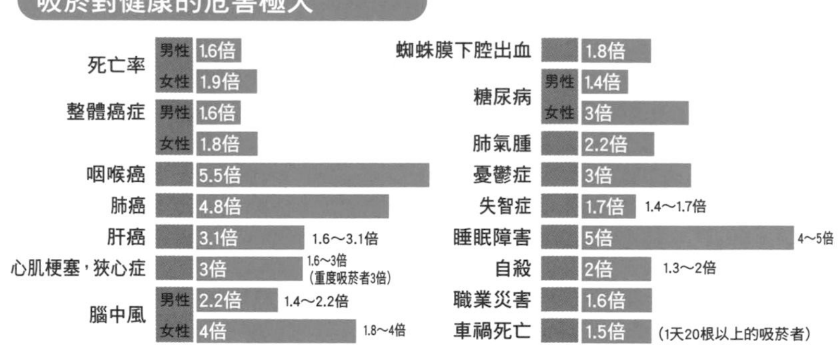

吸菸者罹患憂鬱症的風險是一般人的 3 倍，失智症風險是 1.4 ～ 1.7 倍，睡眠障礙 4 ～ 5 倍，自殺機率也比一般人高出 1.3 ～ 2 倍。

日本人的吸菸率，男性是 29.0%，女性是 8.1%（根據 2018 年厚生勞動省調查）。

很多吸菸的人會說吸菸可以「提高專注力」、「紓解壓力」。其實這些都是錯誤的觀念。吸菸的人因為尼古丁成癮的關係，平時的專注力非常差，只有靠著吸菸才能達到正常的水準。當事人只不過是把這種現象誤以為吸菸讓自己「專注力變好」、「情緒變穩定，壓力獲得紓解」罷了。

我把「吸菸者的大腦狀態」以圖表來表示（下圖），從圖中可以發現，吸菸者只有在吸菸的時候，腦波才有辦法達到非吸菸者的水準，意思就是恢復清醒（專注力）。可是經過 10 ～ 15 分鐘之後，腦波又會再度下降，30 ～ 40 分鐘後會出現尼古丁戒斷症狀，變得很想吸菸，連帶地人也會感到昏昏沉沉的、專注力差、情緒焦躁不安。這時候非常容易發生車禍，或是在工作上出包。

換言之，吸菸的人一整天大部分的時間都是以效率極低的狀態在面對工作。

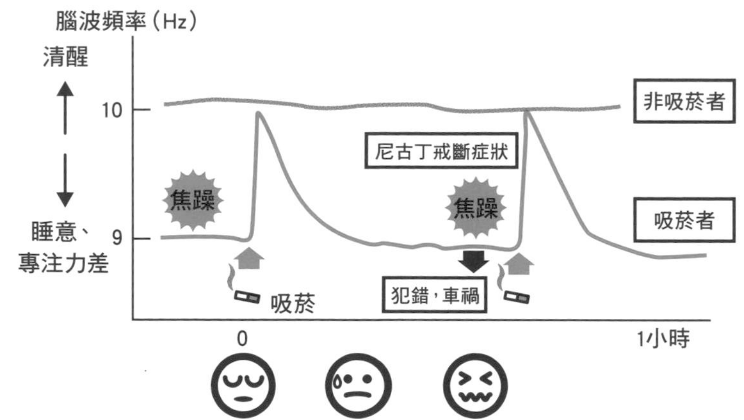

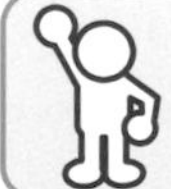

吸菸不只讓人減少壽命，
對大腦和心理健康也不好。

LIFESTYLE
生活習慣
70

消除抽菸危害的方法

「我都已經吸菸一、二十年了，現在戒已經太晚了啦！」很多吸菸者可能都是這麼想的，不過這是完全錯誤的想法。

以肺癌的機率來說，戒菸 5 年就能降低一半的發病風險，如果是戒菸 10 年，發病風險甚至會降低到跟非吸菸者一樣。另外像是腦中風和心肌梗塞，只要戒菸 5 年，風險就會降低到跟一般人一樣。就連已經發生的動脈硬化，戒菸 2 年之後，症狀也會大幅改善。

簡單來說就是，**從現在開始戒菸，10 年之後，過去吸菸造成的健康危害，全部都能一筆勾消**。換句話說，戒菸永遠不嫌「晚」。

戒菸之所以困難，是因為「尼古丁成癮」。

這就跟「酒精成癮」和「藥物成癮」一樣，「好想抽菸」的強烈渴望因為是「來自大腦的指令」，所以很難擺脫或是忍耐。「抽菸是生活的一部分」的心理依賴，加上「不抽菸會焦躁不安」等身體上的依賴，於是演變成一種成癮的症狀。

◎成功戒菸的方法

（1）服用戒菸輔助藥物

戒菸輔助藥物包括有尼古丁咀嚼錠、尼古丁貼片、口服藥（戒必適 Champix）3 種。使用這類藥物能大幅減輕「身體上的依賴」。

尼古丁咀嚼錠和尼古丁貼片在一般藥局就能買得到，其中尼古丁咀嚼錠是透過咀嚼暫時提供身體尼古丁，尼古丁貼片則是透過皮膚均勻地吸收尼古丁，對抑制戒斷症狀有很好的效果。

比起靠自己的力量，利用這類的輔助藥物，成功戒菸的機率可以高出 3 ～ 4 倍。

（2）戒菸門診

戒菸門診所開立的戒必適口服藥，除了減輕戒斷症狀以外，也會讓人降低對吸菸的渴望。研究顯示，戒必適的成功率比尼古丁貼片高出 1.5 倍。

根據針對戒菸門診的效果所進行的研究，大約 8 成的人在結束治療當下，都已經可以維持 4 週以上不吸菸；約 5 成的人在結束治療後，還能繼續維持戒菸長達 9 個月。

成功戒菸的方法

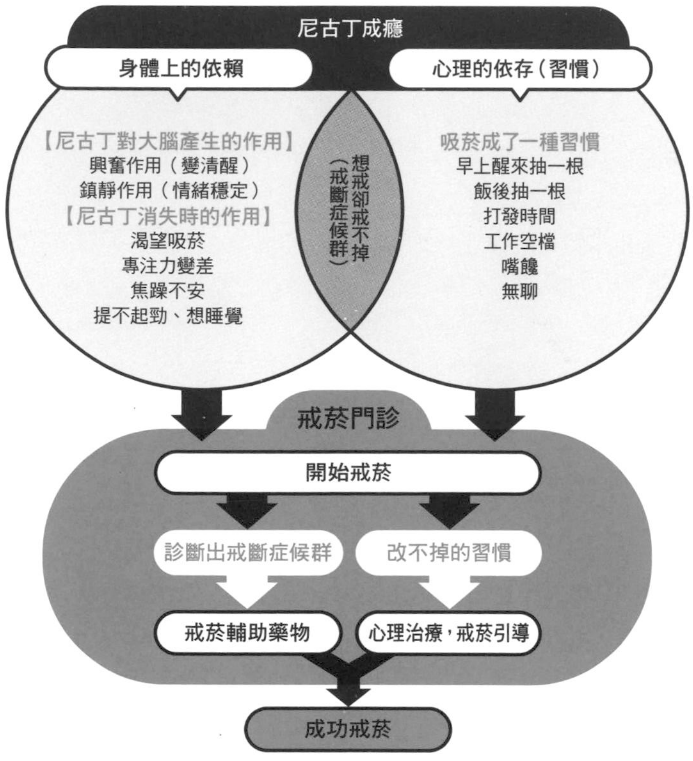

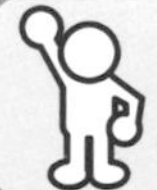

吸菸是一種成癮症，千萬別猶豫，
趕緊尋求輔助藥物和專家的協助吧。

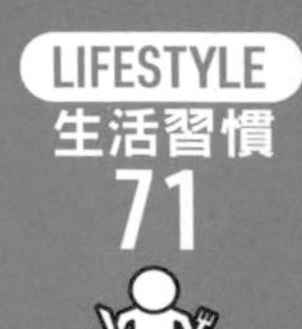

最新科學證實「酒為百藥之長」是騙人的說法

我想應該很多人都聽過「少量飲酒有益健康」的說法。

過去一般認為喝酒和死亡率的關係呈現J曲線，也就是比起完全不喝酒的人，少量飲酒的死亡率相對來得更低，因此認為「少量飲酒有益健康」。然而，2018年國際權威雜誌《刺胳針》刊載了一項大規模的研究報告，內容指出「**酒喝愈多，對健康愈不利**」。

在同一份研究中發現，喝酒和心肌梗塞的關係確實是呈現J曲線變化，不過在乳癌和肺結核等疾病方面，就算只有少量飲酒，也會提高發病風險，以整體疾病風險來說，結果並非呈現J曲線，而是一路往上增加。

因此，「少量飲酒有益健康」的說法，如今幾乎已經完全被推翻。不喝酒，才是最健康的作法。

在飲酒量方面，純酒精量如果每週增加100公克，腦中風的風險就會提高1.14倍，心臟衰竭1.09倍，高血壓1.24倍。意思就是說，酒喝得愈多，罹病風險就愈高。過量飲酒還會造成脂肪肝，甚至惡化成肝硬化。一旦變成肝硬化，很容易就會演變成食道靜脈瘤等危及性命的狀態。

喝酒引發精神疾病的風險也非常大。過量飲酒會使得憂鬱症風險提高3.7倍，失智症4.6倍，自殺3倍。

而且，長期的飲酒習慣也會造成酒精成癮的機率大幅增加。大部分的人都會覺得自己喝得不多，不會有成癮的問題，不過事實上，男性有1.9%的人是酒精成癮，等於每50人當中就有1人。

如果是酒精成癮的潛在人口，推估會是這個數字的好幾倍，因此這絕對不是事不關己的事情。

只不過，愛喝酒的人，要其完全不喝酒實在很難，加上酒精有時候在社交上也有潤滑劑的作用。既然如此，在不危害健康的前提下，可以怎麼適當地喝酒呢？

厚生勞動省在所公布的「健康日本 21 計畫」當中，提出了「不會危害健康的每日適當飲酒量」的標準。

也就是，純酒精量每天不超過 20 公克即可。

其他研究也顯示，每週的純酒精量如果超過 100 公克，壽命會減少 1.3～1.6 年。換言之，只要每週的純酒精量不超過 100 公克，就不會有太大的問題。

相反地，1 天 40 公克，1 週超過 200 公克以上的飲酒量，會提高生活習慣病的風險。所以超過這個標準的人，自己就要特別注意了。

1 天 20 公克以下屬於「適量飲酒」，1 天超過 40 公克就是會增加「生活習慣病」風險的飲酒量，1 天超過 60 公克就算「過量飲酒」，很明顯就是喝太多了。

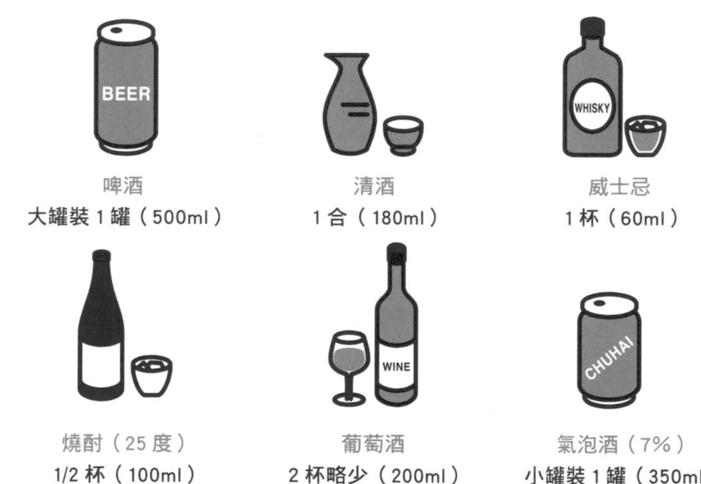
不會危害健康的每日適當飲酒量
BEER
WHISKY
WINE
CHUHAI
啤酒
大罐裝 1 罐（500ml）
清酒
1 合（180ml）
威士忌
1 杯（60ml）
燒酎（25 度）
1/2 杯（100ml）
葡萄酒
2 杯略少（200ml）
氣泡酒（7%）
小罐裝 1 罐（350ml）

純酒精量不超過 20 公克即可　根據「健康日本 21 計畫」（厚生勞動省）資料製成

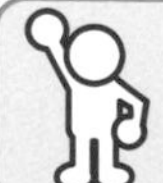

你每天會喝多少酒呢？
啤酒以一天 1 罐 500 毫升罐裝為限。

LIFESTYLE
生活習慣
72

萬萬不可的飲酒方式

喝酒除了要注意量以外，「喝的方式」、「目的」、「情況」等也很重要。如果喝錯了，很可能導致飲酒量增加，把身體喝壞，或是引發憂鬱症、酒精成癮等。

以下是 5 種萬萬不可行的飲酒方式

【第 1 名：過量】

上一節針對「適量飲酒」的分量做了說明，大家只要以一整個星期來合併計算、做調整就行了。一週 100 公克都算適量飲酒，如果以喝一天、休息一天來說，一次可以喝 2 瓶 500 毫升的啤酒。

如果是在外面喝酒，要盡量避免「喝到飽」的形式，這會造成沒來由地一下子喝太多。付一定的錢就能無限量地喝，乍看之下可能覺得佔到便宜，不過這種喝法只會增加健康的風險，以結果來說根本是損失慘重。另外，近來很流行的一款烈酒是燒酎調酒，500 毫升（8%）就含有 32 公克的純酒精，相當於 3.5 杯的純威士忌（沒有稀釋或加冰塊），要特別注意。

【第 2 名：每天喝】

身為精神科醫師，關於喝酒我想說的重點是，即便是適量，一整個星期每天都喝酒是「非常不健康」的喝法。這會造成肝臟一直持續在分解代謝酒精，完全沒有時間休息，影響到肝功能的健康。而且，每天喝酒也會大幅增加酒精成癮的風險。

每個星期一定要有 2 天以上是滴酒不沾的休肝日。

順帶一提，有喝酒習慣的男性當中，有 6 成的人都沒有休肝日（每週喝酒 5 天以上）。就算一整個星期的飲酒量合乎標準，可是沒有休肝日的人，整體死亡風險是中度飲酒者的 1.5 倍，重度飲酒者的 1.8 倍。只要改成喝一天、休息一天，對大腦和肝臟的傷害就會大幅降低。

【第 3 名：睡前喝】

大家千萬不能為了讓自己「更快睡著」而喝酒，這麼做反而會睡得更不好。如果有聚餐喝酒，最後的喝酒時間至少要和就寢時間間隔 2 個小時以上，如此才能減少酒精對睡眠造成的影響。

【第 4 名：為紓解壓力而喝】

「喝酒可以紓壓」的觀念，從科學上來說根本就是錯誤的。

喝酒會導致壓力荷爾蒙皮質醇增加分泌，如果長期喝酒，抗壓性會變差，「抑鬱」的症狀也會變得更嚴重。有「憂鬱」傾向的人如果每天喝酒，憂鬱的情況可能會一路惡化成「憂鬱症」。

【第 5 名：喝到做出「問題行為」】

如果喝酒喝到出現「失憶」、「性格大變」、「職權騷擾、性騷擾」、「受傷（害人受傷）」等問題行為，就表示已經喝太多，而且是多到危險的地步，很可能已經有潛在的酒精成癮症狀，或者根本就已經是酒精成癮了。

正確和錯誤的飲酒方式

正確的飲酒方式	錯誤的飲酒方式
開心地喝	為紓壓而喝
為慶祝而喝，給自己的獎勵	為「逃避」討厭的事物而喝
開心、正面的話題	邊喝邊說他人壞話、抱怨連連
訴說夢想	負面、消極的話題
跟親密的夥伴和朋友一起喝	獨自喝酒
透過喝酒強化人際關係	破壞人際關係 （打架、暴力、失憶）
每週2天以上不喝酒	每天喝
適量飲酒	大量飲酒，喝到宿醉
在微醺的時候就上床睡覺 （降低對睡眠的影響）	睡前酒
配著水喝 （幫助酒精代謝）	只喝酒，沒有配水

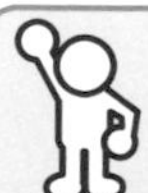

既然要喝，
就要跟自在的對象，邊喝邊聊有意義的話題。

LIFESTYLE
生活習慣
73

能提升效率的壓力，以及會影響效率的壓力

在健康檢查中如果發現有「糖尿病」和「高血壓」的傾向，通常醫生會告訴你「要想辦法減輕壓力」。可是就算這麼說，大部分的人也不知道該怎麼做。

我們常聽到壓力這個詞，但是實際上對於壓力的特徵，或是它真正的意思，還有正確的應對方式，我想應該很少人清楚。

所以，接下來我要介紹的就是關於壓力正確的知識，以及「排解壓力的正確方法」。

①愈是相信「壓力有害健康」，對健康會愈不利

過度的壓力會使死亡機率增加 43%，不過這種機率只會出現在相信「壓力有害健康」的人身上。不覺得「壓力有害健康」的人，死亡機率不會這麼高，甚至會比「幾乎沒有壓力」的人的機率更低。

著有《輕鬆駕馭壓力：史丹佛大學最受歡迎的心理成長課》一書的作者凱莉．麥高尼格（Kelly McGonigal）表示：

對壓力過度害怕、擔心，會導致壓力對健康造成危害。壓力能使人成長。只要改變對壓力的看法，每個人都能擁有更健康、幸福的人生。

②適度的壓力能提升工作效率

100 多年前葉克斯（Yerkes）和杜德遜（Dodson）兩位博士的研究就已經告訴我們，「適度的壓力是必要的」。壓力和緊張感太多或太少，都會造成大腦的效率降低，「適度的壓力能讓人發揮最佳效率」，這就是所謂的葉杜二氏法則。

換言之，壓力不是危害，而是我們生活中不可或缺的東西。

③一整天持續緊張的狀態對健康不好

針對以上的說法，我相信還是有人會持反對意見，相信壓力有害健康。只有當一整天持續處在壓力的狀態下，壓力才會對健康造成危害。

舉例來說，假設職場上的人際關係會對自己造成壓力，這時候可以告訴自己，只要一離開公司，就完全不要再去想「公司的人際關係」。專注在自己「開心」、「感興趣」的事物上，放輕鬆面對生活，平時的壓力自然就不會愈積愈多。

④自己很難察覺壓力的存在

很多人雖然承受著龐大的壓力，卻覺得「自己沒有壓力」。這是因為在壓力的狀態下，人的認知功能會降低，使人察覺不到壓力的存在，所以一定要特別留意。

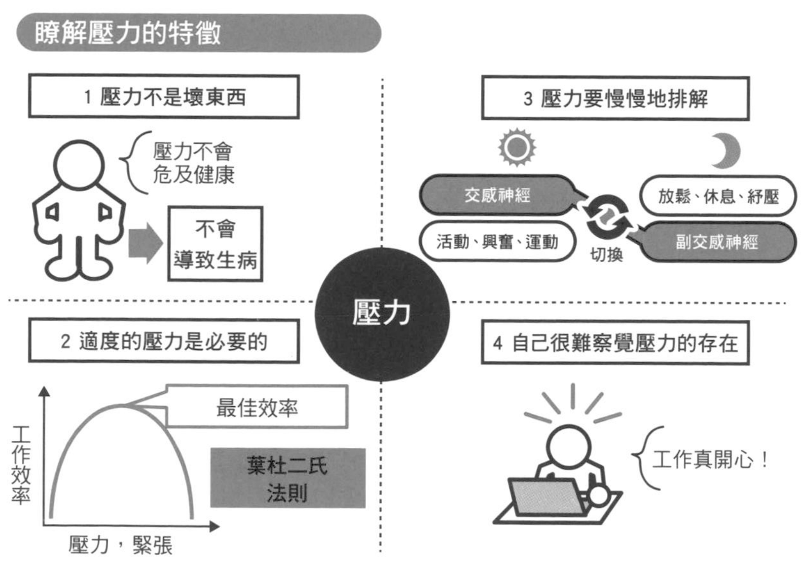

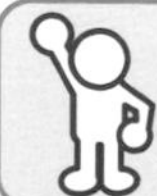

把壓力當朋友，
聰明地在「緊張」和「放鬆」之間切換心情吧。

LIFESTYLE
生活習慣
74

消除有害大腦的壓力

如果用了「錯誤的方法」排解壓力，壓力非但不會減少，反而會因為過度使用大腦而導致壓力更嚴重，結果適得其反。

以下是 5 種排解壓力最糟糕的錯誤方法。

【第 1 名：喝酒】

說到排解壓力的方法，大家第一個想到的應該都是「喝酒」吧。我也很喜歡喝酒，不過酒是開心享受的東西，不應該用來排解壓力，因為酒不僅無法消除壓力，反而會讓壓力更嚴重。

偶爾喝酒沒關係，可是有壓力的人幾乎都是天天喝酒，或是連續喝上 2、3 天。

酒精無庸置疑的絕對會影響睡眠，造成睡眠品質下降，中途醒來好幾次，睡眠時間變得更短。排解壓力最好的方法是「睡覺」，因此，會影響睡眠的「酒精」，對壓力來說就是萬萬碰不得的東西。

喝酒只有在當下會忘記「討厭的事」，實際上問題完全沒有解決，只是把它「往後順延」而已。就這樣經過一個星期、一個月，問題會變得更嚴重，無疑只是讓壓力愈來愈大。

因此，喝酒對排解壓力只會帶來反效果。

【第 2 名：熬夜玩通宵】

很多人壓力大的時候都會「到 KTV 通宵唱歌到天亮」，或是「到酒吧跳舞直到天亮」。唱歌、跳舞都是紓解壓力很好的方法，可是如果是「一直到天亮」，就另當別論了。原本的目的是為了紓解壓力，可是卻因為「熬夜」和「睡眠不足」帶來的反效果，導致最後變得「得不償失」。

【第 3 名：說他人壞話】

大家聚在一起說他人壞話的這種「藉著說他人壞話來紓解壓力」的方式，只會有反效果。腎上腺素的分泌會讓交感神經處於優位，反而強化了不好的經驗和記憶，導致原本應該忘記的事情，最後反而深植在記憶裡。

三五好友一起聊天可以幫助壓力排解，不過應該要是有建設性、正面、積極的內容才對。

【第 4 名：賭博、血拼】

很多人會用賭博（柏青哥、賽馬）或血拼來作為紓壓的方法。如果只是偶爾倒無所謂，可是有很多人不是偶一為之就能感到滿足，而是已經變成一種習慣，出現成癮的症狀。

賭博也好，血拼也好，在幸福物質多巴胺的分泌作用下，當下會覺得很開心。可是這種開心的感覺很快就會消失，讓人想繼續追求同樣的「開心」，最後變成「成癮症」。

就跟「酒精」一樣，「賭博」、「血拼」、「打電玩」等這一類容易成癮的事物，都不應該拿來作為紓壓的方法。

【第 5 名：打電玩、看電視等容易興奮的娛樂】

工作疲憊或是有壓力的時候，人會特別想要打電玩。如果只是玩幾個小時也就算了，但偏偏這樣還是無法滿足、停不下來。不管隔天還要上班，一玩就玩到凌晨 3、4 點的都大有人在。

電玩等這一類視覺性、容易興奮的娛樂，會使得大腦變興奮，腎上腺素跟著分泌，交感神經處於優位。可是，紓解壓力需要的應該是「讓人放鬆」的「副交感神經」處於優位。興奮雖然可以暫時騙過大腦，但是對排解壓力來說，終究只會有反效果。

紓解壓力的正確與錯誤方法

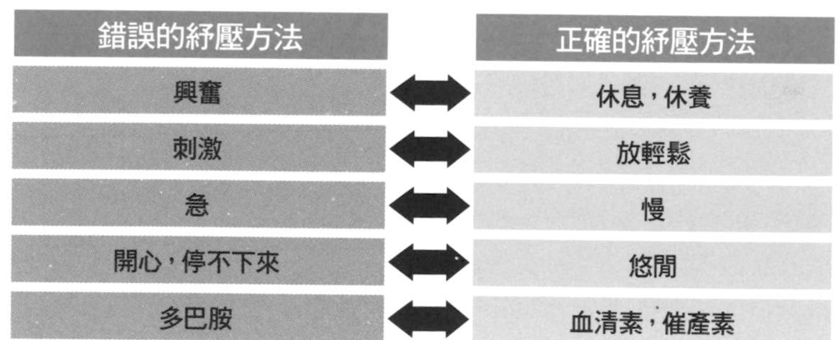

錯誤的紓壓方法		正確的紓壓方法
興奮	⟷	休息，休養
刺激	⟷	放輕鬆
急	⟷	慢
開心，停不下來	⟷	悠閒
多巴胺	⟷	血清素，催產素

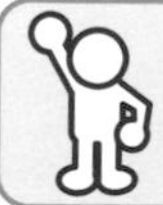

說人壞話就像在練習「負面思考」。

LIFESTYLE
生活習慣
75

科學證實有效的紓壓方法

①應對壓力

一旦多少察覺到壓力的存在時，請務必做出應對，看是要排除壓力來源，或是盡可能減少壓力。

很多人的想法是：「我的壓力是來自跟主管合不來，可是我又無法改變主管，要怎麼排除壓力來源？」如果是這種情況，其實只要稍微改變自己的「想法」和「行動」，人際關係的壓力就能減輕 9 成。

不同壓力的紓解方法範本

解決不了的煩惱	1 自己透過書本和網路尋找解決辦法 2 請教朋友或專家 3 發洩（問題雖然沒有解決，不過 9 成的情緒能夠獲得抒發）
跟人比較	1 要跟過去的自己比較，而不是他人 2 要觀察、學習對方優點，而不是跟對方做比較（以對方為榜樣） 3 不要「嫉妒」，應該抱持「佩服、尊重」的態度
在公司裡有討厭的人	1 簡單地用「喜歡／討厭」來表達心情，不做過度評價 2 不說對方壞話，努力找尋對方「優點」 3 重新跟對方建立信任關係
遇到來者不善的人	1 無視對方（聽聽就好，別放在心上） 2 隨口敷衍對方 3 隨便稱讚對方幾句 4 把討厭的人當朋友
職場人際關係不好	1 沒有必要認真經營職場上的人際關係（只要跟家人和私底下的朋友關係良好就行了） 2 鎖定關鍵重要人物建立關係 3 找一個在公司裡能信得過、聊得來的人 4 在工作上做出成績（在職場上，工作成績比人際關係更能獲得肯定）
工作不開心	1 讓自己趕快從基本工作中畢業，挑戰更有難度的工作 2 多用點「心」，工作就會變得更開心 3 主動思考並採取行動，而不是等著「被指派工作」 4 學習基本技巧，提升自我能力
感到強烈不安	1 調整睡眠、運動、晨間散步等生活習慣 2 凡事先做再說，別想太多 3 把不安的心情「說出來」或是「寫下來」

根據拙作《零壓力終極大全》整理製成

關於具體的方法，在我的拙作《零壓力終極大全》裡就有詳細介紹，有興趣的人可以自行參考，針對人生中會遇到的所有壓力，在書裡都有提供減輕的方法。

②減少「無法改變的壓力」的方法

如果長期承受著壓力，體內的壓力荷爾蒙（皮質醇）濃度都會提高。經科學研究證實有用的「減輕壓力荷爾蒙的方法」共有 6 個，分別是「睡眠」、「運動」、「聊天」、「大笑」、「泡澡」、「冥想，正念練習」。

無論白天在職場上背負著多麼「龐大的壓力」，下班後透過落實這些「減輕壓力荷爾蒙的方法」，也就是「減輕壓力的方法」，都能多少減輕白天的壓力。

最好的辦法當然是排除壓力來源，萬一辦不到，以上這些方法也能達到不錯的紓解效果。

睡前 2 個小時放輕鬆地度過，不只能睡得更熟，大部分的壓力也能獲得紓解。關於「睡前 2 小時的放鬆方法」，在本書第 1 章已經做了詳細的說明，大家可以從中找出適合自己的放鬆方法，落實在生活中。

別讓壓力過夜。當天累積的壓力，趁著當天就將它排除。這才是最理想的紓解壓力的方法。

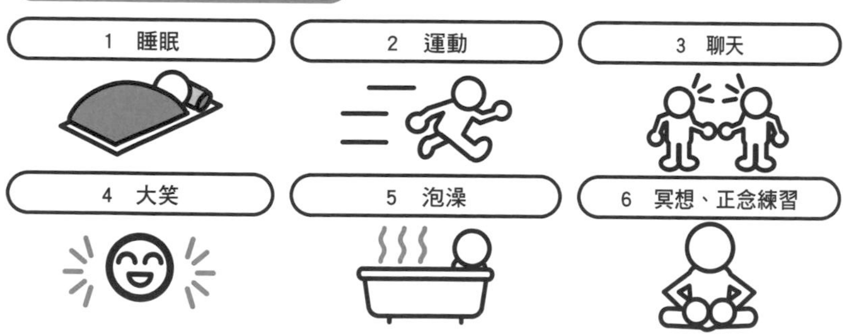

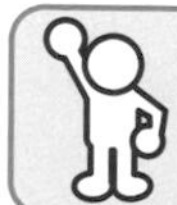

當天的壓力，當天排除。

LIFESTYLE
生活習慣
76

在潛伏階段阻止憂鬱症發病的方法

日本現在有超過 100 萬以上的人正在接受憂鬱症治療。憂鬱症（包含情緒障礙）的終身盛行率為 6.7%，意思就是說，每 15 個人就有 1 人會得憂鬱症。12 個月的盛行率是 2.2%，等於每 50 個人中就有 1 個人，一整年都生活在憂鬱症當中。這就好比公司有 50 個人，當中某個人如果因為憂鬱症長期請假休養，也不足為奇。

憂鬱症是罹病人數最多的精神疾病之一，可以說任何人都可能發生，是最需要防範的精神疾病。

憂鬱症又被稱為「心靈感冒」，不過這是指早期發現、及早治癒的情況。病情一旦惡化就會變得十分棘手，很多人甚至都是花了好幾年才重新回歸職場和社會。**與其說它是「心靈感冒」，更適切的說法是「心靈骨折」**。而且復發率高達 5 成，一旦發病就會很麻煩。

◎在潛伏階段就一定要想辦法治好

原本健康的人，不會某一天突然得到憂鬱症，通常會先經歷稱為「前期憂鬱」或「輕度憂鬱」的「潛伏階段」，經過數個月之後，才演變成「憂鬱症」。

假設還在「前期憂鬱」的階段，只要調整生活習慣，減輕壓力，好好休養，大概 1 ～ 2 週就能痊癒。

可是，一旦「憂鬱症」發病，情況就會變得非常難治癒，最少也要花上好幾個月的時間，有時候甚至是好幾年。

「憂鬱症潛伏階段」就像是「氣球快爆破的狀態」，而「憂鬱症」則是「氣球已經爆破的狀態」。要讓「前期憂鬱」階段呈現膨脹的氣球消氣很簡單，可是如果氣球已經爆破，再怎麼修復也很難恢復原本的狀態。

換句話說，如果在「前期憂鬱」的階段認真應對，病情就不會演變成「憂鬱症」。也就是說，憂鬱症在潛伏階段就務必想辦法治好。這一點大家一定要謹記在心。

◎預防憂鬱症的方法

預防憂鬱症的方法就是「睡眠，運動，晨間散步」。我認為這三點才是「預防憂鬱症」的終極方法，同時也是「預防所有精神疾病的方法」。因此，在沒有任何症狀，也就是沒有任何精神方面的問題時，最好就要把「睡眠，運動，晨間散步」當成理所當然的生活習慣來落實。

從「憂鬱症潛伏階段」恢復到「健康」狀態的方法，同樣也是「睡眠，運動，晨間散步」。

此外，「吸菸、喝酒」是導致心理狀況惡化的主因。「休息」和「排解壓力」同樣也很重要。「休息」指的是腦袋放空，如果下班回到家還一直想著「工作上的失敗」、「職場上的人際關係」、「擔心的事情」，就不能算是休息，也稱不上放鬆。

「睡眠」、「運動」、「晨間散步」、「戒菸、適當飲酒」、「休息」、「排解壓力」，這些都是平時就應該培養的好習慣。

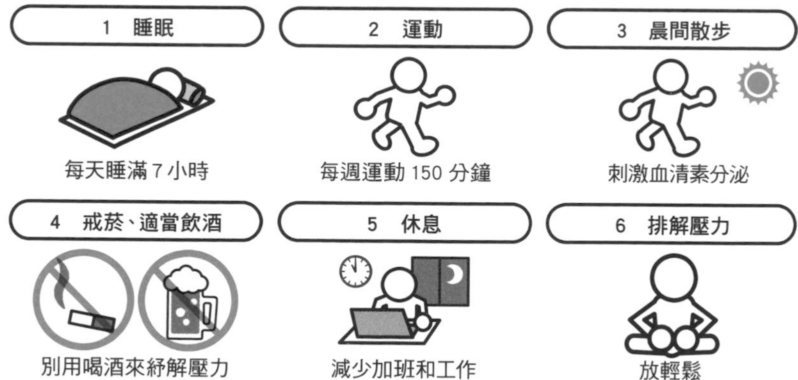

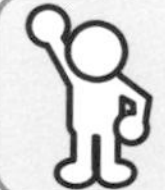

早上散步，晚上睡覺，
在潛伏階段就阻止憂鬱症發生。

LIFESTYLE
生活習慣
77

工作上出包是大腦疲勞的徵兆

現代人都應該做好憂鬱症的預防，最好能夠在憂鬱症明顯發病之前，也就是「前期憂鬱／輕度憂鬱」的狀態就察覺到。根據我的臨床經驗，「前期憂鬱／輕度憂鬱」通常會有以下 3 個徵兆：

①出錯率變高

這裡所謂的「出錯率變高」，指的是機率非常大。像是把開會忘得一乾二淨、忘了提交資料，或者是經常把公事包或東西忘記在電車的置物架上沒有帶下車。

「出錯率變高」與其說是「憂鬱症」的前兆，比較像是「大腦疲累」的徵兆。這時候只要好好睡覺、休息，消除「大腦的疲勞」，就能阻止情況演變成「憂鬱症」。

②早上爬不起來

早上起不來，中午之前的身體狀況和心情很差。這些都是血清素濃度偏低的徵兆。如果長期都是這樣，也可能會演變成「憂鬱症」。另外像是「睡不好」、「入睡困難」、「半夜醒來」等睡眠障礙，很可能也是憂鬱症的前兆。

如果想要「改善睡眠」、「提升血清素分泌」，一定要養成「晨間散步」的習慣。

③出現全身倦怠等身體症狀

包括感覺身體很沉重，全身倦怠，睡醒了還是很累，或者是感覺疲勞長期累積無法消除。這些如果以局部症狀表現，最常聽到的就是頭痛、感覺頭很沉重、肩膀痠痛、脖子僵硬等。

有 6 成的憂鬱症病患，一開始都不是直接找上「精神科」，而是先到「內科」等身體方面的科別求診。在那裡經過一系列的檢查，都沒有發現異狀之後，才會懷疑是精神方面出了問題。

說到憂鬱症，各位也許認為大部分都是「精神症狀」，其實很多時候是「精神症狀」和「身體症狀」各半，尤其初期症狀大多是「身體症狀」。

我想應該有非常多人都符合以上 3 個徵兆。這些代表的是「大腦疲勞」和「身體疲勞」不斷累積的狀態，不只憂鬱症，所有精神疾病和生活習慣病的潛伏階段也都會出現這些症狀。

因此，如果已經出現這些症狀的人，請務必徹底做到「睡眠、運動、晨間散步、飲酒適量／戒菸、休息、消除壓力」等 6 大生活習慣。

假使這樣還是無效，甚至更進一步發現「情緒低落」、「做任何事都快樂不起來」、「興致缺缺、提不起勁」等「憂鬱症的症狀」，請一定要盡快到精神科接受診斷。

前期憂鬱、輕度憂鬱的 3 大徵兆

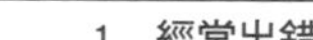

1 經常出錯

忘了開會，
忘了提交資料

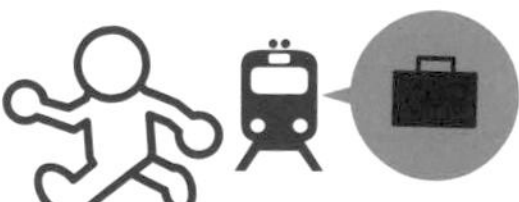

把東西忘在電車上

2 早上起不來

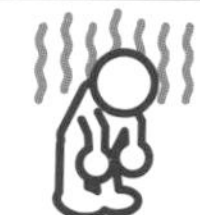

爬不起來，
中午前的狀況非常差

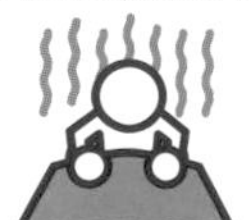

睡眠障礙

3 身體出狀況

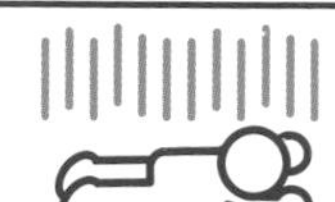

全身倦怠，疲勞無法消除，
總覺得身體不舒服

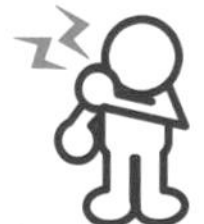

頭痛，感覺頭重重的，
肩膀痠痛，脖子僵硬

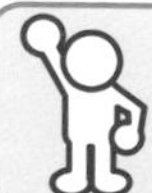

如果例行工作的出錯率變高，
就是大腦疲勞的徵兆。

LIFESTYLE
生活習慣
78

「抗壓性強的人」的特點

「不畏懼壓力」、「強化抗壓性」是許多人對自己的期望。

在以前，大家認為「強化抗壓性」能預防精神疾病。不過，現在這種觀念已經漸漸改變，不再認為要一味地忍耐，而是應該避開壓力。這種說法就叫做「resilience」。

「resilience」原本指的是彈簧的「彈性」，這裡用來比喻「心靈的恢復力」、「心靈的復原力」，我自己則是比較喜歡「心理彈性」的說法。

日文有個說法叫做「心が折れる」（崩潰），因為一直忍受壓力，所以才會崩潰。如果懂得藉由提升心理彈性來「閃避」壓力，就絕對不會有「崩潰」這種事情發生。

◎提升心理彈性的好處

【好處 1】不容易罹患精神疾病

引發精神疾病最大的原因，就是壓力。如果無法妥善處理壓力，到最後身心俱疲，罹患精神疾病的風險就會變高。

心理彈性愈大的人，就會懂得聰明地閃避壓力，所以提升心理彈性就是預防精神疾病最好的方法。

【好處 2】精神疾病容易痊癒

「精神疾病治不好」的人，很可能就是「心理彈性太差」。習慣用悲觀的態度看待事物，對眼前的症狀一下開心、一下難過的，很容易放棄，覺得「自己沒辦法克服」，也不向主治醫師尋求協助。各位也是這種「思考模式」嗎？為了「治好精神疾病」且「不再復發」，一定要想辦法「提升心理彈性」。

【好處 3】預防身體疾病，延長壽命

除了精神疾病，「職場壓力」和「人際關係的壓力」，也會引發身體

方面的疾病。面對這些壓力的時候，如果懂得閃避，就能減少身體疾病的風險。

根據波士頓大學針對樂觀度和健康狀態的關係所進行的研究發現，樂觀度最高的組別，壽命比平均多了 11 ～ 15%，活到 85 歲的機率非常高。

換言之，提升心理彈性除了不會生病以外，還可能活得更久。

【好處 4】煩惱消失，人生變得更開心

一旦學會聰明閃避職場上的壓力，不僅不會再有人際關係的煩惱，每天的工作也會變得很開心。而且能專心在工作上，交出漂亮的成果來。

提升了心理彈性之後，人就能從「煩惱」和「壓力」中獲得解脫，人生變得更快樂，同時達到精神和身體的疾病預防，讓自己活得更長壽。換句話說，想要追求健康、擁有幸福，最好的方法就是「提升心理彈性」。

心理彈性

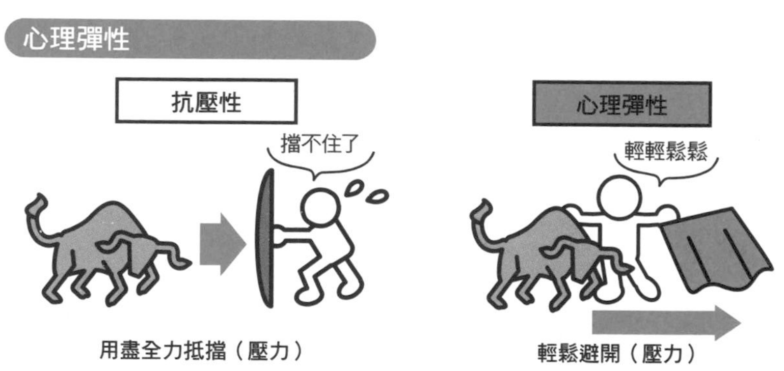

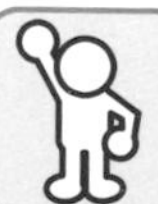

有些事情再怎麼努力也無能為力，不如想辦法提升自己的心理彈性吧。

LIFESTYLE
生活習慣
79

抗壓性自我分析

經過上一節的解說，我想大家現在應該都瞭解提升心理彈性的重要性了。但是對於具體的表現，可能還是很模糊。因此，我為大家整理了一張表格，分別列出「心理彈性差，和心理彈性大的人」的特徵。

心理彈性差，和心理彈性大的人

心理彈性差的人	心理彈性大的人
消極，或是勉強裝出正面積極	態度中立
非黑即白（二分法思考）	接受灰色地帶
完美主義	大概、差不多就好
常把「辦不到」掛在嘴邊	常把「總會想出辦法的」掛在嘴邊
常把「這樣不行」掛在嘴邊	常把「這樣很好啊」掛在嘴邊
悲觀	樂觀
情緒管理能力差	能區分事實和情緒
認為「如果之前沒有人做過，就一定辦不到」	會思考「難道沒有其他辦法了嗎？」
執著於一開始訂下的目標	隨時更動目標（柔軟性）
一板一眼，固執	懂得彈性思考，善於變通（柔軟性）
正經，認真	自由
自尊心高，愛面子	重視結果（結果好就好）
無法接受現實	接受現實（包容力）
拘泥於枝微末節	綜觀全局（大局觀）
心情容易受外界影響而起伏不定	長遠思考（大局觀）
不信賴他人，疑心重	以信任待人（聯繫力）
習慣靠自己解決問題（孤獨）	遇到問題會找人商量（聯繫力）
想改變「無法改變」的事物	懂得區分「能改變」和「無法改變」的事物
放不下過去，擔心未來	專注在當下
認為凡事都「無能為力」	相信「總會想出辦法的」（自我效能感）
太認真，容易信以為真	用笑容和幽默帶過（幽默力）

根據這張表格，相信大家應該可以很清楚地知道自己的心理彈性的好壞，以及必須調整、改進的部分。

既然如此，具體來說該怎麼做，才能提升心理彈性呢？

心理彈性包含 9 大能力。

(1)「自尊心」（不會小看自己，也不會自我否定）
(2)「自我效能感」（覺得自己辦得到）
(3)「情緒管理」（不會情緒化）
(4)「樂觀性」（不容易悲觀）
(5)「思考的柔軟性」（善於變通）
(6)「大局觀」（綜觀全局）
(7)「聯繫力」（會尋求協助，不會自己悶著頭煩惱）
(8)「洞察力」（能夠客觀地觀察自己和周遭的人事物）
(9)「幽默」（用微笑帶過）

一一提升這 9 大能力，就是提升心理彈性的方法。至於詳細的內容，如果要一一說明，恐怕會花上一整本書的篇幅。

簡單從結論來說，只要一一實踐本書的內容，以及《最高學以致用法》等我其他幾本著作的內容，心理彈性就會變得更強大。也就是說，「說」、「寫」、「行動」，都是提升心理彈性必要的方法。

至於具體來說該如何進行輸出和練習，這部分在《最高學以致用法》及《零壓力終極大全》中都已經有詳細解說，有興趣的人歡迎自行翻閱參考。

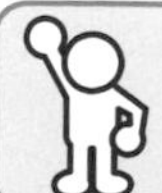

面對擔心、不安的事物，
告訴自己「總會有辦法的」！

LIFESTYLE
生活習慣
80

「人生百年時代」的生存方法

在如今這個「人生百年時代」，最應該做好預防的疾病之一，就是「失智症」。如同前面提到的，80 歲以上每 5 人中就有 1 人，90 歲以上每 5 人中就有 3 人會罹患失智症。可見這是一種活得愈久，愈無法避免的疾病。

在前面內容中已經介紹過，「運動」和「睡眠」是預防失智症非常重要的方法。除此之外，還有以下幾種預防的方法：

①保持人際關係，避免孤獨

有研究指出，相較於「孤獨」的人，「社交聯繫」行為頻繁的人，失智症的風險降低了 46%。

參與社區里民大會，跟左鄰右舍閒話家常，跟朋友喝茶聚會，學習才藝。做什麼都好，保持每週 2 ～ 3 次以上與人群接觸的機會，對失智症的預防來說非常重要。

跟「孩子、孫子」見面也是很好的活動，既開心又能活動身體。身為子女的人，可以經常帶著孩子去見高齡的父母，這也能降低父母失智的風險。

②重啟學習，提高認知儲備

在全世界的失智症研究當中，有個具備強烈證據的預防失智症的重要因子，叫做「認知儲備」（cognitive reserve）。許多研究都發現，「接受學校教育的年數愈短，罹患阿茲海默症及其他失智症的風險愈大。」

經歷過大量學習，認知儲備能力較高的人，就算一部分的神經細胞死亡，還是能透過大腦各神經元之間的連結來做出認知反應。

也就是說，**大量學習的人，比較不容易罹患失智症**。因此，就算上了年紀或是退休，也要繼續保持「學習」，這一點相當重要。

學習使用電腦或手機也行，或是到社區文化中心學習才藝或語言，都是預防失智症很好的方法。

③培養興趣

「興趣」是一種具備「學習」的活動，因此也有預防失智症的效果。而且從事興趣活動能更容易交到朋友，跟人接觸的機會也會變多，所以還能防止「孤獨」。

具備預防失智症效果的興趣包括舞蹈、演奏樂器、將棋和圍棋、閱讀等。這些的共通點是學習有一定的難度，而且能不斷地精進提升技巧，學習沒有終點。

④預防糖尿病和高血壓

阿茲海默症又被稱為「大腦糖尿病」，有糖尿病的人，很容易罹患阿茲海默症。另外，高血壓也會造成血管性失智症和增加阿茲海默症的風險。

避免糖尿病和高血壓找上身。在潛伏階段就要想辦法阻止惡化，或是好好接受治療。這些都是預防失智症一定要做到的重點。

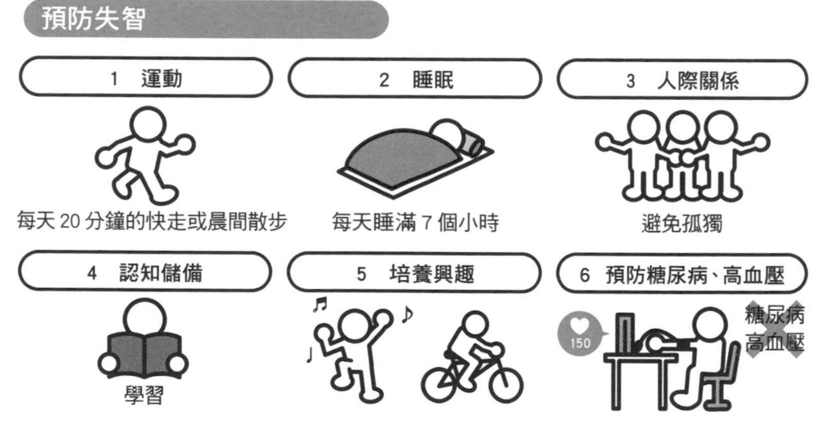

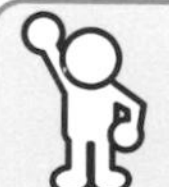

樂器、舞蹈、學習，
把過去的興趣重新找回來吧。

LIFESTYLE
生活習慣
81

有科學根據的「健康飲食方法」

什麼是有益健康的飲食？

這是個很難的問題，以「健康飲食」為主題的書非常多，內容各有不同。不同的年齡、性別、體型、肥胖程度、血糖、血壓等健康狀態，在飲食方面應該注意的事項截然不同，實在沒辦法用一句話簡單說明什麼是適用於每個人的「健康飲食」。

不過，我相信大家應該還是很想知道「健康飲食」的重點，因此，接下來我就從科學根據和研究證據的角度，把至少一定要知道的飲食常識，以及「有益健康的飲食方法」該吃些什麼、哪些是「有益健康的食物」等，濃縮集結成 6 大重點來為大家做說明。

①每天確實攝取 3 餐

有些人「為了健康一天只吃 2 餐」，或是「為了喚醒 Sirtuin 基因，一天只吃 1 餐」。「在嚴格控制熱量攝取之下，發現體內的 Sirtuin 基因能發揮延長壽命的作用」，這個理論還只停留在動物實驗階段，至於人體是否也有這種效果，目前尚未得知。

在一份以日本百歲以上人瑞為對象的研究發現，有 9 成的人「每天都會確實攝取 3 餐」。「一天只吃 2 餐」的人，男性只有 7.5%，女性只有 5.4%。也就是說，正常吃 3 餐的人反而比較長壽。在糖尿病和精神疾病的教科書上也都會提到，3 餐正常吃才能達到預防疾病的效果。一天 2 餐或者只吃 1 餐，都很難攝取到身體必需的養分。

②均衡攝取身體必需的營養素

姑且不論大家動不動就喜歡「減重瘦身」，「瘦」對健康其實非常不好。比起「輕度肥胖」的人，「瘦」的人不管是在疾病風險和死亡率都顯得偏高。

人體為了維持健康，每天必須確實攝取到 30 種以上的營養素，包括醣質、脂質、蛋白質、維生素、礦物質等。

根據日本的國民營養調查，20 ～ 29 歲世代在維生素和礦物質等 18 種營養素當中，有 16 種攝取不足，其中有 5 種更是嚴重不足。在飽食時代的現在，大部分的人卻都缺乏攝取蛋白質、礦物質和維生素，身體處於不健康的狀態。

所謂的健康飲食法，並不是要大家控制熱量攝取，或是減少用餐次數，而是要確實攝取「人體必需的營養素」。

③細嚼慢嚥

吃東西細嚼慢嚥不僅有減重效果，還能維持「咀嚼力」，達到預防衰弱和失智症的效果（詳細請見 224 頁）。

④健康和不健康的烹調方式

有些烹調方式對健康有益，有些則正好相反。高溫烹調的「炸物」幾乎和香菸一樣對健康有害，包括薯條、炸雞、炸豬排、洋芋片等，每一種都是好吃得讓人上癮的東西。

炸物不只熱量高，食材原本的維生素和必需胺基酸、脂肪酸等必需營養素，在高溫烹調下已經遭到破壞而變質。更別說炸物含有大量的 AGEs（糖化終產物）。

AGEs 會使得體內的氧化壓力增加，促進發炎症狀，身體快速老化。加上有些炸油使用的是反式脂肪或是劣質油品，對健康更是雪上加霜。

然而，喜歡吃薯條和炸雞的人還是非常多，有的人甚至是天天吃。不過，吃炸物最好還是要盡量節制，例如「只有聚餐的時候才吃」，減少吃炸物的次數。

不會破壞營養素的烹調方式，以「生食」為最佳，其次是「蒸」，將營養素鎖在食材內。接下來才是「煮、汆燙」，搭配湯汁一起吃，在烹煮過程中流出在湯汁裡的營養素就不會浪費，能一併吃下肚。

⑤適量的醣質

限醣飲食對健康到底是好是壞，目前還是眾說紛紜，不過一般認為比較具說服力的，是一篇發表在 2018 年權威雜誌《刺胳針》中的研究報告。

該實驗針對 15,000 名年齡介於 45 ～ 64 歲的美國人進行了長達 25 年的追蹤，發現醣質的比例佔總熱量的 50 ～ 55% 時，死亡率最低，不論高出或低於這個比例，死亡率都會增加。令人驚訝的是，嚴格限制醣質攝取的人，死亡率比攝取過多的人還要高。

經常外食，或是有肥胖傾向的人，很可能都是過度攝取醣質，一定要建立「適量攝取」的觀念。

另外，研究也證實，減醣對於肥胖、糖尿病和潛伏階段的治療及預防惡化方面，確實能發揮效果（改善作用、減量作用）。

醣質除了「該攝取多少」（量）以外，「該攝取哪一種醣質」（質）也很重要。

對健康最不利的醣質是「罐裝咖啡、飲料、果汁」。一瓶（250 毫升）罐裝咖啡的醣質含量就相當於 3 ～ 4 顆方糖，如果是寶特瓶裝的含糖拿鐵，醣質含量更是相當於 10 顆以上的方糖。一瓶 500 毫升的可樂也有 15 顆方糖的醣質含量。再加上這些都是液體，很容易被身體吸收，使得血糖一下子往上飆升。

值得注意的是，就連看起來應該很健康的「蔬果汁」，也有 3 ～ 4 顆方糖的醣質含量。

糖就像醣質炸彈，就連「含糖的零食」也是，偶爾吃沒關係，不過還是要盡量節制。

⑥從食物中攝取營養，而不是靠營養補充品

有的人會說：「我平時都有在吃營養補充品，不怕會營養不足。」這其實是錯誤的觀念，因為幾乎沒有任何科學數據可以證實營養補充品對健康有幫助。

根據美國約翰霍普金斯大學的綜合分析，「維生素和礦物質等營養補充品對於不論是心血管疾病或癌症、失智症或言語記憶、心肌梗塞，都沒有預防的效果。」

營養補充品的營養素是由人工合成的化學物質，即使攝取了相同的分量，比起食物中的天然營養素，活力明顯較差。有研究顯示，蘋果的抗氧化力是維生素 C 的營養補充品的 263 倍。換言之，吃 1/4 顆蘋果能攝取到的維生素 C，比吃營養補充品還要高出好幾倍。

只不過，我們在生活中很難攝取到所有的營養素，那麼，難道就要這樣放任營養不足和缺乏營養的問題不管嗎？基於這一點，所以也有人認為與其長期營養不足，不如靠營養補充品來彌補。

因此，原則上營養素還是應該從食物中攝取，營養補充品充其量只能作為「輔助」。這一點希望大家可以瞭解。

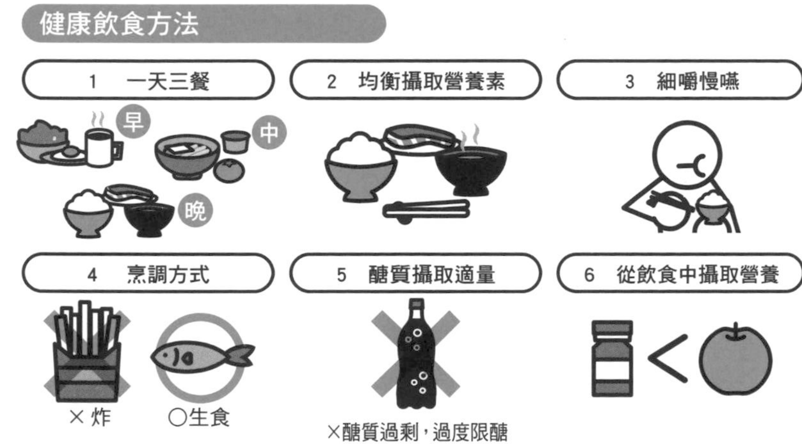

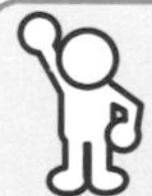

營養素的多寡依序為「生食」、「蒸」、「煮」、「烤」。「炸物」則是少碰為妙。

LIFESTYLE
生活習慣
82

有科學根據的「健康食物」

①魚類比肉類好

大量攝取紅肉（雞肉以外的牛肉、豬肉等）不益健康，尤其火腿、香腸等加工肉品含有大量食品添加物，吃多了會使得死亡率增加。

「地中海飲食」是有科學根據的健康飲食，特色就是「大量食用魚類」。另外，被認為也很健康的「傳統日本飲食」，也是以魚類為主。

如果同時有「燒肉定食」和「烤魚定食」，我一定會選擇「烤魚定食」。年輕人的飲食型態很容易以肉類為主，最好還是要慢慢增加「魚類」的比例。

像是鯖魚、秋刀魚、竹筴魚、沙丁魚等青背魚，能幫助減少血中膽固醇和中性脂肪，而且含有大量有預防失智效果的不飽和脂肪酸，是非常值得推薦的魚類。

②糙米比白米好

以相同分量（熱量）來說，吃糙米比吃白米好，吃全麥麵包也比吃白麵粉做成的麵包健康。

精緻白米的膳食纖維等原有的營養素都已經被去除，而且容易造成血糖上升。相較之下，糙米含有豐富的維生素、礦物質和膳食纖維，能夠攝取到多數人體維持健康所必需的營養素（維生素C除外），因此被稱為是完全營養食物。順帶一提，比起糙米，我更常吃的是營養價值更高的發芽糙米，搭配被稱為超級食物的藜麥（富含膳食纖維和鐵質）一起煮成的米飯。

③多攝取好油，避免壞油

很多人都以為「脂肪和油都不是健康的東西」，不過近年來這個觀念已經漸漸改變，大家都知道油有分「好壞」，「壞油」吃多了會容易生病，「好油」則對健康有益。所謂好油，指的是橄欖油、亞麻仁油、椰子油，壞油是指奶油、乳瑪琳、酥油等。

另外，動物性脂肪有害健康，魚油才是對健康有幫助，因為裡頭的 Omega-3 脂肪酸（DHA、EPA）能降低人體膽固醇和中性脂肪，預防心臟病和失智症，所以應該多多攝取。

④多攝取蔬果

蔬菜有益健康，甚至可以說是最健康的食材，富含維生素 C 和 E、葉酸，黃綠色蔬菜更是 β 胡蘿蔔素、礦物質和維生素的寶庫。蔬菜的攝取量愈多愈好。

我每天都會自己準備「一大盤蔬菜沙拉」來吃，外食的時候也一定會加點一份「小沙拉」，多少增加每天的蔬菜攝取量。

市面上的蔬果汁大多添加了大量的砂糖，不建議用來替代蔬菜。

水果則是含有豐富的維生素 C，營養價值比同類營養補給品高出 263 倍之多。有一說認為水果中的蔗糖容易使人發胖，不過只要別吃太多，其實對健康的危害並不大。

維生素 C 能提高免疫力和抗氧化作用，還能防止老化。像是蘋果、柳橙、香蕉等水果，一天只要吃一份，就能獲得這些效果。再說，水果實在非常好吃，大家可以用正確的方法多吃水果。

⑤減鹽，攝取礦物質

傳統的日本飲食對健康非常好，可以說是日本這個長壽國家的長壽秘訣之一。不過，傳統日本飲食最大的缺點，就是太鹹。日本人的鹽分攝取量大約是美國人的 2 倍。鹽分攝取過多是引發高血壓的原因之一，而高血壓是僅次於吸菸，排名第 2 位的死亡原因，一定要注意。

首先，改掉使用「食鹽」的習慣，換成「天然鹽」（海鹽）。「食鹽」是人工製成的東西，99.9% 是 NaCl（氯化鈉）。這種成分並非天然，換言之，吃食鹽只是單純攝取到大量的納，所以被視為是引發高血壓的一大主因。

「天然鹽」（海鹽）含有鎂、鈣等各種礦物質。尤其很多日本人都缺乏礦物質，食用「天然鹽」（海鹽）就能輕鬆補充到鎂等各種容易缺乏的礦物質。

我個人建議的減鹽方法是使用每次只會流出一滴的「醬油壺」。平常吃烤魚淋醬油的時候，一般的醬油壺很容易一不小心就倒出太多。像這種情況，只要改用每次只會流出一滴的醬油壺，就能減少一半的醬油攝取。

其他富含礦物質的食材還有「海藻」，包括海帶芽、昆布、羊栖菜等。海藻的礦物質和葉酸含量十分豐富，也有提高免疫力的作用。建議大家在家裡可以常備海帶芽、海萵苣（石蓴）、布海苔等各種海藻，在每天的味噌湯裡加入一大把，種類天天變換，味道十分鮮美，一定要試試看。

⑥點心選擇堅果

堅果是十分健康的食材，尤其是核桃，Omega-3 脂肪酸的含量相當豐富。吃堅果能延長壽命、降低心血管疾病的風險等好處說不盡。加上吃堅果會有飽足感，口感也很棒，是很好的「點心」選擇。

但是，堅果的熱量也很高，一般建議每天不要超過 30 公克，大約等於手抓一把的分量。我都是一次買一大袋（1 公斤）堅果，然後分成 30 天吃完，剛好一天就是 30 公克。

我自己的另一種吃法是，在休息的時候拿帶殼的核桃邊剝邊吃。剝日本核桃需要很大的力氣，剛好可以當成紓解壓力的方法。

除了堅果以外，另一種適合當點心的東西是「黑巧克力」，因為可可豆具有非常好的抗氧化作用。要選擇可可含量高、接近無糖成分的吃，含糖量高的甜巧克力可不行。

在大腦疲累的時候，點心吃「少量甜食」能改善低血糖，提高專注力。可是，如果吃太多會引發胰島素分泌，反而變成低血糖。所以分量差不多是一包小包裝的零食就夠了。血糖上下劇烈震盪是引發糖尿病的原因之一，就算再怎麼愛吃甜食，最好也不要天天吃，還是要有所克制，一週吃個幾次就夠了。

其他大家熟悉的、有益健康的食材還有能大幅改善腸道環境的發酵食品（納豆、泡菜、優格等），以及咖啡和茶葉等飲品。

減少有害健康的飲食，盡量多增加能幫助健康的飲食。透過每天均衡的飲食，讓自己更健康吧。

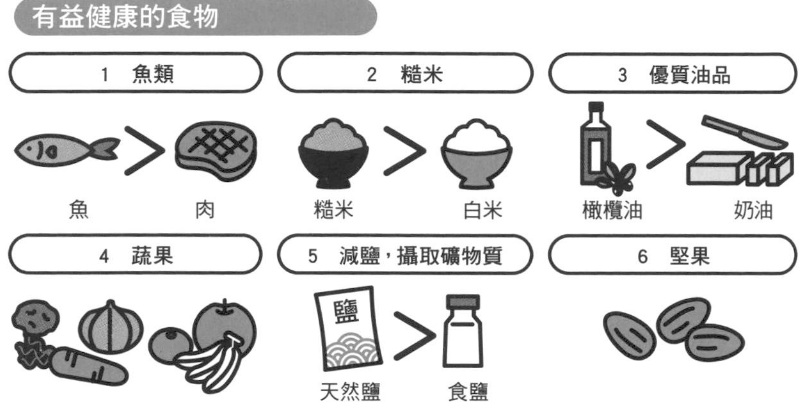

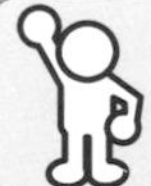

如果不知道怎麼吃，選擇「日式」就對了。傳統日本飲食果然還是最健康的。

LIFESTYLE
生活習慣
83

預防精神疾病的飲食方法

對心理健康有幫助的飲食，其實就跟前面介紹過的「有益健康的飲食方法」和「有益健康的食物」幾乎一樣。對健康有幫助的方法和食材，對身體和心理也都會很好。這一節就從有益心理健康的飲食當中，特別以「憂鬱症」和「失智症」作為例子來說明。

◎有益心理健康的飲食方法

有益心理健康的飲食方法，最基本的是「每天固定吃 3 餐」和「飲食均衡」。這也是精神科的教科書都會提到的建議。很多憂鬱症病患的食量都只有以前的一半不到，甚至還有人會極端到「一整個月只吃白米飯」等。因此，「每天固定吃 3 餐」和「飲食均衡」聽起來雖然很理所當然，不過一定要確實做到。

◎預防憂鬱症的飲食方法

憂鬱症的人，體內的血清素濃度普遍都是偏低。身體合成血清素一定少不了色胺酸這種必需胺基酸。

富含色胺酸的食材包括大豆製品（豆腐、納豆、味噌）、乳製品（起司、牛奶、優格）、米等穀類。其他還有芝麻、花生、蛋、香蕉等。

想讓色胺酸更有效率地被吸收，一定要藉由維生素 B6 和醣質的幫助。因此，如果想攝取色胺酸，最好的食材就是「香蕉」和「糙米」。

其他和「憂鬱」有關的重要營養素還有「鐵質」和「葉酸」。鐵質含量高的食材有肝臟、肉類、魚類、小松菜、羊栖菜等。富含葉酸的食材則有毛豆、雞肝、燒海苔、海帶芽。其他像是豆類和水果中的含量也很豐富。

◎預防失智症的飲食方法

①青背魚

預防失智症的飲食當中，效果最好的就是「青背魚」。尤其是鯖魚、秋刀魚、竹筴魚、沙丁魚等，另外像是鮪魚和鰹魚等則是富含 Omega-3 脂肪酸（DHA、EPA）。DHA、EPA 能降低血中膽固醇和中性脂肪，幫助預防失智。

有研究發現，相較於血液中 DHA 濃度「低」的人，濃度「高」的人，10 年後認知功能衰退的機率是前者的 0.17 倍，也就是只有 1/6。

②黃綠色蔬菜

黃綠色蔬菜裡的維生素 C、維生素 E 和 β 胡蘿蔔素，都具有非常優秀的抗氧化力，能夠預防失智症。

③咖啡、綠茶

有不少研究都指出咖非和綠茶等飲品能降低失智風險（請參見 226 頁）。

預防失智症的飲食方法

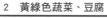

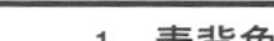

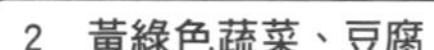

3　咖啡、綠茶

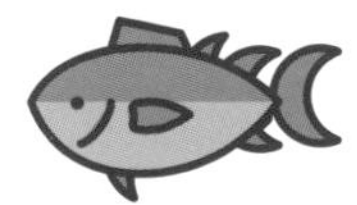

鯖魚、秋刀魚、竹筴魚、
沙丁魚、鮪魚、鰹魚

Omega-3脂肪酸
（DHA、EPA）

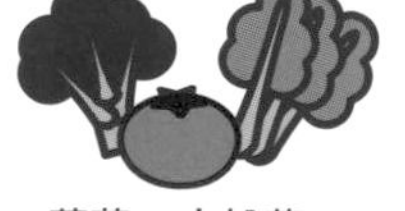

菠菜、小松菜、
青花菜、青椒、
番茄等

維生素C、維生素E、
β胡蘿蔔素

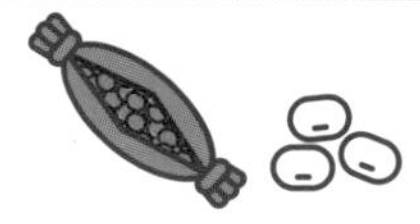

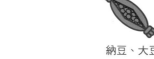

納豆、大豆、味噌

抗氧化物質

明天的午餐就來份「鯖魚定食」吧。

LIFESTYLE
生活習慣
84

「吃太快」會對大腦造成危害

有一種現在馬上就能開始嘗試的瘦身法，就是「細嚼慢嚥」。不但簡單，而且效果絕佳。

東京工業大學的研究比較了「細嚼慢嚥」跟「狼吞虎嚥」所消耗的熱量，結果發現狼吞虎嚥的組別，1 公斤的體重消耗的熱量是 7 大卡，相對之下，細嚼慢嚥的組別高達 180 大卡，足足相差了 26 倍。

這是因為吃太快容易造成血糖上升，血糖一旦急速上升，胰島素就會大量分泌，所以容易變胖。**狼吞虎嚥的肥胖風險是一般人的 4 倍**。

吃東西如果速度太快，在大腦的「飽食中樞」還沒發出「吃飽」的訊號之前，東西通常就已經吃完了，因此很容易造成吃太多。

養成細嚼慢嚥的習慣，不需要減少食量就能瘦下來，沒有比這更簡單的減重方法了。

除了瘦身的好處以外，「咀嚼」也能刺激血清素分泌，增加大腦的血流量，達到刺激大腦的作用。

「咀嚼」對預防失智症也很有效，「東西咬不動的人」，失智症的機率是「牙口好的人」的 1.5 倍。

◎防止吃太快的方法

每一口要咀嚼 30 下難度有點高，所以以下就教大家幾個細嚼慢嚥、避免「吃太快」的訣竅。

①放下筷子

在咀嚼的時候先放下筷子，這麼做能更專心在咀嚼上。手上拿著筷子會讓人不由自主地一直往嘴裡送東西。

②筷子勝過湯匙

用湯匙、叉子雖然方便，可是相對地吃東西的速度也會變快，還是用筷子比較好。另外，用小湯匙也會拉長吃東西的時間。

③選擇東西分開盛裝的定食，避免吃蓋飯

如果像蓋飯一樣把所有東西都裝在一起，吃東西的時間會變短。把每一種東西分開裝，白飯和配菜交互著吃，吃東西的時間自然就會拉長。

④把食材切成大塊

如果是自己下廚的人，可以把食材切大塊一點，自然就會增加咀嚼的次數。

⑤白米改成糙米

糙米吃起來比白米更有嚼勁，所以只要改吃糙米，吃東西就會細嚼慢嚥了。

⑥細細品味

一口一口細細品嘗，專心品味每一道料理的滋味。在咀嚼 30 下的過程中，口中的味道會改變，用心品嘗，咀嚼的次數自然會跟著增加。

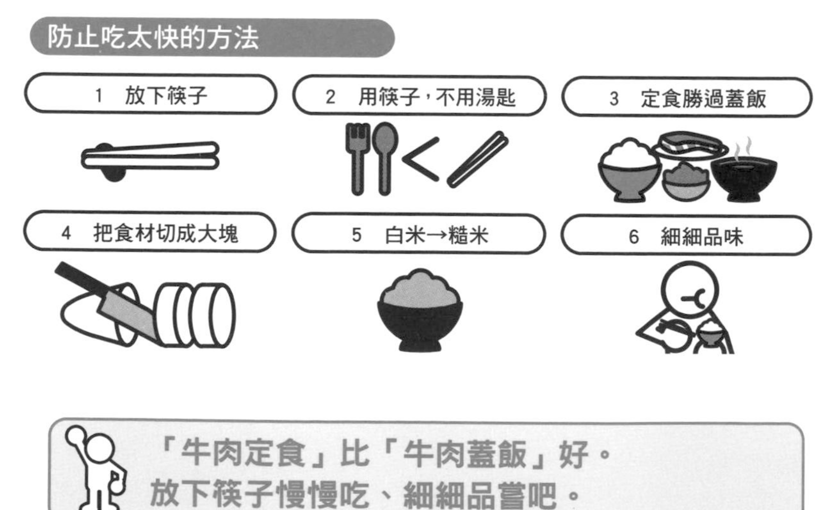

「牛肉定食」比「牛肉蓋飯」好。
放下筷子慢慢吃、細細品嘗吧。

LIFESTYLE
生活習慣
85

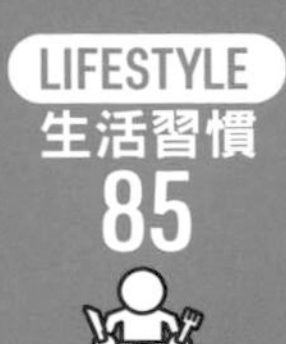

咖啡對「大腦」、「心理」、「身體」全都有益

咖啡和綠茶含有咖啡因及大量的抗氧化物，對健康非常好。

研究指出，長期喝咖啡的人，各種癌症機率會減少 50%，心臟疾病風險降低 44%，糖尿病風險降低 50%，膽結石、白內障的風險也會減少，死亡率也會降低 16%。

也有報告顯示，咖啡和綠茶對心理健康很有幫助，有喝咖啡習慣的人，憂鬱症的風險會降低 20%，自殺機率減少 50%，阿茲海默症的機率減少 65%，發病和惡化的時間也會延長 2 ～ 5 年。

日本的研究則發現，每天喝 4 杯以上的綠茶，比起只喝 1 杯以下的人，憂鬱症的風險降低了一半以上。

◎咖啡和綠茶的聰明喝法

①開始工作之前喝，提升工作幹勁

咖啡因有清醒的作用，早上喝 1 杯咖啡能讓大腦變清醒，這是已經經過科學證實的說法。

②休息的時候喝，發揮放鬆的作用

喝咖啡能讓人放鬆，所以很適合在工作空檔的休息時間喝。對接下來的工作效率也有提升的作用。

③運動前喝，增加燃脂率

咖啡因能使肥胖者的燃脂率增加 10%，瘦的人更是高達 29%。此外，咖啡因也會提高肌耐力，讓人可以長時間運動而不覺得累。

④開車前、開車時喝

喝咖啡能提高專注力和注意力、短期記憶力、反應速度。研究顯示，有攝取咖啡因的司機，車禍發生率會降低 63%。

⑤下午 2 點以後別再攝取咖啡因

咖啡因的半衰期是 4 ～ 6 個小時，因此為了避免影響睡眠，最晚不要超過下午 2 點再喝。

⑥不加糖

加太多糖反而對健康不好。

⑦從咖啡豆和茶葉開始沖泡

市面上的罐裝咖啡和寶特瓶裝的茶飲，有益健康的各種成分含量都非常少。最好還是自己用咖啡豆或茶葉現泡現喝。

⑧對咖啡因過敏就不要勉強喝

在基因上不適合喝咖啡的人，一旦喝下過量的咖啡，會增加心肌梗塞的風險。

咖啡和綠茶的聰明喝法

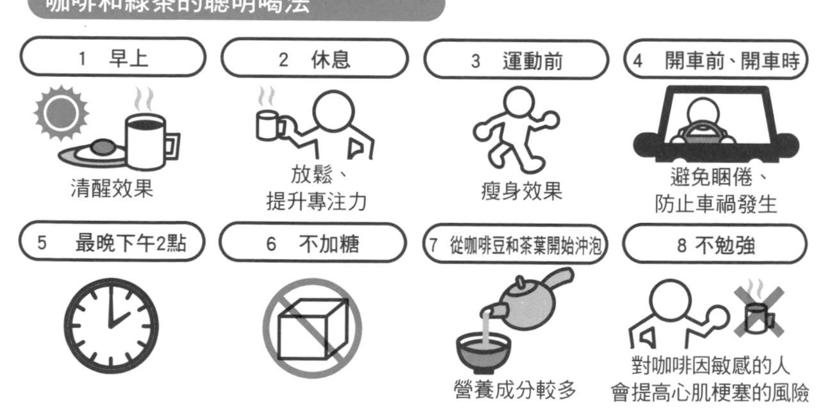
1 早上
清醒效果
2 休息
放鬆、
提升專注力
3 運動前
瘦身效果
4 開車前、開車時
避免睏倦、
防止車禍發生
5 最晚下午2點
6 不加糖
7 從咖啡豆和茶葉開始沖泡
營養成分較多
8 不勉強
對咖啡因敏感的人
會提高心肌梗塞的風險

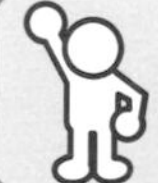

咖啡雖然有益健康，不過一天幾杯就好，小心別過量。

LIFESTYLE
生活習慣
86

提升免疫力，抵抗病毒

新冠肺炎的疫情擴大以來，提升「免疫力」成了大家最關心的事情。「免疫力」提升，就不容易受病毒威脅，就算被感染，也是無症狀或是輕症，重症化的機率不高。

要怎麼做才能提升免疫力呢？

①睡眠

睡眠不足會導致免疫力下降。

美國加州大學舊金山分校的實驗將感冒病毒放入健康男女的鼻子，結果發現睡眠時間不到 5 個小時的受試者，感冒的發病率是睡眠時間 7 個小時以上受試者的 2.6 倍。睡眠不足的組別，感冒的發病率竟然高達 45.2%，大約每 2 個人就有 1 人會發病。

其他研究也得到類似結果，睡眠不足的感冒發病率是一般人的 5.2 倍。換言之，睡眠不足會導致容易感冒，機率是一般人的 2.6 ～ 5.2 倍。

②運動

有適度運動習慣的人，比沒有運動習慣的人免疫力更好，不容易感染感冒等呼吸道疾病。但是，很多研究也發現，過度運動的人免疫力反而會

睡眠時間與病毒感染率的關係

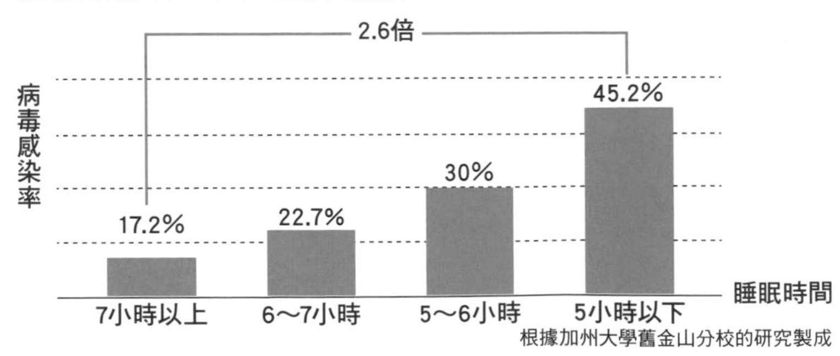

根據加州大學舊金山分校的研究製成

變差，更容易感冒。這種現象就稱為運動與感染症風險的「J 型曲線」。

③飲食

關於能提高免疫力的食物，大家熟悉的有發酵食品（納豆、優格、味噌、泡菜、醃漬物）、菇類、海藻等。富含維生素 C 和 E、β 胡蘿蔔素的黃綠色蔬菜，以及維生素 C 含量豐富的水果等，提升免疫力的效果也非常好。

④晨間散步→促進維生素 D 的吸收

大家都知道維生素 D 是一種免疫調整物質，有研究指出，攝取足夠維生素 D 的孩童，感冒和流感的機率會降低 40% 以上。相反地，體內維生素 D 濃度太低的人，比濃度高的人罹患呼吸道感染的機率高出 36%。

⑤戒菸

在新冠肺炎的感染上，重度吸菸者很容易演變成重症，甚至死亡。這是因為吸菸會使得免疫力大幅下降，呼吸儲量偏低所導致。因此，如果想提高免疫力，一定要先「戒菸」。

⑥排解壓力

長期處於壓力下會造成壓力荷爾蒙皮質醇的分泌，皮質醇具有免疫抑制作用，因此，壓力還是要想辦法盡快消除。

運動與感染率風險的關係（J 型曲線）

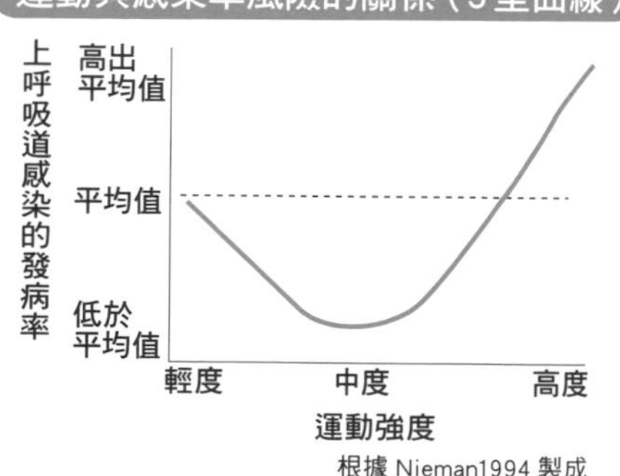

根據 Nieman1994 製成

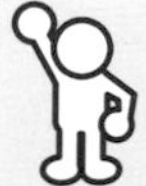

好好地吃，好好地動，好好地睡，精神病患也能遠離病毒威脅。

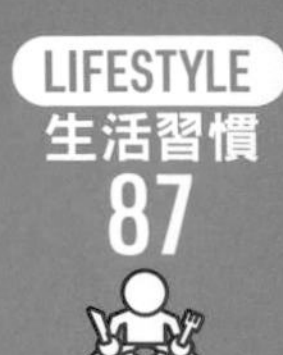

如何預防日本 2/3 人口的主要死因——生活習慣病？

本書到目前為止已經介紹了各種能促進「大腦和心理健康」，預防精神疾病，使大腦效率發揮至極限，達到「最佳狀態」的生活習慣。

只不過，我想應該沒有人會只追求「大腦和心理」的健康，大家肯定也想擁有「健康的身體」，擺脫生活習慣病的威脅，度過健康的長壽人生。既然如此，接下來我就一併跟大家介紹生活習慣病的預防方法吧。

2018年的日本前5大死因分別是「惡性腫瘤」（癌症）、「心血管疾病」、「衰老」、「腦血管疾病」、「肺炎」。如果將 7 大生活習慣病的死亡人數全部加起來，就大約佔了整體的 60%，等於**每 3 個日本人就有 2 人是死於生活習慣病**。

「生活習慣病」各自的罹患率大概是多少呢？日本人每 3 人就有 2 人曾經得過「癌症」，每 3 人就有 1 人是因為「癌症」死亡。

糖尿病人口大約有 1,000 萬人，再加上 1,000 萬的潛伏人口，一共就有 2,000 萬人。

高血壓推估大約有 4,300 萬人，相當於每 3 個人就有 1 人是高血壓。如果同時有高血壓、糖尿病和肥胖，很容易會引發動脈硬化，心肌梗塞和腦中風等疾病的機率也會大幅增加。

由此可知，如果想擁有健康的長壽人生，一定要做好「生活習慣病」的預防。

既然如此，具體來說要怎麼做呢？

「癌症」、「心血管疾病」、「腦血管疾病」、「高血壓」、「糖尿病」等，每一種疾病的發病機制都不一樣。大家可能會覺得要做到全面的預防很困難，不過如果從結論來說，其實方法很簡單。

所謂生活習慣病，就是「生活習慣紊亂」所引發的疾病。換句話說，**「調整、改善生活習慣」，就是預防生活習慣病最好的方法。**

該怎麼做呢？答案就是，只要改善「睡眠」、「運動」、「飲食」、「戒菸」、「飲酒適量」、「消除壓力」等 6 大生活習慣就行了。

除此之外，「避免肥胖」對生活習慣病的預防也很重要，至於方法，同樣也是針對「睡眠」、「運動」、「飲食」、「戒菸」、「飲酒適量」、「消除壓力」等 6 大生活習慣進行改善。也就是說，避免肥胖的方法也是這 6 大生活習慣。

對「大腦和心理」有幫助的生活習慣，對身體也會很好。因為「大腦」是人體的「控制塔台」，因此對「控制塔台」有益的習慣，當然也會有益全身的器官。相反地，對「控制塔台」有害的習慣，當然也會給全身的器官帶來負面影響。

6 大生活習慣既是「預防」的方法，也是「治療」的方法。假如各位在健康檢查中發現有「糖尿病」或「高血壓」，這個時候你應該做的就是「調整、改善 6 大生活習慣」。

只要「睡眠」、「運動」、「飲食」、「戒菸」、「飲酒適量」、「消除壓力」等 6 大生活習慣有了改善，就能發揮大腦和身體的最佳效率，擁有健康的長壽人生！

這就是本書最想傳達的結論。

6 大生活習慣

1 睡眠	2 運動	3 飲食
每天睡滿7小時	每天快走或晨間散步 20 分鐘	保持均衡飲食
4 戒菸	**5 飲酒適量**	**6 消除壓力**
	適量飲酒	放輕鬆

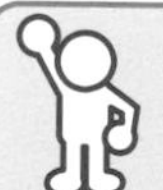

有益大腦和心理的生活習慣，
才能打造出不生病的健康身體。

HOW TO IMPROVE YOUR
BRAIN AND MENTAL HEALTH

BRAIN+ MENTAL

CHAPTER5

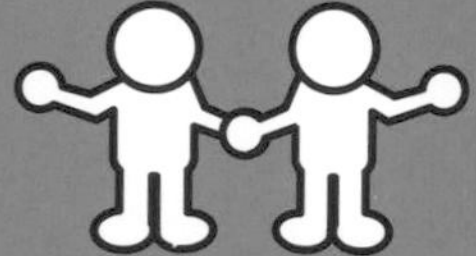

休息
REST

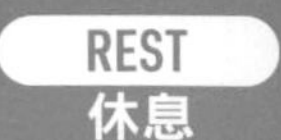

章節總整理

「CHAPTER 5 休息」都在說些什麼？

問你一個問題，你喜歡現在的工作嗎？

當然喜歡啊，雖然很晚才下班，而且也很累，可是我總覺得忙碌會比較快樂。

我接下來要說的並不是要嚇你，只不過，**很多人都是因為過度工作而危害到心理和身體健康**。我身邊也有一些人是「熱愛工作」、「從早到晚工作也不覺得辛苦」，卻在一夕之間發現自己得了憂鬱症。
如果沒有察覺自己身上的壓力，就這樣長期過度工作，對心理可是會造成極大的負擔，一定要特別注意。

說的也是……可是，現在的社會怎麼可能沒有壓力？

適度的壓力是生存必要的刺激，所以不需要追求完全沒有壓力，不過要懂得適時地轉換心情，好好休息才行。

轉換心情我很擅長！前陣子我才難得地跟同事一起去喝酒，喝完整個人心情都變好了！

這不算是好的休息方法。

為什麼不算？！

「孤獨」對健康不好，跟他人之間的「聯繫」才是有益健康，所以可以自在地跟同事一起聊天喝酒當然很好。只不過，你們肯定都是在聊公司跟主管的壞話吧？

呃……

很多人都以為說人壞話可以「發洩壓力」，其實完全相反。我在前面也說過，研究已經證實，**說人壞話會導致自己的免疫力變差，增加各種疾病的風險**。

可是毫無顧忌地說人壞話，感覺很過癮耶。

說人壞話也是會上癮的，因為多巴胺會分泌，讓人感覺興奮，所以愈說愈起勁。但是除了多巴胺以外，壓力荷爾蒙皮質醇也會分泌，給大腦和身體帶來負面影響。
「閒聊」才是對健康有益的行為，聊些無意義、好笑的事情，就是最有效的休息。**大笑可以刺激大腦、增加壽命**，這也是有科學根據的事實。

我也很喜歡在工作的空檔上網看影片，這總該是轉換心情的好方法了吧？

如果連休息都一直盯著手機和電腦看，眼睛跟大腦根本完全沒有得到休息。以休息來說，這只會有反效果。因為用眼就等於強迫大腦工作。
你可以放下手機，閉上眼睛休息，或是做點正念練習。另外還有運動。工作累的時候，或是在事情快要收尾的時候，建議可以散散步，或是做一下伸展運動。

我也常利用寫作的空檔去散步，只要10分鐘，不僅能轉換心情，還經常因此得到很好的寫作靈感。
其他像是**欣賞自然風景，或是在大自然的環境中散步，都能減少壓力荷爾蒙**。

住在市中心，該說沒有時間去接觸大自然嗎……

不用到高山或森林裡也沒關係啊，就算只是路邊的公園，也有釋放壓力的效果。有研究發現，如果住在看得到窗外綠意的病房，不僅住院天數會減少，鎮靜劑的用量也會比較少。

真的嗎？如果只是到附近的公園，這個馬上就能辦到，不錯耶！

還有，仔細觀察自己、瞭解自己，也很重要。

我以為自己的狀況，應該是自己最清楚。那麼具體該怎麼做呢？

我常說要**「提升自我覺察力」**，因為這是維持健康非常重要的能力。
我遇過很多病患，在得知自己生病後都會說：「當初我如果能在這麼嚴重之前就來看醫生，該有多好……」如果能夠及早察覺自己身上的小變化，就算最後一樣都發病了，可是治療的過程可是天差地遠。
你可以每天早上花1分鐘的時間冥想，或是晚上睡前花個15分鐘簡單寫點日記，這些都能幫助你鍛鍊自我覺察力。

我以為自己的生活應該過得比別人健康，可是現在才發現，原來我還有很多健康的常識都不曉得，也誤解了很多健康的道理。

多虧了醫生你的提醒，我現在知道要更關心、更重視自己，這樣工作和人生才會更加充實。

醫生，最後你有什麼建議要說嗎？就當作為我接下來即將展開的嶄新的健康生活一點鼓勵。

我已經說了很多了，**最後我想告訴你的是，對這些方法的效果要有信心，並且繼續堅持下去**。這絕對不是什麼唯心論。

只要相信它有效，就能產生「安慰劑效應」，也就是明明吃的是沒有效用成分的藥物，可是因為心裡相信它有效，所以吃了之後，果真病都好了。一般認為抗憂鬱藥物的效果，大約有多達2/3都是安慰劑效應。

所以，對於本書所介紹的健康方法，請你一定要相信「它應該有效」、「自己應該可以改變」，並且繼續堅持下去。

只要堅持下去，心理和身體就會出現改變。一旦感受到改變，就會有動力繼續堅持，久了之後就會變成固定的生活習慣。

抱持相信的心態，並且堅持下去。這句話說得真好，我決定把它當成我的座右銘！

總結

- ☑ **「說人壞話」會使自己的免疫力下降，增加各種疾病的風險。**
- ☑ **跟相處起來很自在的人一起「閒聊」、「說笑」，對健康有益。**
- ☑ **大笑能讓人變聰明，還有延長壽命的效果。**
- ☑ **「讓眼睛和大腦休息」、「運動」、「欣賞自然風景」都是很好的休息。**
- ☑ **健康最重要的是抱持相信的心態，並且堅持下去。**

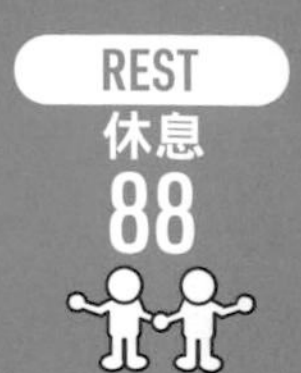

提升「自我覺察力」是最好的健康方法

如果問我，有什麼比「調整、改善生活習慣」更有效的健康方法，我會告訴你答案是**「提升自我覺察力」**。幾乎所有健康書都不會談到這一點，不過，我認為這是維持健康非常重要的能力。

每當我問病患：「為什麼拖到這麼嚴重才來求診？」病患的回答通常都是：「我沒想到會變嚴重……」這種對話，至今我已經不知道經歷過幾百次了。

有非常多的病患，都是在半年甚至一年前就出現徵兆，可是自己卻沒有察覺，一直等到症狀惡化才來求診。不管是精神疾病或是身體疾病都一樣。

根據我的診療經驗，有 8 成都是這種人。會說「幸好還是輕症我就趕緊來看醫生」的人，只有 2 成左右。

如果在「身體有點怪怪的」的時候就到醫院接受診斷，疾病通常能夠在早期或初期就發現。這麼一來，不用花太久的時間就能治癒。

或者，像是糖尿病和失智症等疾病，只要在發病之前的「潛伏階段」發現，就有可能阻止症狀繼續惡化下去。

同樣的疾病，自我覺察力高的人通常都能早期發現，並且很快地獲得治癒。相反地，自我覺察力不足的人，通常到院診斷都已經太晚，病情已經難以治癒，變成慢性疾病。一樣的疾病，預後狀況卻是天差地遠。

既然如此，提升自我覺察力的具體方法是什麼呢？

①早上花 1 分鐘時間冥想

每天只要 1 分鐘就好，好好想想自己的心理和身體狀況。

我每天早上醒來之後，都會針對當天「醒來的感覺」、「身體狀況」、「睡眠狀態」、「心情」想過一遍，例如「精神真好！昨晚睡得很熟，也感覺不到疲累了」、「昨晚睡得不是很好，感覺身體還很疲倦」等。

早心如果心情好，代表身體健康；如果心情不好，身體感覺沉重，前一天的疲勞還沒有完全消除，就是「不健康」的徵兆。

透過「早晨 1 分鐘的冥想」誠實面對自己的心理和身體狀況，就能檢視自己的健康狀態。

②寫日記

提升自我覺察力最簡單、最有效的方法，就是寫日記。利用晚上睡前 15 分鐘的時間，好好地面對自己。以「3 行正能量日記」為主，寫下當天的身體狀況、心情，以及一整天的狀態。用這種方式長期做紀錄，一旦身體狀況發生問題，第一時間就會發現。

針對自己的身心狀態持續做「書寫」的輸出，這樣一來不僅自我覺察力能夠獲得鍛鍊，對於自己身體的「小異狀」也能及早發現。

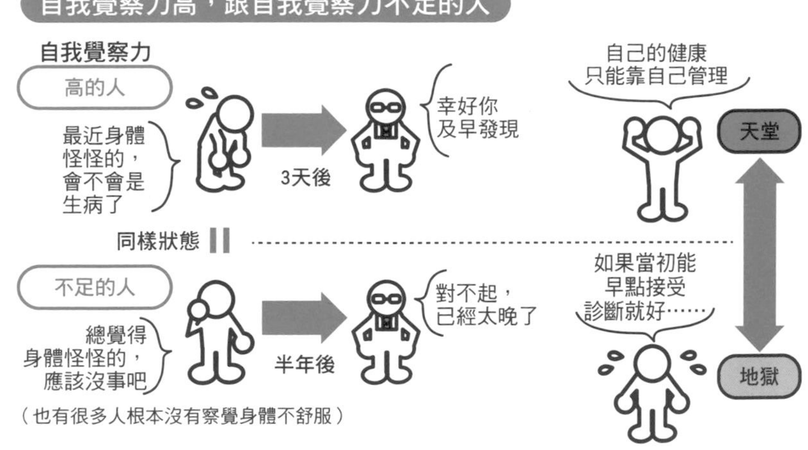
自我覺察力高，跟自我覺察力不足的人
自我覺察力
高的人
最近身體怪怪的，會不會是生病了
3天後
幸好你及早發現
自己的健康只能靠自己管理
天堂
同樣狀態 ||
不足的人
總覺得身體怪怪的，應該沒事吧
半年後
對不起，已經太晚了
如果當初能早點接受診斷就好……
地獄
（也有很多人根本沒有察覺身體不舒服）

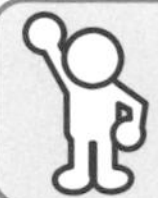

你今天的身體狀況好嗎？
記得透過「輸出」為自己的健康做好自我管理。

REST
休息
89

孤獨有害健康

「孤獨」的人容易早死，有「聯繫」的人活得久。

目前單身家庭的比例為36%（2020年），相當於每3個家庭中就有1個單身家庭。而且這個比例還在繼續增加，估計到了2040年，單身家庭的比例會來到約40%。「單身家庭」、「單身生活」的比例增加，孤獨的社會問題也會隨之變得更嚴重。

根據哈佛大學的研究，在社交上比較孤僻的人，比起社會關係活絡的人，男性的死亡率高出2.3倍，女性的死亡率則高出2.8倍。

美國楊百翰大學也根據148個研究，總計30萬人以上的數據進行分析研究，最後得到的結果是：**「有社交生活的人，比沒有的人，早死的風險降低了50%。」**

「孤獨」對健康的危害一點也不輸「吸菸」（1天15根），甚至是「飲酒過量」（酒精成癮症）的2倍，「缺乏運動」和「肥胖」的3倍。

孤獨的人的死亡率是一般人的1.3～2.8倍，心臟疾病是1.3倍。阿茲海默症的風險是2.1倍，認知功能退化機率增加20%。憂鬱症2.7倍，自殺念頭3.9倍，對心理方面同樣會帶來非常嚴重的危害。

長期孤獨還會使得體內的壓力荷爾蒙皮質醇增加，血管阻力也會增加。引發發炎相關的基因變得更活絡，使得發炎症狀變嚴重，免疫系統衰弱，對抗感染症的能力下降。由此可見，孤獨不只會對精神方面帶來影響，就連荷爾蒙、免疫力、基因等也都會產生變化，將我們的身心完全吞噬。

◎面對孤獨的應對方法

①強化家庭關係

跟家人之間的關係太淡，明明有家人，卻感覺「孤獨」，這種心情也會給健康帶來負面影響。家人之間平時就要保持良好的溝通，加強彼此之間的聯繫和關係，這一點非常重要。

②多交朋友，多與人交流

根據日本內閣府的調查，高齡者每 4 個人當中就有 1 個人沒有朋友。有研究指出，60 歲以上每個月跟朋友見面次數超過 5 次的人，比起沒有達到這個數字的人，死亡機率降低了約 17%。

因此，大家要更積極地交朋友、與人交流。具體方法例如參加興趣社團，或是積極參與社區團體活動等。

人上了年紀之後，如果沒有出門的理由，通常都不會主動外出。可是，外出對老人家來說是很好的運動，像是跳舞或是打槌球等培養運動興趣，還能同時兼顧交流和運動的效果。

③與人實際見面

一項以高齡者為對象的孤獨及憂鬱症預防的研究發現，「與人實際見面」有預防孤獨和憂鬱症的效果；相反地，「電郵和手機訊息」等社群媒體則完全沒有這方面的效果。

擁有社群媒體上的交流，當然更勝於完全沒有任何社交活動。只不過，這種交流方式對消除「孤獨感」一點幫助也沒有，更別說能預防憂鬱症了。每週至少保持 1 ～ 2 次與人實際見面交流的機會，這才是預防「孤獨」最重要的一件事。

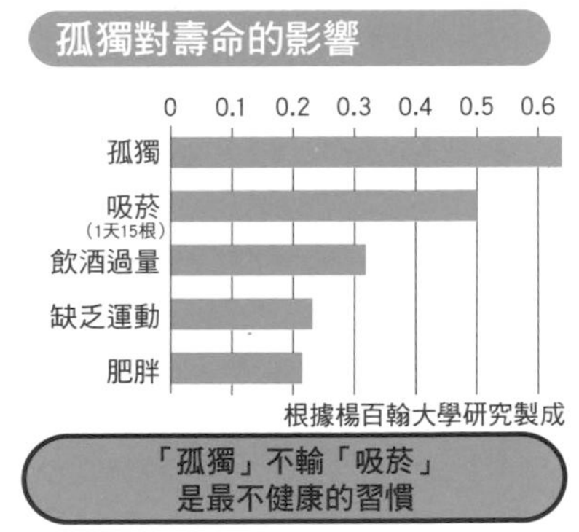

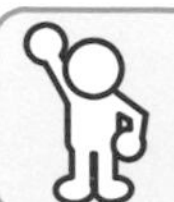

鼓起勇氣
跟許久未見的朋友聯絡一下吧。

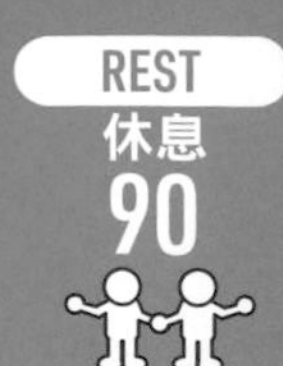

「建立聯繫」、「親切待人」有益健康

「孤獨」的相反是「聯繫」。不只要避免孤獨，還要與人建立聯繫，互相幫助。近年來的研究發現，親切待人、他者貢獻、參與志工活動等，對健康都能帶來正面幫助。

這是因為，「建立聯繫」和「與人交流」的行為，會促使大腦中的松果體分泌催產素。

催產素又稱為「愛的荷爾蒙」，分泌時會讓人有「愛人和被愛的感覺」。而且還有提升細胞修復力和免疫力的作用。就算說催產素是「療癒荷爾蒙」或「長生不老荷爾蒙」，也一點都不為過。

◎促進催產素分泌的方法

①肌膚接觸

刺激催產素大量分泌最簡單的方法，就是肌膚接觸，例如性行為和擁抱等夫妻之間的肌膚接觸。抱小孩的行為對親子雙方面來說，都有刺激催產素分泌的效果。

②跟寵物玩

催產素的神奇效果

1　愛的荷爾蒙	感到「被愛」、「被療癒」、「平靜」。 強化愛情，母性行為， 團體中的協調行為	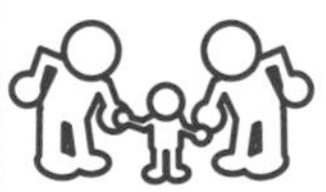
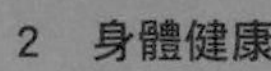 2　身體健康	放鬆效果（血壓↓，心跳↓）， 免疫力↑，細胞修復力↑，自然療癒力↑， 減緩疼痛，心臟疾病風險↓	
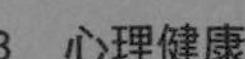 3　心理健康	紓解壓力（皮質醇↓）， 減少不安（抑制亢奮的杏仁核）， 放鬆效果（副交感神經優位），血清素↑	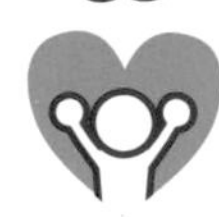
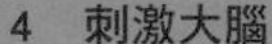 4　刺激大腦	記憶力↑，學習力↑，好奇心↑	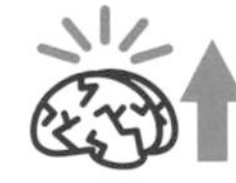

養寵物也是一種方法。撫摸小狗、小貓的行為，可以使飼主和寵物增加催產素的分泌。

③朋友，同伴

就算沒有肌膚接觸，對話、聊天、精神上的信賴關係、眼神接觸等，也有刺激催產素分泌的作用。

珍惜身邊的朋友、友情和同伴，參與群眾或團體組織，這些社會參與都能為健康帶來幫助。

④親切待人，他者貢獻，志工活動

在親切待人，或者是從事他者貢獻和志工活動的時候，人體也會分泌催產素。

只要和他人之間以「親切」和「信賴」互相對待，就能擁有健康的長壽人生。這種健康方法，不是很棒嗎！

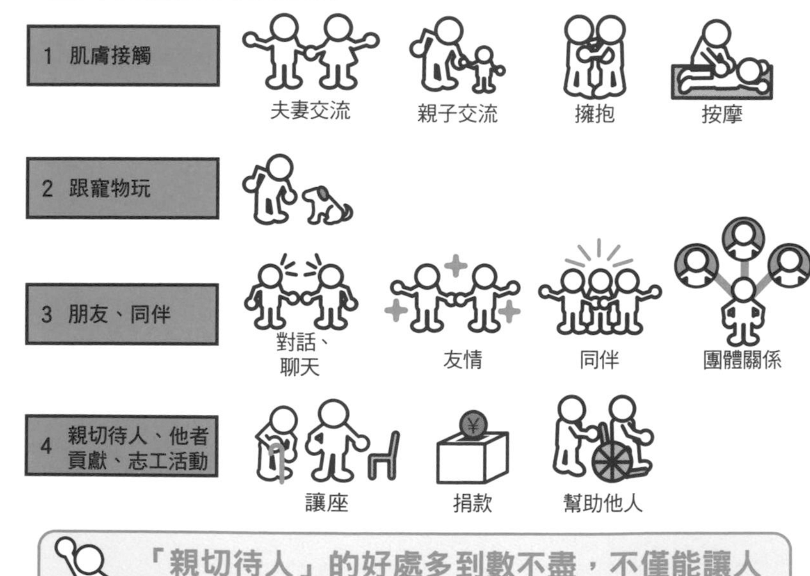

「親切待人」的好處多到數不盡，不僅能讓人開心，對自己的大腦和心理健康也有幫助。

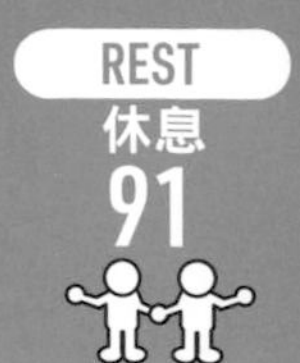

「說人壞話」、「批評」會傷害大腦，縮短壽命

很多人都以為說人壞話「能紓解壓力」，其實正好相反。說人壞話反而會使壓力增加，而且還會傷害大腦，縮短壽命。

東芬蘭大學的研究顯示，經常對社會和他人做出批評、挖苦諷刺行為的人，失智症的風險是一般人的 3 倍，死亡率也會增加 1.14 倍。愈是喜歡批評的人，死亡率會愈高。

研究也發現，說人壞話會使得壓力荷爾蒙皮質醇的分泌增加。就像前面說過的，皮質醇長期大量分泌會造成免疫力下降，引發各種疾病。

皮質醇是一種伴隨著壓力而產生的荷爾蒙，意思就是說，「說人壞話」非但無法紓解壓力，反而會帶來更多壓力。

說人壞話之所以會帶來更多壓力，是因為人的古老大腦無法分辨「主詞」的緣故。

人的大腦邊緣系統包括海馬迴、杏仁核、下視丘等部位，負責控制記憶和情緒，同時也是壓力反應中樞。大腦邊緣系統也存在於魚類和兩棲類的大腦中，是演化過程中較早形成的「古老大腦」。

這個「古老大腦」無法分辨主詞，因此對於新的大腦傳送過來的情報，會自動去掉主詞來理解。

也就是說，說人壞話的時候，在對大腦處理壓力的部位傳送情報的過程中，大腦無法分辨主詞是誰，因此就認定那些內容的對象是自己。

「大腦以為自己被說壞話」，使得杏仁核變興奮，產生更大的壓力，最後引發壓力荷爾蒙皮質醇的分泌。

這就像假設你突然聽到身後有人大罵「你這混蛋！」，會有什麼反應呢？應該會嚇一跳吧。就算知道不是在罵自己，也克制不了嚇一跳的反應（恐懼反應）。

腦科學家中野信子說過，**說人壞話就跟「成癮症」一樣**。

說人壞話會感到快樂，因為會刺激多巴胺的分泌。多巴胺是一種跟「快樂」、「幸福」等情緒有關的「幸福物質」。

因為感到「快樂」，所以大腦更渴望「多巴胺的分泌」，於是就更想繼續說下去。

這就跟透過「酒精」和「藥物」追求多巴胺分泌的「酒精成癮」和「藥物成癮」的腦科學機制完全相同。如果要說的話，這就叫做「說壞話成癮」。只不過，「說壞話成癮」不只會分泌多巴胺，皮質醇的分泌也會增加，所以會漸漸吞噬掉我們的大腦和身體。

如果想活得健康長壽，還是趕緊戒掉「說人壞話」的習慣吧。

說人壞話的負面影響

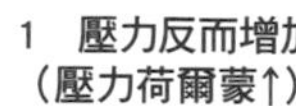

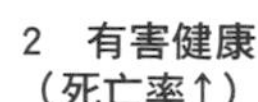

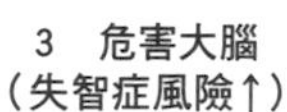

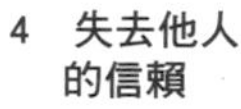

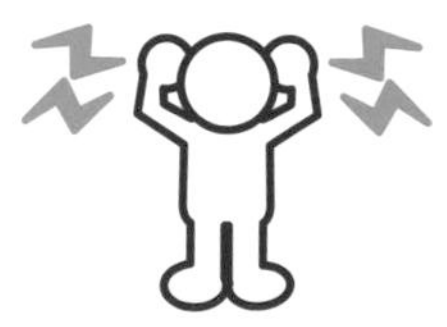

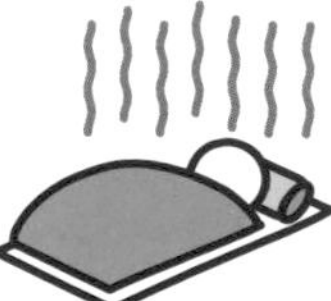

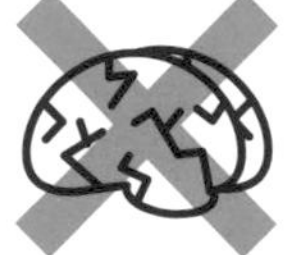

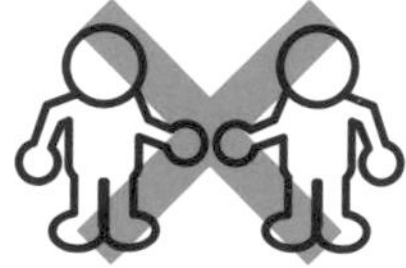

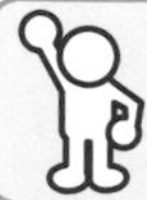

「說人壞話」是一種會上癮的行為。
最好「不說」也「不聽」。

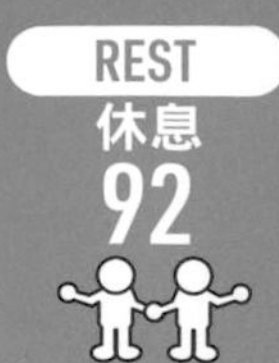

笑能讓大腦更聰明，延長壽命

有句話說「笑門來福」（譯註：充滿歡笑的家庭自然會幸福），從腦科學的角度來說，這句話說得一點也沒錯。一般來說，笑口常開的人「活得比較久」，動不動就生氣的人則容易「早死」。

美國韋恩州立大學曾經做過一項有趣的研究，發現在職棒球員卡上的照片，笑容少的選手平均壽命是 72.9 歲，臉上總是掛著笑容的球員，平均壽命約 80 歲。換句話說，笑容讓壽命延長了將近 7 歲。

日本山形大學也根據 2 萬人的健檢數據，針對微笑頻率和死亡、疾病風險的關係進行分析研究，結果發現「幾乎不笑的人」，死亡率比「笑口常開的人」高出約 2 倍，腦中風等心血管疾病的發病率也比較高。

這是因為，笑能使得多巴胺、腦內啡、血清素、催產素等有益身心健康的神經傳導物質增加分泌；相反地皮質醇之類的壓力荷爾蒙的分泌會受到抑制，使得壓力減輕。以結果來說，免疫力獲得提升，疼痛減輕，對各

笑容的神奇效果

1 身體健康	延長壽命 降低疾病風險 免疫力↑（NK細胞受到刺激活化） 血壓↓，疼痛減緩 抗老
2 心理健康	紓解壓力（皮質醇↓） 放鬆（副交感神經優位） 思考變得積極正面
3 刺激大腦	變聰明（記憶力↑） 注意力、專注力↑ 大腦血流↑
4 提升人際關係	第一印象、對方的信賴↑ 使人放下戒心 讓對方也感染到笑容 受歡迎，工作更順利

面露微笑

5
感到幸福快樂

分泌幸福物質
多巴胺↑ 腦內啡↑ 血清素↑ 催產素↑

種疾病都能發揮改善效果，記憶力也變好了，腦袋變得更清晰，還有延長壽命的作用。

除了「有益健康」和「延長壽命」以外，笑容還有「促進人際關係」、「工作順利」、「變得幸福快樂」等各種效果。只要多微笑，就能得到這麼多效果，笑容可以說是最簡單、效果最好的健康方法，同時也是找到幸福的方法。

研究發現，就算只是「擺出笑容」，也就是「假笑」，不是打從心底真心地笑，還是能得到同樣的效果。德國馬德堡大學的研究確認了一項事實，把一根筷子橫著用嘴巴咬住，使嘴角上揚，光是這個動作，就能活化多巴胺神經的作用。

先對著鏡子練習微笑吧，習慣了之後，在日常生活中就能自然露出笑容了。

微笑練習

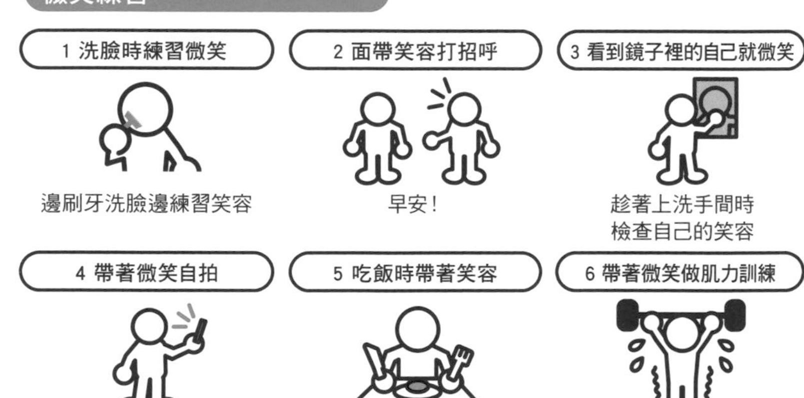
1 洗臉時練習微笑
邊刷牙洗臉邊練習笑容
2 面帶笑容打招呼
早安！
3 看到鏡子裡的自己就微笑
趁著上洗手間時
檢查自己的笑容
4 帶著微笑自拍
來自拍吧
5 吃飯時帶著笑容
邊吃飯邊開心聊天
6 帶著微笑做肌力訓練
痛苦的時候
微笑會帶來力量！

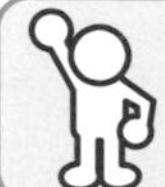

每看到鏡子就揚起嘴角，練習微笑。

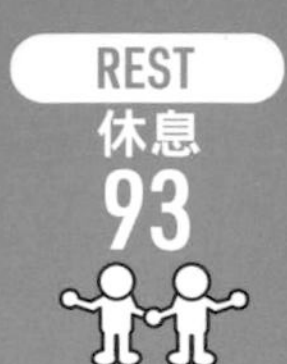

「3行正能量日記」幫助自己冷靜看待，積極面對

「正向思考」有益健康，能讓人活得比較久。

用正面態度看待年老這件事的人，比相反的人壽命多了 7.6 年。

伊利諾大學的研究指出，樂觀的人的血壓、血糖、膽固醇、BMI 等各項指數都非常健康，吸菸率和心臟病等心血管疾病的風險也比較低。最樂觀的組別在綜合健康分數上，「正常」的比例高出了 2 倍。

日本曾經針對 14 萬人做了一項大規模研究，結果發現生活抱持正向思考的男性，在心血管疾病、缺血性心臟病、腦中風等發病的機率及死亡率等都偏低。

可見正向思考對健康的幫助非常大。

說到「正向」，有些人可能會覺得怪怪的。事實上，自我啟發中常說的「正向思考」，和正向心理學中的「正向思考」，意思完全不一樣。

各位聽說過「賣鞋的故事」嗎？有兩個鞋子銷售員被派到非洲去賣鞋，他們到了非洲全都傻眼了，因為非洲人都是光著腳走路。

這時候你會怎麼想呢？

A「這裡的人都不穿鞋，鞋子肯定會賣不出去！」

B「這裡的人都不穿鞋，正好是賣鞋子的大好機會！」

A 代表的是「負面思考」，B 代表的則是「正向思考」。在遇到困難的時候，如果也能保持正向思考，自然會找到出路。這是自我啟發中所謂的「正向思考」。

不過，以這個故事來說，應該還有其他選擇。

例如「先聽聽大家第一次看到鞋子這種東西的想法」、「先請幾個人試穿看看再說」、「先賣個幾雙再說」等。

不必一開始就放棄，也不需要硬告訴自己「危機就是轉機」。而是先拋開先入為主的想法，別讓自己陷入情緒中，蒐集各種根據、證據和數據，再進行現狀分析，最後冷靜地做出判斷，然後採取行動。這種冷靜思考正面可能的態度，才是正向心理學中所謂的真正的「正向思考」。

能夠做到這一點的人，即使陷入困境，心情和想法也不會受到周遭的影響而起伏不定，自然就比較不會有壓力。心理彈性也比較高，擁有健康的長壽人生。

至於鍛鍊正向思考的方法，我個人非常推薦「3 行正能量日記」。利用每天睡前的 15 分鐘，寫下 3 件當天發生的開心的事情。然後在大腦裡不斷重複播放，帶著「開心」的心情進入睡眠。

連續寫一個月之後，應該就會感受到很明顯的效果。

「3 行正能量日記」的記錄方法

「3行正能量日記」的記錄方法

- 在睡前15分鐘寫下3件當天發生的「開心的事情」。
- 一定要寫出3件事，想不到也要硬擠出來。
- 每件事只要寫1行，習慣之後要多寫也行。
- 不要寫負面的事情。
- 用紙本（筆記本）或數位（手機）都可以，方便就好。
- 寫完之後在腦袋不斷重複播放，帶著開心的心情上床睡覺，直到睡著。
- 養成習慣之後就不必拘泥於3件事Ｘ1行，寫愈多效果愈好。

【範例】微不足道的小事也OK！

1 中午去吃了一家新開的拉麵店，東西很好吃。
2 自己的企劃案得到肯定，好開心。
3 今天比較早下班，所以上健身房運動了一下，舒服極了。

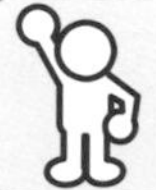

只要寫下 3 件「開心的事情」，就能擁有健康。

REST 休息 94

最適合大腦的休息——正念練習

近年來討論度非常高的正念，指的是把注意力擺在「現在、當下」的自我體驗，接受現實的原貌。正念是冥想的一種，也是一種面對壓力的方法，在歐美國家經常被拿來運用在工作、醫療、教育等各個領域。

冥想和正念在排解壓力方面都是十分有效的方法，因此相當受到歡迎。實際上，正念練習能使交感神經處於優位，降低血壓，得到放鬆的效果。

不僅如此，情緒的管控能力也會變好，抗壓性提高，懂得正向思考，攻擊性和怒氣、焦躁等也都會獲得減輕。

甚至能提高睡眠品質，對憂鬱、不安、成癮症的治療和預防也很有效。對心理也會帶來各種療癒的效果，包括刺激前額葉、活化血清素神經、增加催產素的分泌，還有提升免疫力、抑制發炎、減緩疼痛等治療身體的效果。

另外，由於提升專注力、記憶力、工作記憶、生產力和工作效率的效果非常好，因此在美國包括 Google 和 Facebook 等大企業也都紛紛導入這套作法。

隨著不斷進行正念練習，人會開始懂得觀察事物的「真實樣貌」，不再被先入為主的觀念禁錮。這對我在前面內容中強調的「自我覺察力」和「中立角度」的培養來說，也是很好的練習。

大腦裡有所謂的 DMN（Default Mode Network，預設模式網路），簡單來說就是「大腦的待機狀態」。當人什麼都不做、發呆的時候，大腦也不會停止活動，仍然繼續在運作，其中 60 ～ 80% 的能量都耗費在 DMN 上。

正念練習的用意在減少外界刺激，藉著專注在「現在、當下」關閉 DMN 的運作。換言之，正念練習對大腦來說是最好的休息和放鬆。

下方表格為大家介紹的是最簡單的正念練習方法（呼吸冥想），大家可以試著做 1 分鐘看看，做完應該會感覺到整個人神清氣爽。利用工作空檔的休息時間來練習，對轉換心情非常有幫助。

冥想和正念有各種方式：佛教式、打禪式、瑜伽式等，不同派系的導師有不同的方法，大家可以找出適合自己的方法去做。只要上 YouTube 搜尋，就能找到許多介紹具體作法的影片。至於真心想嘗試的人，不妨向這方面的專家請教學習。

最簡單的正念練習法（呼吸冥想）

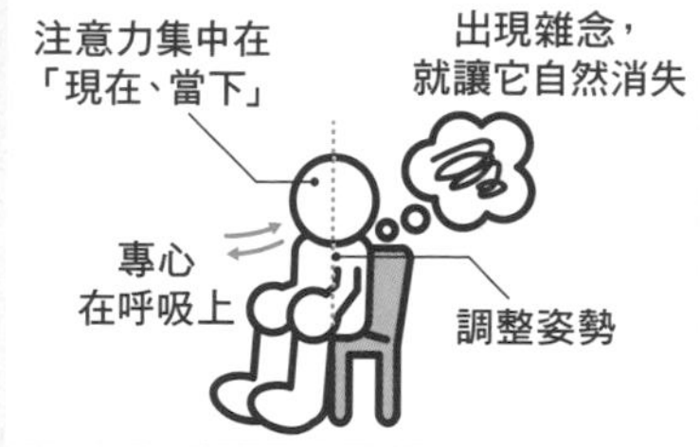

1 坐在椅子上（或是盤腿坐在地上），背打直，從頭頂、脊椎到尾椎末梢呈一直線。
2 輕輕閉上眼睛，或是半睜半閉（微微張開）。
3 注意力集中在「現在、當下」。
4 慢慢吸氣。
5 慢慢吐氣（一開始練習用胸式呼吸或腹式呼吸都可以）。

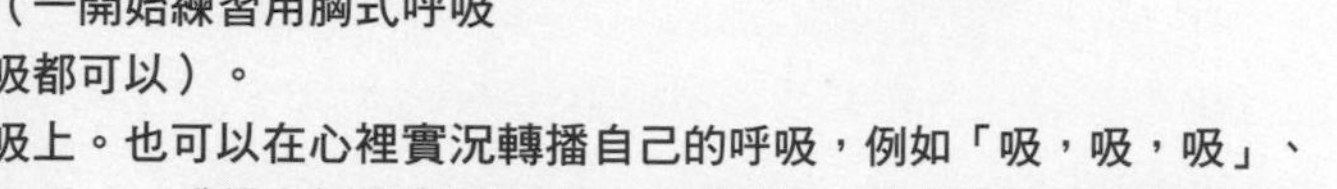

6 專心在呼吸上。也可以在心裡實況轉播自己的呼吸，例如「吸，吸，吸」、「呼，呼，呼」，感覺空氣從鼻子吸入，進到肺部，肺部跟肚子漸漸膨脹。
7 如果出現雜念，就讓它自然消失，不要強迫自己不去想它。在心裡告訴自己「回到呼吸」，把注意力再度集中在呼吸上。
8 一開始先從1分鐘練習起，再慢慢增加時間到3～5分鐘、10～15分鐘。
9 慢慢把注意力放回自己身上，結束練習。

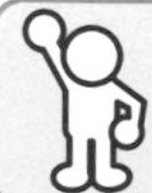

先放下書本，
閉上眼睛練習看看吧。

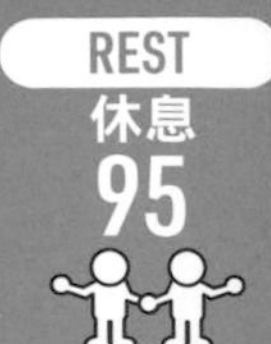

消除壓力最輕鬆簡單的方法

接下來要分享的是本書當中最簡單、最容易做到的「紓解壓力的方法」。

那就是**欣賞自然風景**。或者是在**大自然裡散步**。

日本千葉大學的研究發現，不過只是悠閒地在森林裡散步，體內的壓力荷爾蒙就會減少 16%，交感神經的活動降低 4%，血壓降低 1.9%，心跳減緩 4%。至於在心理層面，也會有心情變好、不安減少的效果。

日本醫科大學的研究把東京的上班族帶到森林裡，連續 3 天每天在森林裡健行 2 ～ 4 小時，結果免疫細胞 NK 細胞增加了 40%，即便經過一個月都還能維持增加 15% 的狀態。

芬蘭的研究則是發現只要連續一個月，每天花 5 個小時的時間待在大自然裡，就能大幅減輕壓力，刺激大腦，使記憶力、創造力、專注力、計劃性都獲得提升，甚至還有預防憂鬱症的效果。

也有研究顯示，如果住在看得到窗外綠意的病房，不僅住院天數會減少，使用鎮靜劑的次數也比較少。

看到這裡，大家也許會說，對於住在城市裡的人而言，「到大自然走走」或是「待在大自然裡」，實在太遙遠又太麻煩了。

關於這一點，大家可以放心。在芬蘭自然資源研究所的研究中，實驗人員讓上班族分別在「市中心」、「（路邊）整頓良好的公園」、「森林公園」各自散步 30 分鐘，觀察前後的身體變化。

在森林公園裡散步的組別，在紓解壓力和活力度方面都獲得提升，心情變得樂觀正面，負面情緒減少，創造力提升，壓力荷爾蒙皮質醇減少。而這些作用，在「（路邊）整頓良好的公園」也能得到非常相近的效果。

換句話說，每天花 30 分鐘的時間，就算只是路邊的公園也可以，讓眼睛接觸綠意和大自然，如此就能得到非常好的療癒效果，以及紓解壓力的成效。

就算是工作忙碌的上班族，也可以趁著中午休息時間，到公司附近的公園吃午餐。像這樣享用一頓「露天午餐」，不僅有紓壓的作用，腦袋也會變得更清醒，下午工作效率更好。只要在看得到綠意和大自然的地方靜靜待個 30 分鐘就好，我想應該沒有比這更簡單的紓壓方法了。

如果是外食，選擇有露天座位等看得到綠意和花草樹木的店家或座位，也可以得到更好的休息效果，達到放鬆的作用。

我每週都會去某家咖啡廳 2 ～ 3 次，它讓我中意的一點是，店裡有一排座位正對著窗外綠意盎然的行道樹。欣賞著一整排充滿綠意的樹木邊吃著午餐，感覺十分療癒，心情也會跟著煥然一新，更有動力面對下午的工作。

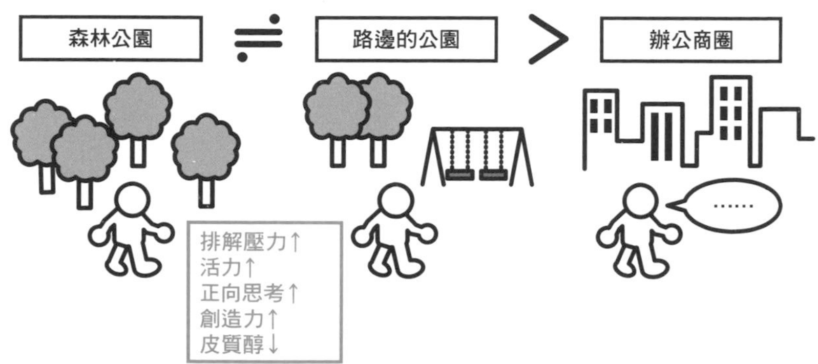

只要是身處在大自然裡都行
即便是路邊的公園也有效果

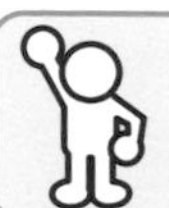
不需要特地出遠門，
找個附近喜歡的公園走走吧。

最糟糕的 3 種休息方法

想要維持專注力、提高工作效率，一定要懂得如何聰明地休息。

德國康士坦茲大學的研究發現，「下班時如果累到筋疲力盡，回到家後不管再怎麼休息，也無法恢復。」

如果不想把疲勞帶到隔天，工作中也要懂得有效地休息。

既然如此，「最有效的休息方法」到底是什麼呢？

在這之前，我們先來看看「最糟糕的 3 種休息方法」。

【第 1 名：滑手機】

說到休息，大部分的人通常都是休息時間一到，馬上就從口袋拿出手機檢查 LINE 和訊息，或是瀏覽新聞和報導，或是玩起手遊來。

對大多數的人而言，「休息＝滑手機」，這種說法一點也不為過。可是，休息時間滑手機可以說是「最糟糕的休息方法」。

這是因為，大腦處理視覺情報必須花上 80% 的效能。換言之，「用眼」就等於「強迫大腦工作」。

坐在辦公桌前工作的上班族，很多都是長時間盯著電腦螢幕看。既然「工作＝用眼」，那麼至少休息的時候就應該要讓「眼睛」和「大腦」休息才對。

千萬不可行的休息方法

1　滑手機	2　久坐不動	3　累了才休息
眼睛疲勞	專注力↓	小心別認真過頭
大腦興奮	大腦效率↓	在感到疲累之前就要休息
實際上完全無法休息	疾病風險↑	一不小心就把疲累帶到隔天

【第 2 名：久坐不動】

久坐不動對健康的危害非常大，還會使得大腦的工作效率變差，等於「連續久坐 1 個小時，平均壽命就縮短 22 分鐘」（126 頁）。

研究顯示，站起來就算不動，也有刺激前額葉的效果，還能提升專注力和工作記憶。因此，至少休息的時候應該「站起來」或「走一走」才對。

【第 3 名：累了才休息】

有些人幹勁一來，可以連續工作好幾個小時都不用休息。其實這樣對健康非常不好。

美國貝勒大學針對休息次數和休息結束後的心情做了研究調查，發現「比起下午休息，早上休息的效果比較好」、「就算休息時間短，不過只要次數頻繁，一樣有效」、「如果休息次數少，除非每次休息的時間長，否則疲勞無法獲得消除。」

綜合以上內容，在感覺到疲勞之前，頻繁地進行「短時間的休息」，才是最有效的休息方法。

根據某項研究顯示，有多達 41.4% 的人不會利用工作的空檔休息。有休息的人當中，「休息次數」少於「每 2 小時休息 1 次」的人，也多達 83.5%。也就是說，只有大約 10% 不到的人，懂得「有效的休息方法」，其他 9 成的人都是用沒有效率的「錯誤方法」在休息。

聰明的休息方法

△	工作 120分鐘	休息 10分鐘		
○	工作 60分鐘	休息 5分鐘	工作 60分鐘	休息 5分鐘

時間短也沒關係，增加休息的次數

在過度疲勞之前就要休息

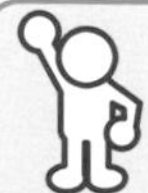

想要維持專注力，在感到疲勞之前就要「一點一點地」多多休息。

REST
休息
97

最有效的 3 種休息方法

【第 1 名：運動】

如果要舉例一種最有效的休息方法，那就是「運動」了。

我在寫作等工作上遇到瓶頸的時候，就會去「散步」。就算只是散步個 10 分鐘，整個人也能變得煥然一新，思緒變得更清晰，散步時也經常會有「絕佳靈感」在腦海裡浮現。

不過，如果上班族不方便在休息時間外出散步，這時候就必須想辦法做點其他的運動。

• 伸展運動

雙手往上伸直、往前伸直、轉一轉肩膀等，簡單的伸展運動，也會發揮不錯的清醒效果。一直對著電腦工作，肩膀和脖子很容易僵硬，所以藉著伸展稍微放鬆一下肩頸部位的肌肉非常重要。這麼做也能提升接下來的工作效率。

雖然坐在椅子上也能做伸展運動，不過還是盡量站起來做，對健康會比較好。

• 爬樓梯

上下樓梯也是短時間內就能達到極大運動量的一種運動。在公司裡盡量不要搭電梯和手扶梯，全部改走樓梯，邊走邊告訴自己「爬樓梯能提升專注力」，做起事情來自然也會變得比較有幹勁。

• 走一走，動一動

休息的時候不要再一直坐著不動。稍微站起來走一走，到茶水間倒個水也好，或是到休息區放鬆一下。總之就是站起來離開座位，就算只是一小段距離也好，藉著「走動」轉換一下心情。

【第 2 名：讓眼睛和大腦休息】

所謂有效的休息，就是「讓大腦休息」，也就是把大腦關機。

換言之，什麼事情都不做，意外地反而是件好事。很多人會覺得發呆很浪費時間，其實這是一種主動「讓大腦休息」的行為，可以恢復專注力、提高接下來的工作效率。從這些效果來看，發呆反而是在「節省時間」。

有些人累了會趴在桌子上休息，這也是很好的一種休息方法。閉上眼睛休息幾分鐘，這種類似小睡的作法，可以讓大腦獲得恢復。閉上眼睛冥想，或是做正念練習，也是不錯的方法。

【第 3 名：交流，閒聊】

使用跟工作無關的大腦，等於是讓跟工作有關的大腦休息。整天坐在辦公桌前的人，基本上工作使用的都是語言腦，因此可以藉由聊天來刺激一下情感腦。

根據加拿大多倫多大學的研究發現，假使主管堅信午休時間的「交流」能提升同事之間的感情，於是強迫下屬這麼做，下班之後大家的疲勞度反而會更高，覺得更累。

換言之，一樣是聊天，如果聊的都是公事，或是想盡辦法要「改善人際關係」，只會得到反效果。

最有效的休息方法，就是關掉「工作模式」，也就是聊些無關緊要的小事或是有趣的事情，如此休息的效果反而更好。

也就是說，跟知心、聊得來的同事一起吵吵鬧鬧地聊著開心的話題，才是最有效的休息。

最有效的 3 種休息方法

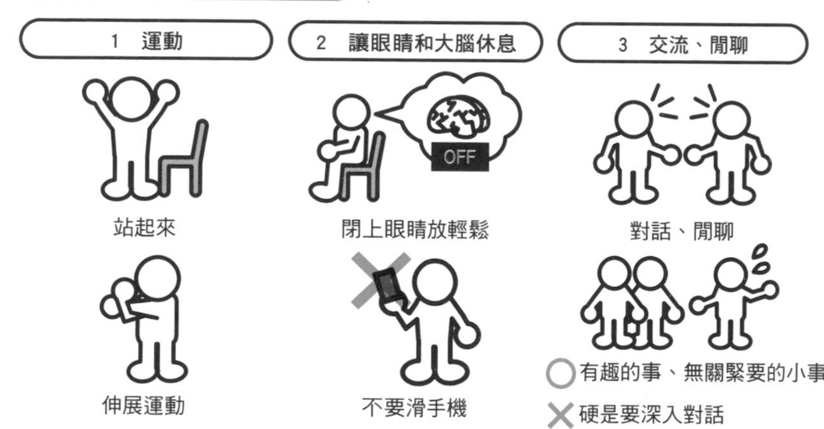

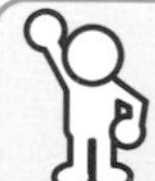

把手機放在桌上，
站起來跟同事聊聊天吧。

REST 休息 98

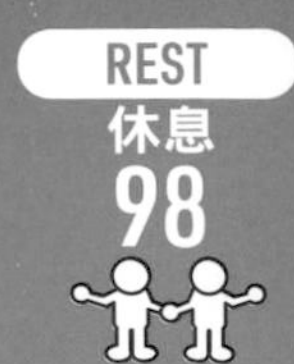

為社會付出的行為有益身心健康

很多人都想「退休後過著悠閒的生活」，可是如果想要擁有健康的長壽人生，建議最好不要退休。

美國一項以人瑞為對象的研究指出，**長壽的人的一個共通點是，直到現在都還在繼續工作，或者是不久前都還在工作。**

退休的人比還在職場上的同年齡者，心血管疾病的風險高出 40%，憂鬱症高出 40%，失智症高出 15%，其他如糖尿病、癌症、腦中風、關節炎等疾病的風險也比較高，整體健康問題的風險高出 21%，死亡率也增加 11%。

也有其他研究顯示，延後 5 年退休，死亡率會降低 10%。

很多人都覺得工作有壓力，可是，「輕度壓力」和「適度的緊張」對人來說是必要的。再者，退休的人也有很多都「缺乏運動」。

跟人接觸的機會、對話、閒聊交流全都變少了，就連大腦的刺激也是一樣。退休的人記憶力會降低 25%，失智症的風險也會增加。有研究指出，年過 60 還在工作的人，失智症的風險每年會減少 3.2%。也就是說，「退而不休」地工作，對預防失智症來說非常有效。

在職場上工作的人都會有種「自己正在為社會付出貢獻」的感覺，可是一旦退休之後，就會覺得「自己毫無用處」而喪失鬥志。實際上，這種心情也會使得憂鬱症的機率增加 40%。

①退而不休

從公司退休之後，最好再繼續做點什麼事。高齡者的工作型態不需要每天出門上班，所以像是當超市計時人員也不錯。每個星期只要上班 1、2 次，或是一個月上個幾天班，就能得到「自己還能繼續工作」、「雖然只是微不足道的工作，可是自己也正在為社會付出貢獻」的滿足和成就感。

②從事副業

「不退休」不等於就是「每天到公司上班」。

「獲得收入」對高齡者來說非常重要，即便賺得不多也一樣，因為「賺錢」就等於「對社會有幫助」。

③從事社會貢獻及活動

如果是已經退休的人，可以參與社會貢獻或是當志工等各種活動。也就是「參與社會」的意思。

舉例來說，擔任社區管委會會長、運動賽事的裁判或教練、興趣團體的講師等，都是不錯的方法。

不一定非得要繼續工作不可，只要持續「跟社會保持連結」就行了。「接下任務或是有責任的事情」，這種適度的緊張感，對身心健康非常重要。

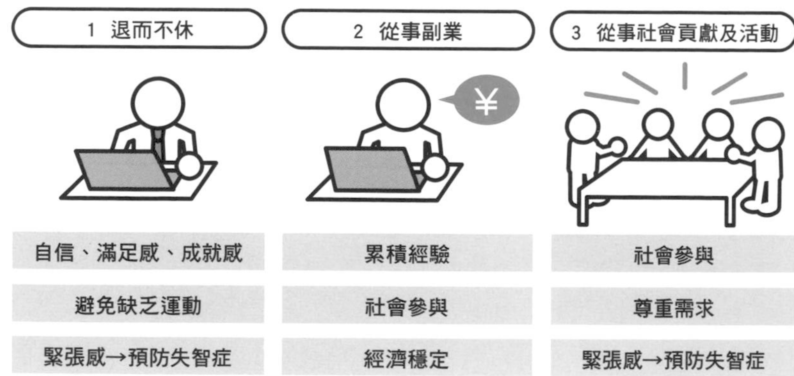
持續「跟社會保持連結」
1 退而不休
2 從事副業
3 從事社會貢獻及活動
¥
自信、滿足感、成就感
累積經驗
社會參與
避免缺乏運動
社會參與
尊重需求
緊張感→預防失智症
經濟穩定
緊張感→預防失智症

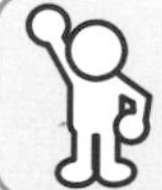

少少地、長期地，
持續跟社會保持連結。

REST
休息
99

大麻比香菸安全？

有個說法是「大麻比香菸安全」，真的是這樣嗎？

確實，大麻跟香菸比起來，在癌症和生活習慣病的風險方面，並沒有明顯的增加，不過精神疾病的發病率卻明顯增加了，因此絕對不能抱著半開玩笑的心態去嘗試。

近年來有非常多研究報告都指出，吸食大麻會造成精神疾病的發病率大幅提高。

- 濫用大麻造成精神分裂症的風險增加 5.2 倍
- 精神科最新病患中每 5 人就有 1 人有吸食大麻的習慣
- 吸食大麻會使得精神疾病的風險增加 3 倍，強效大麻增加 5 倍

大麻跟精神疾病的關係，一直到最近才得到證實。這是因為過去在「禁止大麻」的國家，想要正確瞭解吸食大麻和疾病發病的關係，非常困難。

不過，隨著美國、荷蘭、加拿大、澳洲等大麻解禁的國家愈來愈多，大麻不再是「非法毒品」，科學家終於能夠進行正確的調查，開始有了各種研究報告。

精神分裂症的機率增加 5.2 倍，這是一件非比尋常的事情，因為精神分裂症的發病率通常只有 1%。

英國倫敦大學國王學院曾經針對全世界 12 大城市進行了一項調查，研究結果後來也發表在國際權威雜誌《刺胳針》上。該調查發現，在精神科的最新病患當中，每 5 人就有 1 人有吸食大麻的習慣。這項研究證實了長期吸食大麻的人，精神疾病第一次發病的機率比一般人高出 3 倍。

你想因為半開玩笑的心情而吸食大麻，結果導致精神疾病發病，被強制送進精神病院，從此斷送人生嗎？各位也許會覺得這種事情不可能發生

在自己身上，不過，在大麻容易取得的國家，經常能聽到有人因為吸食大麻而引發精神疾病。

近來，在成癮症的專家學者之間討論度很高的一個論點叫做「脆弱性」。也就是，基因會決定每個人對毒品的接受度，擁有「成癮」（＝容易沉迷毒品）的脆弱性基因的人，比起沒有這種基因的人，更容易成癮。

換言之，假如你是有這種脆弱性基因的人，只要使用過一次大麻，就很有可能會掉入無法跳脫的毒品成癮的痛苦地獄中。

我見過不少病患當初只是因為半開玩笑而使用過 1、2 次毒品，結果就這麼斷送自己人生。不只大麻，包括非法毒品在內的所有毒品，「1 次」都碰不得。

大麻對心理健康的危害極大

精神分裂症		5.2倍
憂鬱症		1.4倍
自殺未遂		3.5倍
整體精神疾病	一般大麻	3倍
	強效大麻	5倍

精神科最新病患中每5人就有1人吸食大麻

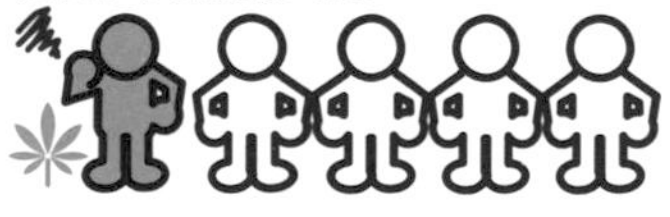

根據全世界 12 大城市的調查製成

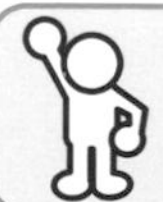

大麻會提高精神疾病的發病率，毒品萬萬碰不得。

REST
休息
100

一天內治好感冒的方法

你是個容易感冒的人嗎？

我這 20 年來都不曾發燒感冒，也沒有請過一天假。當然也沒有得過流感。這都是因為我平常就做到接下來要告訴大家的「一天內治好感冒的方法」。

所謂的民間療法，雖然沒有科學根據和研究證據，不過有些確實有效。以下要介紹的「一天內治好感冒的方法」，是我至今已經嘗試過無數遍，幾乎 100% 有效，也就是根據經驗確實有效的方法。只不過，這些畢竟還是缺乏科學根據和研究證據，如果你是不相信沒有根據的方法的人，以下內容可以省略不看。

這是我在我的 YouTube 影片「一天內治好感冒的方法」中所介紹的方法，那也是點擊率超過 30 萬次的熱門影片。實際上這個方法在我自己的朋友圈中也大受肯定，大家都說「真的很有效」。

要準備的東西只有 3 片拋棄式暖暖包，價格不貴。大家就當作被我騙一次，試試看也好，反正也不會有什麼損失。

【方法】

準備 3 片黏貼式的拋棄式暖暖包，以及手巾 1 條（或是毛巾）。

第 1 片貼在「風門」穴。在兩側肩胛骨中間有個穴道，差不多就在內衣衣領的位置，把暖暖包貼在內衣上的這個地方，正好可以蓋住「風門」穴。

第 2 片貼在「胸前」。差不多貼在內衣前側的衣領位置就行了。

第 3 片貼在「脖子上」。把暖暖包貼在手巾（或毛巾）中間，將手巾捲起來，像圍巾一樣圍在脖子上，讓暖暖包貼在脖子後方的部位。

晚上睡前就這樣貼好，然後睡 7 個小時以上。

如果只有 1 片暖暖包，或是想在白天工作的時候貼，就貼「第 1 片」就好。

【注意】

請勿將暖暖包直接貼在肌膚上。如果肌膚比較敏感或是內衣較薄，長時間貼著暖暖包可能會造成低溫燙傷，務必要小心。

心臟不好或是有高血壓的人，要避免把暖暖包貼在心臟部位，所以「第2片」不要貼。

【重點】

在一開始感冒的時候就要貼，這一點很重要。所謂開始感冒，就是感覺背部「發冷」的時候，或者開始有流鼻水、咳嗽等感冒症狀、身體覺得疲倦無力的時候。

只要自己覺得「好像感冒了」，馬上就要貼。我自己在冬天感冒和流感盛行的時候，無論到哪裡，身上隨時都會帶著1片暖暖包，以備不時之需。

如果等到發燒、流鼻水、咳嗽等症狀變嚴重了才貼，雖然還是有效，不過這時候就很難在一天內完全痊癒了。

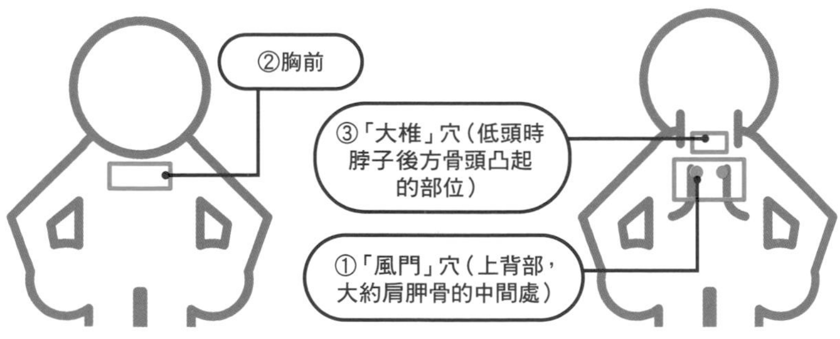

【根據】

人體有個穴道叫做「風門」穴，意思是「風邪入侵之門」。針灸療法中就有一種作法是以熱氣覆蓋住這個穴位，防止風邪入侵體內。

另一個穴位叫做「大椎」穴，位於低頭時脖子後方骨頭凸起的部位。這個穴位被視為是保暖身體的部位，因此只要保持這個部位溫暖，整個身體就會暖起來。

第 3 片暖暖包則是用來溫暖脖子。因為感冒是一種「上呼吸道感染」，病毒從口鼻進入身體，在咽頭（喉嚨深處）增生，引起發炎症狀。

感冒的病毒怕熱，溫度一高，病毒的威力就會減弱。所以感冒之所以會發燒，就是身體為了對抗病毒而做出的防衛反應。另外，體溫上升，免疫力也會跟著上升，所以就算只有脖子部位也好，只要讓身體變溫暖，就能防止病毒增生，另一方面藉由提高免疫力來擊退病毒。

以前常聽人說感冒的時候，只要讓全身發熱出汗，感冒就會治好。我自己也嘗試過這種方法，包含手腳在內，想辦法讓全身保持溫暖，可是後來發現這樣會睡不好。想要治好感冒，提高免疫力、「深層睡眠」非常重要。身體的深層體溫如果沒有下降，就無法進入深層睡眠，因此，我把方法改成只針對脖子進行「部分式」地保溫，以確保能夠進入「深層睡眠」（以上根據是我個人的想法，並沒有任何科學證據）。

【追加方法】

在睡前喝「葛根湯」，或是服用「維生素 C」和「維生素 E」的營養補充品。葛根湯和維生素對抗感冒的效果，其實尚未得到科學的證實。

不過對我來說，只要有效，哪怕是 1% 也好，嘗試看看也不會有損失。抱著「有效」的心態去嘗試，至少還能發揮安慰劑效應。

感冒的預防方法

不要感冒當然是最好，因此大家平時就要確實做好感冒的預防。

(1) 勤洗手，戴口罩，多漱口

「洗手」對於預防病毒感染的重要性，相信藉由這次的新冠疫情，大家已經都很清楚了。至於戴口罩是否能預防感染，這一點目前還有爭議，不過至少可以肯定的是，冬天戴口罩有保暖兼保濕的作用。病毒喜歡低溫、乾燥的環境，當外界空氣十分寒冷的時候，如果沒有戴口罩，咽頭部位的溫度會下降到只剩 5 度左右。

(2) 確保有充足的睡眠

「容易感冒」的人，很多都是睡眠不足，這會使得感冒的機率增加 5.2 倍。

(3) 戴圍巾

預防感冒最有效的方法，就是戴圍巾。絕對不能讓脖子和「大椎」穴受寒。所以圍巾是秋冬時節不可少的必要配件之一。

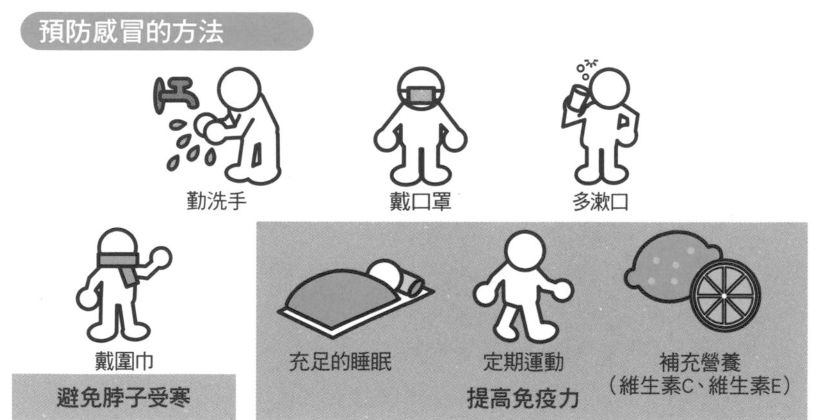

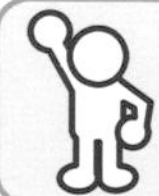

擊退最常見的「感冒」，工作就不會開天窗。

結語

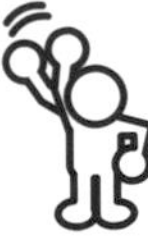

自從《最高學以致用法》和《最高學習法》系列登上暢銷排行榜以來，經常會有人問我：「要怎麼做才能寫出暢銷書？」

其實方法很簡單，就是「徹底『調整』自己的身心狀態」。

我相信很多人都會覺得明明自己很努力，可是工作和人生卻是一路跌跌撞撞，無法走得平順。5 年前的我也是這種心情，很努力寫作、製作影片傳遞知識、四處演講，可是不曉得為什麼，一切卻都徒勞無功，感覺自己所有的行動和努力，最後只換來一半的成果……

於是，我重新審視自己使用時間的方法和生活習慣，只要做得到的部分，就一一去調整、改善。

我把每週 1 次的運動增加到 2 ～ 3 次，聚餐喝酒一定在末班電車之前結束回家，絕對不熬夜，每天睡 7 個小時以上，也開始學習古武術，鍛鍊姿勢體態和深層肌肉，徹底面對自我等。

這本書的內容，全是我把自己當成實驗對象，進行錯誤嘗試後所得到的結果。

隨著身心狀態做了調整以後，我從自己的體驗中強烈地感受到大腦的效率變好了。靈感源源不絕，專注力大幅提升。一樣的工作量，現在只要花過去一半的時間就能完成，而且品質是過去的 2 倍。和 5 年前的自己相比，對現在的我所感受到的實際值來說，工作效率足足提升了 4 倍。

不只如此，心情上也變得比較輕鬆自在，不會再感到不安或焦躁。也不會再生氣，精神上變得比較放鬆，能夠用笑容面對許多事物。人際關係也變得十分順利。

這本《延長健康壽命的腦心理強化大全》，集結了我身為精神科醫師 30 多年來的經驗和知識，以及數百本書籍的內容和大量論文的精髓。同時也是一本針對我自己「希望減少日本的精神疾病與自殺人口」的願景，從「預防」的角度作為主要核心整理而成的書。

不管是誰，不論幾歲，都能發揮出比現在更好的工作效率，活出屬於自己的人生。

要做到這一點，很重要的前提是「身心狀態獲得改善」。

實踐本書的內容可以讓你獲得「飽滿的元氣和體力」、「健康的身心」及「最佳效率」。

希望這會是一本「最完整的健康書」，幫助大家找到健康的人生。這對身為精神科醫師的我來說，就是最開心、最幸福的事情。

精神科醫師　樺澤紫苑

參考資料

【序】

● 『絶対にミスをしない人の脳の習慣』（中譯本《精準用腦：提升大腦效能、杜絕失誤的科學開光術！》）樺澤紫苑

【CHAPTER 1睡眠】

● 『スタンフォード式 最高の睡眠』（中譯本《最高睡眠法》）西野精治
● 『睡眠障害 現代の国民病を科学の力で克服する』（暫譯：睡眠障礙）西野精治
● *Sleep Smarter: 21 Essential Strategies to Sleep Your Way to a Better Body, Better Health, and Bigger Success*（中譯本《睡得更聰明：讓你睡出好身體、好健康和成功人生的二十一個策略》）尚恩・史蒂文森*Shawn Stevenson*
● *Why We Sleep*：*The New Science of Sleep and Dreams*（中譯本《為什麼要睡覺？：睡出健康與學習力、夢出創意的新科學》）馬修・沃克*Matthew Walker*
● 『8時間睡眠のウソ。日本人の眠り、8つの新常識』（中譯本《你睡對覺了嗎？：睡不對疾病纏身，睡不好憂鬱上身》）三島和夫、川端裕人
● *Brain Rules: 12 Principles for Surviving and Thriving at Work, Home, and School*（中譯本《大腦當家：12個讓大腦靈活的守則，工作學習都輕鬆有效率》）約翰・梅迪納*John Medina*
● 「【連載】睡眠の都市伝説を斬る」（暫譯：破解睡眠的都市傳說）國家地理雜誌日文網／三島和夫　http://natgeo.nikkeibp.co.jp/nng/article/20140623/403964/
● 『日常生活におけるカフェイン摂取—作用機序と安全性評価—』（暫譯：日常生活中的咖啡因攝取）栗原久／東京福祉大學大學院紀要第6巻第2號pp109-125(2016,3)
● 『睡眠と健康 —交替勤務者の睡眠習慣の課題—』（暫譯：睡眠與健康）高田真澄／《日本衛生學雜誌》(Jpn. J. Hyg.), 73, 22-26(2018)

【CHAPTER 2運動】

● *Spark: The Revolutionary New Science of Exercise and the Brain*（中譯本《運動改造大腦：活化憂鬱腦、預防失智腦，IQ和EQ大進步的關鍵》）約翰・瑞提*John J. Ratey*、艾瑞克・海格曼*Eric Hagerman*
● *Global recommendations on physical activity for health*（*WHO*）*http://whqlibdoc.who.int/publications/2010/9789241599979_eng.pdf*
● *Go Wild: Free Your Body and Mind from the Afflictions of Civilization*／約翰・瑞提*John J. Ratey*、理查・曼寧*Richard Manning*

●『超 筋トレが最強のソリューションである 筋肉が人生を変える超・科学的な理由』（中譯本《想死不如健身！改變一生的超科學理由：破除99%肌力訓練迷思、疑慮的終極動力手冊》）Testosterone

● *Brain Rules for Aging Well: 10 Principles for Staying Vital, Happy, and Sharp*（中譯本《優雅老化的大腦守則：10個讓大腦保持健康和活力的關鍵原則》）約翰．梅迪納*John Medina*

●『運動は心に効くか』（暫譯：運動能治癒心病嗎？）村上宣寛

【CHAPTER 3晨間散步】

●『脳からストレスを消す技術』（中譯本《用血清素與眼淚消解壓力》）有田秀穗

●『朝の5分間 脳内セロトニン・トレーニング』（暫譯：早晨5分鐘的腦內血清素訓練）有田秀穗

● *The Big 5: Five Simple Things You Can Do to Live a Longer, Healthier Life*／桑吉夫．喬普拉*Sanjiv Chopra*、大衛．費雪*David Fisher*

●『脳を最適化すれば能力は2倍になる 仕事の精度と速度を脳科学的にあげる方法』（中譯本《別再錯用你的腦，七招用腦法終結分心與瞎忙：腦科學佐證，日本醫界權威教你優化大腦功能，工作能力加倍》）樺澤紫苑

【CHAPTER 4生活習慣】

● *The Five Side Effects of Kindness: This Book Will Make You Feel Better, Be Happier & Live Longer*／大衛．漢密爾頓*David Hamilton*

●『レジリエンス入門: 折れない心のつくり方』（中譯本《情緒恢復：告別玻璃心的韌性練習》）內田和俊

● *Resilience: The Science of Mastering Life's Greatest Challenges*／史蒂文．邵斯威克*Steven Southwick*、丹尼斯．查尼*Dennis Charney*

・『糖尿病診療ガイド2019』（暫譯：2019糖尿病診療指南）日本糖尿病學會

・『高血圧治療ガイド2019』（暫譯：2019高血壓治療指南）日本高血壓學會高血壓治療指南委員會

・『世界一シンプルで科学的に証明された究極の食事』（中譯本《科學實證 最強飲食：UCLA博士醫生的世界級研究數據，14天改變你的身體！》）津川友介

・『長生きできて 料理もおいしい すごい塩』（暫譯：長壽又美味的鹽巴）白澤卓二

・『名医が考えた! 免疫力をあげる最強の食事術』（暫譯：提升免疫力最強飲食法）白澤卓二

【CHAPTER 5休息】

- 『書くだけで人生が変わる自己肯定感ノート』（暫譯：改變人生的自我肯定日記）中島輝
- *The Nature Fix: Why Nature Makes Us Happier, Healthier, and More Creative*／弗洛倫斯・威廉斯*Florence Williams*
- 『コミックエッセイ 脳はなんで気持ちいいことをやめられないの?』（暫譯：大腦為什麼沒辦法停止舒服的事情？）中野信子

【其他】

- 『学びを結果に変えるアウトプット大全』（中譯本《最高學以致用法：讓學習發揮最大成果的輸出大全》）樺澤紫苑
- 『学び効率が最大化するインプット大全』（中譯本《最高學習法：激發最大學習效率的輸入大全》）樺澤紫苑

【關於死亡率和疾病風險】

書中關於死亡率和疾病風險的圖表，是筆者從多篇論文中摘選具代表性的數值，取較高的風險數字製作而成。疾病風險會因為年齡、性別、人種、追蹤期等各種因素而出現極大的變化，嚴格來說，將不同的研究放在同一張圖表中來表示，就科學上來說並不正確。因此，這些數據圖表都只是一個「概略的基準」，目的是要讓大家瞭解風險程度，這一點請大家要理解。

【關於「最佳」和「最糟糕」】

內容中關於「最佳」和「最糟糕」的篩選，是以筆者的經驗和判斷所決定出來的順位來挑選。

延長健康壽命的

腦心理強化大全

ブレイン メンタル 強化大全

延長健康壽命的腦心理強化大全 / 樺澤紫苑作；賴郁婷譯. -- 初版. -- 臺北市：春天出版國際文化有限公司, 2023.01
面；公分. -- (Better；35)
譯自：ブレインメンタル強化大全
ISBN 978-957-741-577-6(平裝)
1.CST: 健康法

411.1 111012521

Better 35

作　　者◎樺澤紫苑
譯　　者◎賴郁婷
總 編 輯◎莊宜勳
主　　編◎鍾靈
出 版 者◎春天出版國際文化有限公司
地　　址◎台北市大安區忠孝東路4段303號4樓之1
電　　話◎02-7733-4070
傳　　真◎02-7733-4069
E－mail◎frank.spring@msa.hinet.net
網　　址◎http://www.bookspring.com.tw
部 落 格◎http://blog.pixnet.net/bookspring
郵政帳號◎19705538
戶　　名◎春天出版國際文化有限公司
法律顧問◎蕭顯忠律師事務所
出版日期◎二〇二三年一月初版
定　　價◎420元

總 經 銷◎楨德圖書事業有限公司
地　　址◎新北市新店區中興路2段196號8樓
電　　話◎02-8919-3186
傳　　真◎02-8914-5524
香港總代理◎一代匯集
地　　址◎九龍旺角塘尾道64號 龍駒企業大廈10 B&D室
電　　話◎852-2783-8102
傳　　真◎852-2396-0050

ISBN 978-957-741-577-6